现代骨科疾病
诊断与治疗

主编　魏昌海　赵同艳　李同春

吉林科学技术出版社

图书在版编目（ＣＩＰ）数据

现代骨科疾病诊断与治疗 / 魏昌海，赵同艳，李同春主编. -- 长春：吉林科学技术出版社，2021.9
　　ISBN 978-7-5578-8711-7

　　Ⅰ. ①现… Ⅱ. ①魏… ②赵… ③李… Ⅲ. ①骨疾病－诊疗 Ⅳ. ①R68

中国版本图书馆 CIP 数据核字 (2021) 第 174171 号

现代骨科疾病诊断与治疗

主　　编　魏昌海　赵同艳　李同春
出 版 人　宛　霞
责任编辑　张丽敏
制　　版　长春市阴阳鱼文化传媒有限责任公司
封面设计　长春市阴阳鱼文化传媒有限责任公司
幅面尺寸　210mm×297mm
字　　数　340 千字
印　　张　15
印　　数　1—1500 册
版　　次　2021 年 9 月第 1 版
印　　次　2022 年 5 月第 2 次印刷

出　　版　吉林科学技术出版社
发　　行　吉林科学技术出版社
地　　址　长春市净月区福祉大路 5788 号
邮　　编　130118
发行部电话/传真　0431-81629529　81629530　81629531
　　　　　　　　　81629532　81629533　81629534

储运部电话　0431-86059116

编辑部电话　0431-81629518

印　　刷　保定市铭泰达印刷有限公司

书　　号　ISBN 978-7-5578-8711-7
定　　价　60.00 元

编 委 会

主　编　魏昌海（临沂市人民医院）

赵同艳（青岛城阳古镇正骨医院）

李同春（昌乐县人民医院）

前　言

　　随着交通工具的普遍流行，交通事故的发生率迅速攀升，加之高处坠落伤、重物砸伤等的发生，创伤病人的数量在不断增加，创伤的复杂性和严重性也在明显加剧。为了满足广大创伤骨科医务人员的临床需要. 编者在参阅国内外相关研究进展的基础上，结合自身的临床经验编写了这本书。

　　本书是一本紧紧围绕创伤骨科诊疗策略的书籍，其在强调科学性的基础上，以实用性为原则，主要讲述了骨折总论、上肢创伤、下肢创伤、脊柱及骨盆创伤、周围神经与外周血管损伤。本书内容丰富、贴近临床、实用性强。希望对从事创伤骨科的临床工作者提供帮助。

　　尽管在本书编写过程中，编者做出了巨大的努力，对稿件进行了多次认真的修改，但由于编写经验不足，加之篇幅受限，书中难免存在不足之处。敬请广大读者提出宝贵意见及修改建议。

目　　录

第一章　骨折总论

第一节　骨折概述

骨折的定义是骨的完整性和连续性中断。多种原因可造成骨折,有直接或间接暴力引起的骨折,积累性劳损引起的疲劳性骨折,骨骼疾病如骨髓炎、骨肿瘤所致骨质损坏,受轻微外力即发生的骨折,即病理性骨折。关节脱位是由于直接或间接暴力作用于关节,或关节有病理性改变,使骨与骨之间相对关节面正常关系破坏,发生移位。

一、骨折分类

骨折可按多种方法分为不同的类型。

(一)按骨折处皮肤、黏膜的完整性分类

1.闭合性骨折

即骨折处皮肤或黏膜完整,骨折端不与外界相通。

2.开放性骨折

即骨折处皮肤或黏膜破裂,骨折端与外界相通。如耻骨骨折伴膀胱或尿道破裂,或尾骨骨折致直肠破裂时,骨折部位通过体腔与外界相通,也视为开放性骨折。

(二)根据骨折的程度和形态分类

1.不完全骨折

骨的完整性和连续性部分中断,多见于扁骨的裂缝骨折,儿童的青枝骨折。

2.完全骨折

骨的完整性和连续性全部中断,常见于下列不同形态的骨折:横行骨折、斜行骨折、螺旋形骨折、粉碎性骨折(骨质碎片裂成2块以上)、嵌插骨折、压缩性骨折、凹陷性骨折、骨骺分离(骨折线经过骨骺的骨折)。

(三)按骨折端稳定程度分类

1.稳定性骨折

骨折端不易移位或复位后不易再发生移位者,如裂缝骨折、青枝骨折、横行骨折、压缩性骨折、嵌插骨折等。

2.不稳定性骨折

骨折端易移位或复位后易再移位者,如斜行骨折、螺旋性骨折、粉碎性骨折等。

关节脱位也有多种分类方法来描述其特点。

第一,按脱位程度可分为全脱位及半脱位。

第二,按远侧骨端的移位方向,可分为前脱位、后脱位、侧脱位和中央脱位等。

第三,按脱位时间和发生次数可分为急性、陈旧性(如脱位 3 周以上而未复发者)和习惯性脱位(一个关节多次脱位)等。

二、严重骨折的早期处理

严重骨折早期救治的基础之一就是准确判断清楚骨折的损伤类型。除了上述基本的骨折分类以外,一些针对骨折创伤严重程度的分类方法对指导严重的骨折的早期救治有很高的实用价值。在综合评价具体情况、设备器械和外科医师能力的基础上,对骨折及软组织损伤的范围和类型进行分类有利于确定最佳的治疗方案。通过分析骨折的类型可揭示肢体接受损伤能量的大小和骨折复位后的稳定,也可使外科医师能够追踪手术的结果,与其他治疗和研究结果进行比较,并为新治疗模式的评价提供了依据。

(一)骨创伤严重程度评价

1.严重程度分类与救治原则

骨科医师应该随时清楚地意识到,所治疗的不仅仅是骨折本身,还是骨折患者,是创伤患者。近年来,严重创伤和严重骨折日益增多,随着创伤医学的发展,创伤的多学科综合救治,以及兼顾全身各重要系统器官的整体救治逐渐受到重视,人们提出了单纯性骨折处理和骨折创伤学处理的观念。

按损伤程度和救治原则的不同,骨折的治疗可清楚地分为两类:单纯骨折本身的处理和肌肉骨骼系统创伤学处理。

单纯骨折的处理主要涉及大多数低能量损伤骨折,其软组织破坏小,并发症少,通常不会影响患者的生命和肢体的功能。如绝大多数常见的跌伤所致的儿童骨折,绝大多数老年人跌倒和骨质疏松所致的骨折,以及多数成年人非交通事故损伤和运动损伤所致的骨折等均属于单纯骨折。单纯骨折的治疗措施可由任何骨科医师实施,多不需手术,或只需标准手术,且常为择期手术,有些可不住院治疗。

需要肌肉骨骼创伤学处理的骨折占 10%~15%。这类创伤性骨折多为高能量损伤,由交通事故或严重工业事故所致,损伤严重,常有明显的软组织损伤、神经血管损伤和筋膜间隔综合征,常合并其他系统的创伤。由于创伤严重加上多个系统损害作用的叠加、积累,患者发生全身并发症的危险性较大,常迫切需要外科手术治疗,如处理不及时或不恰当可出现局部感染、全身感染、急性呼吸窘迫综合征(ARDS)、多脏器功能失常综合征(MODS)、肢体丧失和死亡等严重后果。这类患者的救治需要普外科、神经外科、矫形外科、麻醉科及放射科等多科中擅长创伤的医师参与。创伤中心是目前最好的创伤救治组织形式,可为创伤性骨折救治提供多科协同救治的专业人员和专门的仪器设备,满足最佳救治的需要。

介于单纯骨折和创伤学骨折之间的骨折虽很少引起并发症,但应尽力积极治疗,防止预后不良。如老年股骨头移位骨折早期准确的手术,可防止肺炎、压疮、股骨头缺血坏死等。其他不良预后除了骨不连接或畸形连接外,还包括可治愈的感染和继发器官衰竭等。

为了临床上区分单纯骨折和创伤学骨折,就应该有一个简单合理的分类标准或分级系统,可以包含闭合骨折、开放骨折以及相应的损伤,同时,便于创伤急救人员用于现场或初期患者分拣和转运,而更复杂的分级方案则主要用于研究。

2.骨折和软组织损伤分级

决定骨折和软组织损伤的严重程度的因素较多,不论是开放伤还是闭合伤,其严重程度取决于创伤发生时能量吸收的多少。直接损伤的损伤范围和不可逆的软组织损伤程度常常较间接损伤大。如汽车保险杠撞击造成的损伤范围和严重程度较滑雪事故造成的胫骨螺旋骨折更为明显。间接损伤通常不引起骨周围软组织的明显损伤。挤压、撕裂和剥脱伤因为有可能破坏血供和神经支配而导致软组织坏死。

从骨上剥离下来的软组织数量和缺血的程度也对损伤严重性有影响。开放创口和污染程度并不一定是反映损伤范围大小和缺血组织多少的最重要因素。锐性伤口或环形铡刀所致离断伤提示损伤范围较小,其预后较闭合的严重挤压伤为好。另外时间也是一个重要因素,如肢体受挤压的时间长,则发生缺血再灌注损伤和筋膜间隔综合征的可能性增大。

扩展的 OTA 分类法使骨折的编码与广泛应用的病案编码 ICD-9 码相对应,尽可能地将普遍认可的分类系统,如髋臼骨折的 Judet 分类,Judet 和 Letournel 分类以及肱骨近段骨折的 Neer 分类纳入其中,并制定了标准的随访评价表格以便进行一致的术后评估。

Muller 等发表的 AO 字母数字式分类法是多个国家共同努力的结果,是由许多学者以从"AO 文献中心"所获得信息和每个人自己的临床经验为基础完成的。该分类系统是根据骨折的形态特征和位置而制定的。AO 分类系统已在欧洲较广泛应用,尤其是用于骨干骨折的病例。实践经验表明当骨折类型的严重度增加时,所造成的损害与类型和组别的分类相关。上述两种分类系统有复杂、详尽的特点,适合于专门人员或计算机管理。

德国 Hannover 的 Tscherne 是开放和闭合骨折分级的先驱者之一。美国 Gustilo 设计了实用的开放骨折分类系统。以下介绍的是结合 Tscherne 的闭合骨折评分和 Gustilo 的开放骨折评分两种方法的简便分级法。

(1)闭合骨折:闭合骨折分为 4 级。

C-0(Closed grade 0):低能量损伤,软组织破坏少。此类骨折包括儿童青枝骨折、成人病理骨折和移位不明显的踝部及 Colles 骨折。

C-Ⅰ:此类很常见。多见于跌倒或其他低能量损伤。包括大多数关节囊内骨折和老人粗隆间骨折,以及许多运动损伤。

C-Ⅱ:此类属高能量损伤,常见于多发伤患者。常由直接损伤所致。产生明显的移位和粉碎骨折,伴有明显的软组织损伤。常见的损伤机制是身体接触的运动中剧烈碰撞损伤,高处坠落致伤和交通事故损伤。另外还包括脱套伤,常出现筋膜间隔综合征。

C-Ⅲ:多由明显的直接暴力所致。软组织伤重,骨折移位明显,关节脱位明显。常需要手术处理神经血管损伤,筋膜间隔减压,清除血肿,清创坏死组织和稳定骨折。

（2）开放骨折：开放性骨折分为 3 级，其中第 3 级再分为 3 个亚型。

O-Ⅰ（Opengrade Ⅰ）：为低能量的间接暴力伤，皮肤裂伤由骨折端由里向外刺破所致，或者由小口径枪弹造成，软组织伤少。

O-Ⅱ：直接、间接暴力引起中等程度能量的损伤。可能伤口大而挫伤少，污染少，很少皮肤缺失。骨折可能为粉碎性骨折，但移位不明显，软组织剥离和撕裂少。

O-ⅢA：高能量损伤，以骨折明显移位，粉碎和明显软组织损伤为特点，损伤区大，开放伤口大，污染重。

O-ⅢB：直接暴力引起的高能量伤；损伤区＞15cm；骨移位、严重污染，可能完全剥脱，骨碎片丧失达 10cm，常须皮肤移植。

O-ⅢC：高能损伤，以大血管、神经、肌肉损伤为特点，丧失骨性超过 15cm；完全或部分离断，以及须截肢的损伤。还包括高速武器伤，最多见的是交通事故和重大工业伤。

（二）严重骨折患者的初期评估

除了快速评估和稳定呼吸循环，建立静脉通道，放置尿管外，严重骨折患者的初期处理还要求快速评估肌肉骨骼系统。脱去患者的衣服，在不加重损伤的条件下尽量暴露清楚。在得到明确的诊断之前，应先假设由颈椎骨折和脊柱骨折的存在，搬运时应保持轴线翻身。注意叩膜患者背部和双下肢后侧有无伤口、挫伤或明显的畸形。如患者属高能量损伤，或有头、颈部损伤征象，尤其是有前额挫伤者，在颈椎侧位 X 线片出来之前，应使用颈围制动，保持头颈中位。如有血流动力学不稳定的征象，或有骨盆附近损伤的征象应早期摄骨盆前后位片。进一步检查应做骨盆分离挤压试验，再次仔细叩摸脊柱和四肢大关节，根据可疑的体征选择 X 线检查，了解较隐蔽的损伤，并进一步根据骨折情况、软组织损伤情况和血管神经情况分级，确定下一步的手术原则。

（三）手术时机

骨关节损伤按救治时间要求可分为需要立即处理的危及生命和肢体安全的损伤，需要急诊处理的损伤，需要限期处理的损伤和可择期处理的损伤。治疗时间主要取决于有无其他损伤，其他损伤的严重程度以及骨科干预的急迫性。因此，骨科手术的最佳时机应分为下述 3 种情况。

1.急症手术

需要急症手术的损伤包括：开放性骨折、不能复位的大关节脱位、伴有撕裂伤或在手术区有全层皮肤脱落的骨折、伴神经症状进行性加重的脊柱损伤、危及肢体或局部软组织血运的骨折-脱位以及合并骨筋膜间综合征的骨折。这种类型的损伤如未得到及时的手术将导致感染、神经损害、截肢，甚至危及生命。

2.限期手术

限期手术是指那些应在损伤后 24～72h 内进行的手术，如严重开放骨折的再清创、多发伤患者、髋部骨折和不稳定骨折-脱位的长骨固定。

3.择期手术

择期手术是指那些能延迟 3～4h 到 3 周的手术。能采用择期手术治疗的创伤包括：开始时用非手术方法做了复位和固定，但用手术治疗可以获得更好结果的单纯骨折，如前臂双骨折;预定手术切口附近软组织条件不好,有软组织损伤或有张力性水泡;需要时间做较详细的影像学检查,或需要时间做进一步术前准备和制定术前计划的损伤,如关节内骨折。如手术延迟4周以上,则软组织挛缩、损伤区组织界限模糊以及骨折断端吸收等都使复位内固定更加困难,且常常需要同时做骨移植手术。

脊柱、骨盆和主要长骨骨折,尤其是股骨是影响严重创伤和多发伤患者存活的最明显因素,故应争取早期手术。肢端骨折,尤其胫骨骨折虽然需要早期及时的专业性较强的外科手术处理,但目的是保存肢体功能,而不是挽救生命,故手术的急迫性或优先权较小。

多发伤患者股骨骨折内固定术有最大的早期手术优先权。这类患者如不手术固定,则须仰卧位牵引固定,加上严重患者所需要放置的多个静脉通道和插管,使患者限制在一个极不方便而又有害的体位,即水平十字架刑罚位,导致患者出现严重并发症的危险性极大。相反,立即稳定骨骼,使患者可以坐起,有利于通气和肺部护理,减少止痛药的使用而避免抑制咳嗽反射等,大大减少早期并发症。

同样,骨盆和脊柱的骨折均应争取尽早固定。脊柱骨盆的早期手术常因特殊检查、CT或人员设备的准备而耽搁。一些条件较好的单位能立即手术,其并发症(包括肺部并发症)、ICU停留时间、耗费、伤残病死率均较少或较低。

严重的胫骨、肱骨、前臂、手和足骨折也要求早期积极治疗,处理软组织,保持功能。但这些骨折的处理对患者整个救治不起关键作用。C-Ⅰ或O-Ⅰ型骨折可在伤后3～5h,患者情况稳定,手术人员准备好后再手术。如必须推迟手术,则应仔细清洁伤口,夹板制动,注意观察。

多数骨科手术可安全地推迟一段短时间。除了有血循环破坏以外,伤后6～8h处理与伤后1～2h处理无明显差别。这就意味着半夜来的患者可待到早上8时再手术,除非半夜手术间手术人员齐备。但如果推迟12～18h则可能因为异常凝血状态、营养状态差、肺功能减退等因素出现一些不可逆的并发症。大多数医院不会出现耽搁手术的情况,但在夜间处理时应注意安全,因值班人员缺乏训练或缺乏合适的设备器材,可采取一定的暂时处理措施,不必贸然进行确定性手术。

(四)多发伤的骨科处理

多发伤时早期固定骨折的观念现已成为创伤医师共识。由于早期稳定严重骨折可降低炎症介质的产生,减少儿茶酚胺的释放,减轻对镇痛剂的依赖,方便ICU护理,故可获得较好的效果,包括减少病死率,减少重症监护和通气支持时间,减少脓毒症、ARDS、MODS和骨折并发症的发生率,缩短住院时间,降低总的医疗费用,提高创伤救治价效比。

当然提高严重创伤救治质量的根本措施还取决于先进的医疗救治技术和措施。院前急救措施、创伤复苏措施、闭合性脑伤处理技术的进步,以及重症监护方面的进展等因素均可影响创伤结局,使严重创伤后存活增加和伤残率降低。

由于早期和积极地救治措施对严重的和不稳定患者的全身生理状态有正面的和负面的影响,在多发伤骨折早期处理中是一把双刃剑,滥用早期内固定可使伤情恶化,危及生命和肢体安全。因此,为了处理好这类复杂的患者,参加严重创伤救治的骨科医师必须清楚所采取的干预或处理措施的长期目的、可能获得的利益和风险。在评估和制定治疗计划时常常需要解决的问题包括:是否是多发伤患者?是否需要手术?什么时候手术?需要做哪些手术?

1.多发伤患者的识别与定量诊断

骨科医师治疗骨折患者按损伤范围可分为3类:第一类是单独肢体损伤,第二类是多发骨科损伤,第三类属于合并头胸腹部严重损伤的多发伤。在创伤急救时,及早发现多个部位的损伤,判断清楚其严重程度至关重要。

常用创伤评分方法是创伤医师包括创伤骨科医师必备的知识和实用工具。AIS,也是ISS分类的基础。RTS,AP,GCS是大多数创伤登记的评分方法,也是现在临床创伤研究的工具。RTS和GCS评分常规用于指导患者入院、分拣和急性创伤患者的转运。AIS,ISS和AP患者损伤严重程度的分类。严重度评分可预测存活率和资源利用,但多被用于将患者分组来进行治疗和预后分析。

2.多发伤患者骨折处理时间

长骨和骨盆骨折的早期稳定,患者早期活动与减少病死率,减少ARDS和肺炎等症有关。但是,这并不意味着所有患者均需要在24h内完成早期骨折内固定手术。

在有条件时,多发伤合并长骨骨折的病例应争取早期手术固定骨折。如果患者全身状态稳定,则在入院当日手术。应注意,手术时间并不是决定预后的唯一因素,已知肺部并发症主要与损伤严重程度和是否合并胸部创伤有关,而不是与骨折内固定时间有关。因此,如果患者需要长时间的复苏,或者由长时间碱缺失,或者由血清乳酸水平增高等提示复苏不足的征象时,骨折固定手术应推迟。患者体温过低,凝血功能障碍,明显的肺分流者手术应推迟。有闭合性颅脑损伤、严重连枷胸者应当常规延长制动时间和通气支持。已经经过一次救命手术的患者,骨折固定手术也推迟。手术通常推迟36h以上以避开创伤初期炎性反应的高峰。为了稳定全身状态或治疗其他疾病,推迟肱骨骨折内固定手术时间,似乎并不会给患者带来负面影响。

3.多发伤中骨科治疗方案选择

生存并具有正常的认知功能是多发伤患者救治的基本目标。理解严重创伤救治概念,力争尽早恢复生理平衡应该成为骨科创伤救治人员工作的基本点。刻板的手术治疗方案可能不适合于严重创伤患者,顺利完成手术并不能保证达到治疗的基本目标。

在多发伤救治时,应该遵守骨科治疗总的原则,包括内固定和手术时间等。但是根据损伤的严重程度,复苏的状态,凝血功能障碍、肺部和颅脑损伤的严重程度等因素的不同,应制定一个个体化的治疗方案。

在多发伤患者处理初期中,除了与增加患者生存可能性有关的骨科手术以外,不应过多考虑骨科手术和最终的运动功能。大多数与防止骨不连、畸形愈合、关节挛缩和慢性感染有关的问题可在延迟或后期进行的修复重建手术中予以克服,而不要过多考虑选择何种内固定方法和技术来处理某个单纯的骨折。

在处理多发伤中的骨科问题时骨科医师必须要具备一种"分类和分级救治"的头脑,并熟悉何时手术,如何控制手术时间来改善患者生理状态和促进恢复。这种处理原则包括采用简便快捷的临时措施,以及较完善的创伤救治制度,保证避免在初期救治阶段进行过多的侵入性手术操作。

多发伤初期的救治目的非常简单明确:改善患者生理状态。初步的救治措施直接针对创伤全身反应的稳定和减轻。符合该原则的处理包括:重视严重的肢体损伤,清除坏死组织和污染组织,减少脓毒症和液体丧失的危险,减轻炎性反应。骨折脱位复位,筋膜间隔减压,血管损伤修复等,使缺血组织恢复血供,可保存损伤组织功能,减轻全身缺血坏死的后遗症。严重骨折的稳定常常减少输血的需要量,并带来上述其他益处。关节骨折复位和夹板固定有助于保护损伤部位和减轻疼痛。

救治方法和顺序的多专业磋商是组织协调创伤急救的重要内容之一。创伤救治组在开始外科手术前应明确病情的严重程度,并确定处理参数。原则上有一个创伤救治组组长。创伤外科医师最后决定手术的时间和复杂程度。创伤外科医师必须沟通并明确各种要求和打算,准确地估计手术时间的长短和失血量。如有可能的话,应积极考虑同时进行多个部位或多处骨折手术的可能性。术前做好周密的计划。长骨骨折的急诊内固定手术常常因严重的颅脑损伤而推迟进行,此时,神经外科医师具有更大的有限处理权。但各专业医师之间磋商的重要目的是为了按下述治疗目标安排治疗的优先顺序:纠正缺血→处理伤口→稳定长骨→重建关节损伤→处理其他较小骨折。

4.拣伤分类、手术开始和终止时间

拣伤分类这里主要是指初步确定患者需要的治疗方法和顺序。患者情况不稳定或恶化,缺乏进行救命性手术的条件时,不允许急诊四肢创伤手术,这种患者通常收入 ICU 继续复苏。可采用一些临时的措施,不强求采取最佳措施。如伤口处理、牵引、夹板固定和简单外固定可在大多数的 ICU 中完成。有限的麻醉支持即可完成筋膜切开手术,待患者的情况允许时再进行正式的手术。在把患者从 ICU 搬运到手术室之前,一定要先做好手术室人员和器械的准备。

多发伤患者必须进行挽救生命的急诊手术时,相关的人员必须协同做好计划。一般在透X 线的手术床上手术有助于进行一些骨科处理。手术室的温度应预先升高,因为多发伤和严重创伤时常有体温降低。

创伤救治组人员应在手术中继续进行检测。先完成胸腹部、骨盆和神经外科手术。在进行躯干手术的同时,常可进行伤口处理,以及进行一般的外固定手术操作。救命性手术完成后应进行再评估。如果条件允许再进行挽救肢体的急诊手术。

在严重损伤时很少有指征进行脊柱骨折手术。一个重要的手术完成后,再进行下一个手术前,应认真进行再评估,并与创伤外科医师、神经外科医师和麻醉科医师共同协商下一个手术方案。

多发伤时,确定性长骨骨折内固定和复杂的上肢和关节周围骨折手术常常不现实、不可能进行。最佳的骨折处理方法常不符合最佳的创伤救治原则。

应设计相对简单、出血少、时间短的手术。使用半针外固定架可很好地暂时稳定骨干骨折。股骨骨折和严重开放骨折时应考虑将该固定架作为一种有效的固定手段,而不一定用髓内针或钢板。复杂的关节周围骨折在入院当天不进行仔细地检查和复杂的处理。如果加压敷料或石膏夹板不能满意地固定,可使用跨关节的外固定架。如时间和患者的情况允许,可经皮穿针或用拉力螺钉固定,维持关节面的临时复位。

手术组成员应该清楚何时终止手术。病情恶化、中心体温降低、凝血功能异常、碱中毒不易纠正时、缺氧、混合性静脉血稀释,以及颅内压增高等情况是严重的危险信号,均应考虑继续手术的危险性。除必须进行救命性手术外,患者最好在 ICU 内处理,不再继续手术暴露。

(五)肢体毁损伤的处理

Gregory 将肢体毁损伤定义为:肢体神经、血管、骨及其覆盖软组织等 4 个重要结构中有 3 个受到明显的损伤。处理严重的肢体毁损伤涉及截肢还是保肢的问题,对创伤外科和创伤骨科医师是一个严峻的挑战。随着复杂精确的开放性骨折处理方案的出现,治疗手段也得到了提高,从而挽救了许多已丧失了功能的肢体。Hansen 和其他学者提醒人们注意"只重视技术而忽略合理性"的问题,并指出如此保肢的结果不仅是留下了一个无用的肢体,而且也使每个患者在身体上、心理上、经济上和社交上都受到影响。不可避免的截肢常被拖延太久,以致增加了财政、个人和社会的花费,更重要的是,增加了伴随而来的后遗症发生率和可能的病死率。在一项对开放性股骨骨折的研究中,Geoopadis 等比较了膝下截肢患者和保肢患者的生活质量和长期结果。与早期膝下截肢患者相比,保肢患者并发症更多、手术次数更多、住院时间更长、住院费用也更高。与早期截肢患者相比,更多的保肢患者认为自身有残疾。为了更好地评价损伤和更好地确定宜采用早期截肢治疗的损伤类型,人们进行了几种尝试。Heifet 等报道了对肢体损伤严重程度评分(MESS)的回顾性和前瞻性评价,他们发现当与外科医师的经验和临床才能结合起来时,MESS 是有益的。这一计分法以一个 4 组体系为基础进行评分:骨骼和软组织损伤、休克、局部缺血及年龄(表 1-1)。在他们的研究中,分数达到 7～12 的肢体最后都需要截肢,而分数为 3～6 时肢体则能够存活。在一项对 Elvis Presley 地区医疗中心的病例合并有血管损伤的股骨骨折患者的研究中,Whittle 等发现 MESS 是一个很好的截肢预测指标;12 个 MESS＞8 分的肢体中有 11 个需要截肢,7 个分数为 7 的肢体中有 3 个无法保留,而 18 个评分≤6 的肢体中仅有 2 个未能保肢。

表 1-1　肢体损伤严重程度评分

分组	特点损伤	分数
骨骼/软组织		
低能量	刺伤,简单的闭合性骨折、小口径枪弹伤	1
中等能量	开放性或多平面骨折、脱位、中等挤压伤	2
高能量	散弹枪爆炸伤(近距离)、高速枪伤	3
广泛挤压	伐木、铁路、石油钻井平台事故	4
休克		
血压正常	在现场及手术室血压稳定	0
暂时性低血压	现场血压不稳定,但静脉输液后改善	1
长时间低血压	现场收缩压低于 90mmHg,且仅在手术室经静脉输液后改善	2
局部缺血		
无缺血	肢体脉搏正常、无局部缺血征象	0
轻度缺血	脉搏减弱无局部缺血征象	1

续表

分组	特点损伤	分数
中度缺血	Doppler 测试脉搏消失,出现毛细血管再充盈迟滞性感觉异常,肢体活动减少	2
严重缺血	脉搏消失,皮温低、麻痹和麻木毛细血管再充盈障碍	3
年龄		
<30 岁		0
30~50 岁		1
>50 岁		2

注:在局部缺血中如局部缺血时间超过 6h 为 2 分

虽然目前一致认同了开放性骨折中抗生素治疗的作用,但对使用时间的长短、应用的方式和抗生素的种类仍有争议。Patzakis 等在一项采用双盲法的前瞻性研究中发现,未用抗生素组的感染率则为 13.0%,而应用了头孢菌素治疗组的感染率则为 2.0%。抗生素治疗的时间应加以限制,因为大多数现在报道的病例组中,感染的病原菌都是在医院内获得的。Gustilo 推荐入院时应用头孢菌素 2g,然后用 1g/8h,共 3d,该方案仅用于Ⅰ、Ⅱ型开放性骨折。对于Ⅲ型开放性骨折采用氨基糖苷类药物,对于农田损伤另外加用青霉素,1000 万~1200 万单位/天。用这两种抗生素仅持续治疗 3d,在伤口闭合、内固定和植骨时再重复这一抗生素治疗方案。

开放性骨折的固定一般都应采用能提供足够的稳定而又对损伤区的血管和相关软组织伤害最少的方法。对于Ⅰ型伤口,基本上所有适用于闭合性骨折处理的方法都是满意的。对于Ⅱ型和Ⅲ型伤口的治疗争议较大,牵引、外固定、不扩髓髓内钉以及偶尔使用钢板和螺钉固定都有支持者。一般来说,外固定适用于干骺端-骨干部骨折,偶尔也可同时合用螺钉做有限的内固定。在上肢,石膏固定、外固定和钢板螺钉是应用得更广泛的固定方法。

对可挽救的ⅢB 和ⅢC 型损伤,外固定仍然是主要的治疗方法。和所有其他因素同样重要的是外科医师对手术固定方法选择的熟悉程度和熟练程度,以便使损伤血管的可能性减到最低程度。

严重四肢创伤患者在决策保肢还是截肢时常有困难,且缺少可参照的量化评定标准。往往须组织会诊,仅凭医师经验决定最佳治疗方案,这可能会出现决策失当。Gregory 等进一步回顾性研究 17 例下肢毁损伤患者,MESS 结合肢体以外的损伤严重度评分 ISS、年龄、原有疾病、延迟时间、休克 5 项指标共 9 个参数组成的评分系统称之为肢体毁损伤综合征指数(MESI)评分法。用 MESI 的临界值 20 分来预测保肢和截肢的准确率为 100%。

第二节 骨科常用治疗技术

一、石膏固定技术

骨关节损伤和骨科手术后,为了保持骨折复位或矫形术后的位置,必须给予合适的外固定。传统的石膏绷带外固定,价格便宜,使用方便,应用甚广。至今仍不失为平时及战时骨科外固定的良好材料。也是骨科医师必须熟悉掌握的一项外固定技术。

目前有用树脂等材料用作外固定,经过加温后可塑形,作用类似石膏,但可塑性比石膏绷带差,且价格较贵而未被广泛应用。

(一)石膏绷带的应用、类型和固定

1.石膏绷带应用方法

可分为衬垫石膏和无衬垫石膏两种。前者包扎石膏绷带部位的体表套以纱套或包缠棉纸(或棉卷)2～3层,关节或骨端隆突需重点加棉垫,以防压迫,继之包扎石膏条及石膏绷带,使之形成石膏绷带或管型。此种有衬垫石膏多用于骨关节术后及骨折手术复位后,估计有较严重肢体肿胀可能。后者包扎石膏绷带部位的体表除包扎石膏的近侧端及关节部位套以纱布或包2层棉纸外,其余均匀石膏条带及石膏绷带直接包缠与皮肤接触。此种无衬垫石膏较轻便,固定确实可靠,多用于骨折早期手法复位后估计伤肢不会发生严重肿胀者,必要时可将石膏管型纵行剖开,以免伤肢肿胀引起血循环障碍,尽管如此还要密切观察伤肢血循环情况。

2.常用石膏绷带使用的类型

(1)石膏托:石膏托的宽度一般以能包围肢体周径的2/3左右为宜。

(2)石膏夹板:按照做石膏的方法制作石膏条带,将两条石膏带分别置贴于固定肢体的伸侧及屈侧,用绷带包缠而成。多用于已有肿胀或可能发生肿胀的肢体,以防肿胀影响肢体血运。

(3)石膏管型:指用石膏绷带和条带相结合包缠固定肢体的方法,即在石膏夹板基础上以石膏绷带缠绕而成。

(4)躯干石膏:指采用石膏条带与石膏绷带相结合包缠固定躯干、形成一个石膏整体。常用的躯干石膏有头胸石膏、颈胸石膏、石膏围领、肩人字石膏、石膏背心、石膏围腰及髋人字石膏等。

(5)特殊类型石膏:是根据伤情或病情的需要,制成各种类型的石膏以达到外固定与目的。例如,①石膏绷带与铁丝夹板相结合制成的外展架,常用来代替肩人字石膏;②架桥式管型石膏,适用于肢体环形创面更换敷料的固定;③蛙式石膏用于治疗先天性髋关节脱位;④治疗无移位的肱骨或胫腓骨骨折可用"U"形石膏夹板;⑤还有各种进行功能锻炼用的石膏固定等。

(二)石膏固定技术

1.术前准备

(1)材料设备的准备。

(2)患肢准备:皮肤清洁,有伤口者应更换敷料,放置肢体功能位置或特殊位置。

(3)人员的分工合作,包扎石膏。

2.石膏固定的要求

(1)石膏固定应在石膏固定部位套以纱套或包缠2层棉纸,在骨骼隆起部位垫以棉垫或棉纸,以免皮肤受压形成压疮。

(2)管型石膏、躯干石膏及特殊石膏固定采用石膏绷带与石膏条带包扎相结合的方法。包缠石膏绷带每卷可重叠1/2或1/3。如用作石膏托或夹板的石膏条带,根据包扎石膏肢体部位的长度及用途,折叠10~12层;如石膏条带与石膏绷带合用,一般将石膏绷带折叠5~6层即可。

为防止肢体肿胀时可将石膏管型纵形全层剖开,下肢及小腿石膏管型要注意足的纵弓及横弓的塑形,以防发生医源性平底足。上肢及前臂石膏固定范围远端至掌横纹近侧0.5~1.0cm,以利掌指关节完全屈曲。手掌背侧石膏固定可与指蹼齐,以防肿胀。对需要矫正成角畸形者,于肢体成角畸形的凹侧面,横形锯开2/3,将肢体及石膏管型向对侧挤压可矫正成角畸形。若石膏管型固定后需继续更换敷料或拆线的部位,可于石膏未干固之前开窗,以便换药或拆线。

躯干及特殊部位的石膏凝固定型之后,应随即进行修整,使之有利于患者的呼吸、饮食及未固定部位的活动。

3.石膏固定的范围及时间

须固定邻近关节,长时间固定可引起关节僵硬、肌肉萎缩,甚至严重的功能障碍。但固定时间太短,过早拆除石膏又会发生骨折移位或致骨延迟愈合,甚至骨不连接。石膏固定范围和固定时间应根据不同部位和病情来决定。

4.石膏固定的并发症

(1)坏疽及缺血性挛缩:石膏固定过紧,影响静脉回流和动脉供血,可发生骨筋膜室综合征,使肢体严重缺血,肌肉坏死和挛缩,甚至肢体坏疽。因神经受压和缺血可造成神经损伤,使肢体严重残疾。因而,石膏固定松紧应适当,术后应严密观察,及时处理。

(2)压疮:多因包缠石膏压力不均匀,使石膏凹凸不平或关节处塑形不好所致。

(3)化脓性皮炎:因固定部位皮肤不洁,有擦伤及软组织严重挫伤有水疱形成,破溃后可形成化脓性皮炎,应及时开窗处理以免影响治疗。

(4)坠积性肺炎:多为大型躯干石膏固定或老年患者合并上呼吸道感染而未能定时翻身活动,导致坠积性肺炎。

(5)废用性骨质疏松:大型石膏固定后,固定范围广,未固定关节功能锻炼不够,易发生废用性骨质疏松。应积极进行功能锻炼,服用抗骨质疏松药物,如$\alpha\text{-}D_3$钙剂或二磷酸盐等。

二、小夹板固定技术

小夹板局部固定是利用与肢体外形相适应的特制夹板来固定骨折。多数夹板固定不包括骨折邻近关节,仅少数邻近关节部位的骨折使用超关节固定。

小夹板根据伤肢的部位、长度及体形,做成各种不同规格及形状。厚度一般为3~4mm,

肢体面衬以毡垫,外用纱套,配以各种类型的纸垫或棉垫,作为外固定材料。小夹板固定治疗骨折的原理是通过配用各种类型纸压垫,形成两点或三点着力挤压点,外用 4 条布带松紧适当地缚扎。

(一)小夹板固定的适用范围

小夹板固定常用于肱骨、尺桡骨、胫腓骨、桡骨远端及踝关节等部位的骨折。对关节附近骨折不适宜小夹板固定。

(二)小夹板固定的禁忌证

①不能按时观察的患者;②开放性骨折;③皮肤广泛擦伤;④伤肢严重肿胀,末端已有血循环障碍现象;⑤骨折肢体已有神经损伤症状,局部加垫可能加重神经损伤者;⑥伤肢肥胖皮下脂肪多,因固定不牢易发生延迟连接或不连接者。

(三)小夹板固定方法和注意事项

(1)伤肢体位应放正确,外套纱套或包 1~2 层棉纸,免压坏皮肤。

(2)选择纸垫的大小要合适,放置加压点要准确,并有胶布固定,以防移动。

(3)选用小夹板的型号要合适,捆扎布带松紧度以布带能纵向上下移动各 1cm。

(4)布带捆扎完毕后应检查伤肢末端的血循环及感觉情况。如一般情况良好,再行 X 线检查骨折端对位情况。

(5)在伤肢固定后 1~3d 内要特别注意观察伤肢末梢血循环及感觉情况,并随时调整捆扎布带的松紧度。然后每周调整布带松紧度 1~2 次,直至骨折愈合。

(6)鼓励和指导患者定时定量地进行伤肢功能锻炼。

三、牵引技术

牵引技术是矫形外科中应用较广的治疗方法,它是利用持续适当的牵引力和对抗牵引力的作用用于骨折、脱位整复并维持复位,炎症肢体的制动和抬高以及矫正肢体的挛缩畸形等。临床常用的牵引技术有手法牵引、皮肤牵引、骨骼牵引和布带牵引等,下面着重介绍前 3 种。

(一)手法牵引

手法牵引多适用于骨折移位及关节脱位的整复。由助手采用对抗牵引方法,术者进行手法整复骨折移位或关节脱位。为了节省体力便于手法复位及 X 线透视,操作中将手法牵引改为利用器械牵引,如上肢或下肢螺旋牵引架、万能石膏床等。

(二)皮肤牵引

皮肤牵引的牵引力较小,适用于小儿股骨骨折、临时性牵引等。但皮肤有损伤或炎症时,或对胶布过敏者,禁用皮肤牵引。

皮肤牵引的注意事项:①适用于小儿及年老体弱者,皮肤必须完好。②牵引重量一般不得超过 5kg,否则牵引力过大,易伤皮肤或起水泡,影响继续牵引。③一般牵引时间为 2~3 周,时间过长因皮肤上皮脱落影响胶布粘着如需继续牵引,应更换新胶布维持牵引。④牵引期间应定时检查伤肢长度及牵引的胶布粘贴情况,及时调整重量和体位,防止过度牵引。一般于 3~5d 内肢体肿胀消退时即能纠正骨折重叠和畸形。骨折端有纤维性连接不再发生移位时可换为外固定,以免卧床时间太久发生并发症和不利于功能锻炼。⑤应注意粘贴胶布的部位及长度要适当,胶布要平整无皱,不能贴于踝上。包缠绷带不能压迫腓骨头颈部,以免压迫引起腓总神经麻痹。

(三)骨骼牵引

骨骼牵引的力量较大,时间较长,且能有效地调节,故有较好的牵引效果。因骨骼牵引的力量较大,牵引时必须有相应的对抗牵引。每天测量伤肢的长度及观察伤肢血循环情况,注意防止过度牵引。特别对软组织损伤严重者,更应密切地观察伤肢牵引及伤口情况。

骨骼牵引一般不超过8周。局部可加用小夹板矫正骨折端的侧方移位,调整牵引肢体的体位可纠正骨折的旋转移位。

1.临床常见骨牵引

(1)尺骨鹰嘴牵引:适用于肱骨颈、干、肱骨髁上及髁间粉碎性骨折移位和局部肿胀严重,不能立即复位固定者,以及陈旧性肩关节脱位将进行手法复位者。

穿刺点定位:在肱骨干内缘的延长线(即沿尺骨鹰嘴顶点下3cm)画一条与尺骨背侧缘的垂直线;在尺骨背侧缘的两侧各2cm处画一条与尺骨背侧缘平行的直线,相交两点即为牵引针的进口与出口点。克氏针从内侧标记点刺入到尺骨,穿过尺骨鹰嘴向外标记点刺出。此时要注意切勿损伤尺神经,不能钻入关节腔。将伤肢前臂用帆布吊带吊起,保持肘关节屈曲90°,一般牵引重量为2~4kg。

(2)股骨髁上牵引:适用于有移位的股骨骨折,有移位的骨盆环骨折、髋关节中心脱位和陈旧性髋关节后脱位等,也可用于胫骨结节牵引过久牵引钉松动或钉孔感染必须换钉继续牵引时。

穿刺点定位:将患肢放在布朗牵引支架上,自髌骨上缘近侧1cm内画一条与股骨垂直的横线(老年人骨质较松,穿针要距髌骨上缘高一些)。再沿腓骨小头前缘与股骨内髁隆起最高点各作一条与髌骨上缘横线相交的垂直线。相交的两点作为标志,即穿针的进出点。进针时应从内侧标记点刺入,位于股骨侧面前后缘的中点。

牵引过程应将床脚抬高20~25cm,以作对抗牵引。牵引的总重量应根据伤员体质量和损伤情况决定,如骨盆骨折、股骨骨折和髋关节脱位的牵引总重量,成人一般按体质量的1/7或1/8计算,年老体弱者,肌肉损伤过多或有病理性骨折者,可用体质量的1/9计算。

(3)胫骨结节牵引:适用有移位股骨及骨盆环骨折,髋关节中心脱位及陈旧性髋关节脱位等。胫骨结节牵引较股骨髁上牵引常用,但膝关节囊有牵拉损伤,牵引中影响膝关节活动为其不足。如牵引过程中有其他问题时,可考虑换为股骨髁上牵引继续治疗。

穿刺点定位:将伤肢放在布朗牵引支架上,自胫骨结节向下1cm内画一条与胫骨结节纵轴垂直的横线,在纵轴两侧各3cm左右处画两条与纵轴平行的纵线与横线相交的两点,即为针道进出点(老年人骨质疏松标记点要向下移一点,以免穿针时引起撕脱性骨折),牵引重量与股骨髁上牵引相同。进针应从外侧标记点向内侧,防止损伤腓总神经。术后每天要测量伤肢的长度,以便随时调整牵引重量,并检查伤肢远端的运动、感觉及血运情况。

(4)胫腓骨远端牵引:适用于开放性胫腓骨骨折或膝部骨折或软组织挛缩引起膝屈曲畸形者。

穿刺定点:将伤肢置放于布朗架上,进针点位于内踝尖端向上 3cm 左右,内侧无肌腱处,将克氏针(或斯氏针)尖端经皮肤刺入胫骨,与胫骨纵轴垂直穿过踝上经腓骨到皮外,一般成人的牵引重量为 4～6kg。

(5)跟骨牵引:适用于胫腓骨不稳定性骨折,某些跟骨骨折及髋关节和膝关节轻度挛缩畸形的早期治疗。

穿刺定点:将踝关节保持伸屈中间位。自内踝下端到足跟后下缘连线的中点,即为进针标记点。由内侧标记点刺入到跟骨,从外侧皮肤穿出。如胫腓骨骨折有严重移位,需在复位后加夹板固定。牵引重量一般为 4～6kg。术后要经常观察脚趾活动、感觉及血运情况。

(6)颅骨牵引:适用于颈椎骨折和脱位,特别是骨折脱位伴有脊髓损伤者。

穿刺定点:仰卧位,颈部两侧用沙袋固定。在两侧乳突之间画一条冠状线,再沿鼻尖到枕外粗隆画一条矢状线,将颅骨牵引弓的交叉部支点对准两线的交点。两端钩尖放在横线上充分撑开牵引弓,钩尖在横线上的接触点做切口标记。用颅骨钻在标记点钻孔。钻孔时应使钻头的方向与牵引弓钩尖的方向一致,仅钻入颅骨外板(成人约为 4mm,小儿约为 3mm)。安装颅骨牵引弓时拧紧牵引弓上的两个相对应的螺旋,防止松脱或向内挤紧刺入颅内。床头抬高 20cm 左右,作为对抗牵引。牵引重量要根据颈椎骨折和脱位情况决定,一般为 6～8kg。如伴小关节交锁者,重量可加到 12.5～15kg,同时将头稍呈屈曲位,以利复位。抬高床头,加强对抗牵引,每半小时床边照片复查,如证明颈椎骨折、脱位已复位,应立即在颈部和两肩之下垫薄枕头,使头颈稍呈伸展位,同时立即减轻牵引重量至 3～5kg,改为维持性牵引。

2.骨牵引适应证

(1)成人长骨不稳定性骨折(如斜形、螺旋形及粉碎性骨折)因肌肉强大容易移位的骨折(如股骨、胫骨、骨盆、颈椎)。患者不宜或不愿做其他固定方法时。

(2)骨折部的皮肤损伤、擦伤、烧伤,部分软组织缺损或有伤口时,不宜作外固定者。

(3)不稳定开放性骨折感染或战伤骨折。

(4)伤员合并胸、腹或骨盆部损伤者,需密切观察而肢体不宜做其他固定者。

(5)肢体合并血循环障碍(如小儿肱骨髁上骨折)暂不宜其他固定者。

四、骨折内固定

(一)内固定术的适应证

1.严格掌握手术适应证

骨折治疗的目的是达到愈合和恢复损伤部位的解剖和功能,使其尽可能的接近正常,尽管精细的手术在骨折的基础上又增加软组织的损伤是不可避免的。破坏了骨折血肿,切开和剥离了骨膜,势必进一步破坏骨折局部血液供给,会加重骨折端的坏死,或使有一定血供的碎骨片丧失血供,成为游离骨片。若在手术中进一步破坏了滋养动脉,将更广泛地破坏骨的血供,骨折端将发生较大范围的缺血性坏死,对骨折愈合是不利的。骨折区的血循环对骨愈合来说比其他因素更为重要。因此,在必须行内固定术时,应尽量少剥离骨膜。现代的骨折内固定材料虽有较好的生物相容性,但不是绝对相容。又因设计或使用不当以及材料本身的内在因素可影响内固定的物理性能,因此发生内固定器械的弯曲或断裂,发生骨折再移位、畸形愈合或不愈合等并发症在临床并不少见。若应用坚硬的内固定材料,因应力保护和应力集中影响正常力的传导,会发生骨质松变,有再骨折的可能。内固定使闭合性骨折转变为开放性骨折有感染和发生手术并发症的可能,还需做第二次取出内固定物的手术,若使用进口材料价格昂贵,因此,应严格掌握手术指征。

骨折愈合后的功能恢复程度与理想的骨愈合成正比,但也受周围软组织状况的影响。关节僵硬和挛缩、肌张力以及强度减弱、较差的软组织韧性、神经循环状况的损害以及骨质松变等骨折并发症,统称为骨折病。不论是闭合复位和开放复位均可发生。在选用骨折内固定时,有主张应用有一定柔韧性的接骨板,使骨折部位有一定的制动性以适应骨折的愈合,也使骨板下的骨组织勿受过度应力保护,以利于晚期的塑形。

从整个骨折愈合的过程来看,首先应以骨之连接为重。固定材料应结实,固定应牢靠,以便早期活动,恢复正常功能。主动活动较快恢复,不仅保护软组织防止骨折病的发生,也有利于骨折愈合。这种牢固固定可早期主动活动,尽可能早的恢复正常功能的观点,与过去"持续、不间断地和持久地固定"的观点有很大的不同,如果所用的内固定不牢靠,则不能早期活动和较早恢复功能,丧失了内固定的优点。尽管达到了牢固固定的目的,并不能代替正常的骨结构,不允许无限制的活动,否则内固定材料会发生疲劳、断裂、弯折或拔钉等现象。

2.手术适应证

(1)绝对适应证:①用手法难以复位或行固定不能维持复位后的位置的骨折,可能有软组织嵌入(如肌肉、肌腱、骨膜或神经等);②移位的关节内骨折;③有严重移位的骨骺分离和骨折;④严重移位的撕脱性骨折:用闭合方法难以复位和维持复位,如髌骨、鹰嘴、肱骨大结节等处骨折,经内固定后,可早期进行功能锻炼;⑤无论是开放或闭合方法治疗后发生的骨不连接;⑥完全性或部分离断的断肢(指);⑦骨折合并血管或神经损伤;⑧骨折不愈合。

(2)相对适应证:①延迟愈合;②多处骨折;③病理性骨折;④严重的脑损伤合并大的骨折;⑤为降低因长期卧床制动和石膏固定所致的伤残或病死率如老年患者的粗隆部骨折;⑥对闭合方法治疗认为无效的骨折可行内固定治疗,例如股骨颈骨折等。⑦无移位但不稳定的关节内骨折。

(3)有争议的适应证:关于开放骨折有些学者认为:对有污染的伤口仍应用牢固的内固定以制动骨折,这样有利于预防感染。有学者不主张有污染的伤口应用内固定,而主张用外固定架牢固地制动骨折,直到伤口愈合,然后再应用适当的内固定或外固定作为最终处理。当然,对有移位的开放性骨骺骨折和涉及关节面的移位性骨折应是例外。

一般认为,如果受伤时间不超过6~8h,在较好的技术和设备的条件下,术中较彻底的清创,术后充分引流,给予有效抗生素治疗,那么骨折手术复位和内固定成功的机会较大。因此在有选择的情况下做这类手术是允许的。但是,在野战条件下,在时间、环境和设备的限制下,很难做到与平时同等水平的彻底清创,做内固定的危险性是很大的,在有感染的伤口内留下固定物,对创伤愈合不利,容易引起骨髓炎,以不做内固定为宜。即使在平时,由经验不足的医师进行手术,清创不够彻底,准备不够充足,成功的把握不大时,仍以不用内固定为宜。

3.手术禁忌证

(1)活动性感染和骨髓炎。

(2)骨折片不够大,难以应用内固定或固定不牢靠。

(3)骨质弱、软、不能行可靠内固定,常见于长期卧床、体弱或有严重骨质减少症者。

(4)局部软组织条件不佳,例如严重烧伤、瘢痕和活动性软组织感染。

(5)全身一般情况差,不适于麻醉或手术者。

(6)对位好的嵌入骨折或无移位性骨折。

4.手术时机

对开放骨折或脱位或并发血管损伤的骨折,需紧急手术。若合并胸腹部或颅脑损伤或严重休克,应先紧急处理危及生命的其他损伤。对一般的闭合性骨折,可有限度择期手术。延期的时间有争议。局部软组织条件不好时(如水疱、皮肤挫裂伤、水肿等),则应等皮肤创面愈合、水疱和水肿消退再行手术。在特殊情况下,可延迟3~4d甚至2~3周。有些学者认为延迟手术影响骨折愈合。但近年来不少学者的实验结果表明延迟1~2周手术对愈合有利,延迟内固定比立即内固定增加了皮质内新骨的形成,认为这是由于机体发生初次应激反应后,延迟手术又激发了第二次应激反应,因而促进了骨愈合。

但是,也应该认识到延迟手术的缺点。组织间隙不易分辨,纤维化的肌肉挛缩使手术有一定的难度,例如纠正长骨的重叠有时较困难。对髋部骨折的老年患者来说,卧床会使全身一般情况很快变差,争取在24~48h内手术是很重要的。相反,对多处伤的青壮年患者的大的骨折延迟几天行内固定对排除隐藏的腹内脏器损伤(例如包膜下脾破裂)是有益的。

(二)不同类型的内固定物和使用方法

1.螺钉

螺钉可与接骨板一起使用,也可单独使用,一般分为普通螺钉或加压螺钉两类。

(1)普通螺钉:螺钉须用与接骨板相同的金属制成。使用前须准备好足够数目的不同长度的螺钉。以便术中按照具体情况选用。这种螺钉一般需先在骨面钻孔,然后再旋入螺钉。骨内螺纹是自行攻出的,因而也称"自攻"螺钉,其前端多有一纵行沟槽,便于螺钉自攻。因所需钻孔相对宽,螺纹又为自身旋出,因而在皮质骨抓得不牢固,在钻孔时则应注意所选钻头应稍小于螺钉,如为松质骨可更小些或不钻孔,以便增加螺钉固定作用。在皮质骨钻孔太大则不起固定作用,太小则难以旋入或使螺帽破碎。普通螺钉也可作为加压螺钉应用,只是近侧皮质骨扩孔要够大,使螺纹在近侧皮质骨无作用,只抓住远侧皮质骨而起到加压固定作用。

(2)加压螺钉:①皮质骨螺钉:AO皮质骨螺钉为全长螺纹,常用的直径为4.5、3.5、2.7和2.2mm。可做一般内固定用,如近侧皮质扩孔过大,则可起加压螺钉作用,用于断端间的加压固定;②松质骨螺钉:这种螺钉多为半螺纹,能较牢固地抓住松质骨,常用于干骺端,应注意选好钻头和螺丝攻。钉尾有时需加用宽垫圈,避免钉尾陷入骨质。某些情况下,钉尖也做成自攻形沟槽。

(3)可吸收螺钉:利用可吸收聚合物制成,使用方法与金属螺钉相同,强度稍差,但可免除第二次手术。

(4)其他螺钉:如Herbert钉和空心钉。

2.接骨板

(1)接骨板固定:目前存在多种不同设计的接骨板。动力加压接骨板(DCP)具有加压孔,可在不使用拉力螺钉的情况下,通过接骨板产生骨折块间加压。有限接触动力加压接骨板(LC-DCP)的下表面呈波浪状,这一设计有助于保护骨膜的血运,同时有利于在螺钉孔之间塑形。所有接骨板(包括 DCP)均可在复位钳或加压钳的协助下产生骨折块间加压。LC-DCP 分为小折块(3.5mm)和大折块(4.5mm)系列。宽的4.5mm LC-DCP 的螺钉孔交错排列,以免在单平面内放置多枚螺钉造成厚的皮质骨产生裂纹或发生破裂。这种接骨板适用于股骨、胫骨及肱骨。3.5mm LC-DCP 适用于前臂骨、腓骨、锁骨及骨盆骨折。半管形接骨板是薄的半圆管状板,分为大折块系列(1/2 管形板)及小折块系列(1/3 管形板)。1/3 管形板的强度及厚度均不及 LC-DCP,适用于外踝等软组织覆盖较少的区域。重建接骨板的强度略逊于 LC-DCP,但允许对其横向塑形,因而更适用于骨盆、肱骨远端及锁骨等处的骨折。最新设计的解剖板及骨折特异接骨板比需要塑形的接骨板使用起来更方便,固定效果更好,且不影响板的生物力学性质。

(2)接骨板技术:可采用多种接骨板技术,获得针对特定骨折的理想固定。

加压接骨板的螺钉偏心放置在拉长钉孔内,可对简单的横形骨折端产生加压。接骨板与第一骨折块采取中立骨折时,随后按加压模式固定第二骨折块。采用接骨板治疗干骺端横形骨折时,将板预弯大约 1mm,可防止固定后对侧骨皮质分离(将直板放置于骨干时,近侧皮质的加压力高于对侧皮质)。

中和接骨板技术中的接骨板用于保护拉力螺钉。拉力螺钉可对斜形骨折产生良好的加压,但其抗扭力较差。中和接骨板可中和这种扭力。拉力螺钉可透过接骨板(推荐),也可放在接骨板外。

支撑接骨板用于把持或支撑移位的骨折块。

防滑接骨板技术用于防止斜形骨折的缩短。

桥接接骨板是指用长接骨板固定节段性骨折时,仅固定板的两端的技术方法。骨折部位剥离很少,仅固定接骨板的两端,而不固定骨折部位。这种固定方法可提供相对稳定,保留肢体的相对长度及力线,但不破坏粉碎骨折节段的活性。

经皮接骨板技术及经皮螺钉技术是对软组织剥离最少的新型接骨板技术。可减少对软组织的破坏,促进骨折的生物愈合。

锁定接骨板是最新的内固定方式。板-钉-骨单位的稳定性是通过螺钉与接骨板的锁扣获得的,而不像传统接骨板那样,是由螺钉对接骨板与骨之间加压产生的摩擦力来维持的。因为螺钉与接骨板交界处不再有摇动,将螺钉与接骨板锁定后产生的角稳定结构,可对对侧产生额外的稳定型。角稳定结构比传统接骨板具有更高的抗拔出力,因为锁定接骨板失败时,需要同时拔出所有螺钉,而传统接骨板的松动是螺钉从一端开始逐个松动的。另外,锁定固定技术仅需抓紧很少的骨,因此单皮质固定即可维持良好的固定效果。一般来说,单皮质锁定螺钉的固定强度与双皮质固定相当。

和传统接骨板相比,锁定接骨板在治疗骨质疏松骨折、缺乏轴向稳定型的骨折以及假体周围骨折方面具有明确的优势。锁定接骨板的螺钉孔为结合孔,即一侧为锁定孔,另一侧为标准孔的拉长钉孔,可选择在一端上锁定螺钉,也可在另一端放置普通螺钉。这种使用两种螺钉的技术可获得最佳固定效果。总之,锁定接骨板技术适用于骨质疏松骨折、假体周围骨折及关节周围骨折,并可与微创固定系统相结合。

微创固定系统(LISS)是适用于经皮插入接骨板的特殊锁定板。LISS 由钛制成,仅使用单皮质锁定钉,使用外导向器放置螺钉。其用途与普通锁定板相似。

3.髓内针

1897 年 Nicolaysen 和 1918 年 Groves 最先用穿针方法治疗股骨颈骨折,同期他们还作为髓内针治疗股骨和肱骨干骨折取得一定的成功。随着工业发展,不锈钢或钴铬合金产生后,Boston 再次用于股骨颈骨折,Kuntscher 再次应用于股骨干骨折。尽管操作技术提高,器械改进及带电视的 X 线机的应用,穿针的适应证有所扩大,但仍应严格掌握髓内针固定的适应证,使并发症降低至最低限度。

(1)髓内针固定的原则:①选择最佳的手术适应证:髓内针固定最好的指征是发生于髓腔峡部的横行、短斜形或短螺旋形以及一骨多处骨折。对于此类骨折,髓内针固定术可以发挥最好的内固定作用,不仅能控制旋转,而且也能消除剪性应力。除应用于新鲜骨折以外,髓内针固定可用于延迟愈合、畸形愈合、不愈合以及病理性骨折,也可以用于某些疾病所致的长骨畸形(如 Pagets 病、骨发育不全等)或行多处截骨后;长管状骨良性肿瘤切除后须行大块植骨,或骨折后有大量骨缺损须行植骨者,均可采用髓内针固定。在髓腔较宽处的各类骨折以及峡部的粉碎性、长斜行和长螺旋形骨折,传统髓内针固定难以得到确实的固定,控制旋转的作用较差,固定后活动度较大,影响骨愈合。近年来,随着各种交锁髓内针的普遍使用和不断改进,髓内针的适应证不断放宽,疗效愈加满意。②年幼患者不宜使用:一方面儿童和少年骨干骨折采用闭合复位及石膏固定往往能取得较满意的效果。另一方面,髓内针固定可能影响骨骺生长。③选择合适的髓内针:在施行髓内针固定之前,先精确地测定患肢长管状骨的髓腔长度和峡都宽度。若将一不适当的髓内针击入髓腔,太细则固定不牢固,太粗则一经击入,往往可卡在髓腔内,有时极难拔出。股骨可测量健侧大粗隆至股骨外髁长度,减去 4～5cm 即为髓内针长度;在肱骨,则为肩峰至尺骨鹰嘴,减去 4～5cm;在胫骨则为胫骨结节至内踝的长度,减去 2～4cm;在桡骨,由桡骨小头至桡骨茎突的长度,减去 4～5cm;在尺骨,由尺骨鹰嘴至尺骨茎突的长度,减去 2～4cm。髓内针的粗细一般要比 X 线照片上的髓腔宽度窄 2mm 或按 10∶8 的比例进行选择。尽可能采用闭合穿针。④开放骨折慎用髓内针固定,髓内针固定后一旦发生感染,后果是严重的。开放骨折行髓内针固定后发生感染率高达 10%。

骨折证实愈合后,可拔除髓内针,一般要在术后 12 个月后,下肢骨折最好在 18 个月后。

(2)常用的髓内针:为交锁髓内针,在长骨的两端用螺钉行交锁髓内针固定,阻止了两断端顺针滑动造成的互相嵌插,可获得旋转稳定性,称为静力性固定。由于阻止了两断端的纵向移动,两断端间无加压作用。当从近端或远端去除螺钉,静力性固定可转变为动力性固定,有利于骨折愈合,取出时间取决于骨折类型和骨愈合程度,一般在 6～12 周实施。

4.环扎钢丝

用于骨折治疗的辅助固定。可用钢丝将骨与接骨板或骨与骨绑在一起。环扎钢丝对骨折旋转的控制能力很差,且严重破坏骨折端的血运。同时,钢丝下骨组织发生坏死时,环扎钢丝很快就会松动。因此,环扎钢丝仅用于无法用接骨板螺钉固定的情况下,如假体周围骨折。或作为其他固定如髓内针固定的辅助。

5.张力带技术

张力带装置通过将近侧皮质(位于张力带下方)的张力转化为对近侧皮质的加压力来发挥作用。用于活动关节时,张力带仅能提供主动加压,因此允许在骨折愈合早期开始活动。张力带也可提供静态加压(如用于固定内踝)。尺骨鹰嘴骨折及髌骨骨折时,最宜将张力(使骨折分离)转化为加压力。张力带装置可良好地固定某些部位撕脱骨折(如内踝、肱骨大结节及股骨大转子骨折)。

6.动力加压螺钉

动力加压髋螺钉(DHS)是治疗股骨粗隆间骨折的较好选择。其作用是通过钻入股骨头的主螺钉相对侧板的滑动作用来实现骨折端的加压。这种滑动模式避免了拉力螺钉穿出股骨头的风险,尤其对于骨质疏松患者。该装置适用于顺粗隆骨折,要求外侧皮质完整且有后内侧皮质支撑,才能发挥作用并避免失败。

7.用于脊柱的内固定物

自从 Harrington 1962 年首次报道应用体内撑开器(即 Harrington 杆,简称哈氏杆)治疗脊柱侧弯以后,脊柱外科的新手术器械和新手术方法不断涌现,达数十种之多。目前国际上普遍使用的脊柱外科的手术方法和内固定物主要有 Harrington、Luque、Galveston、Dwyer、Zielke、C-D、Roy-Camelle、Dick、Steffee、RF、AF、ALPS、Kaneda、Arm strong 及 Cage(椎体融合器)等。这些方法和器械广泛用来治疗脊柱畸形、脊柱骨折、腰椎滑脱的复位和固定、增强和维持稳定,有利骨的愈合和融合。术后能早期活动,便于护理,缩短治疗时间和康复期。用于脊柱的内固定物虽然种类繁多,但主要是螺钉、钢板、金属棒、金属钩、钢丝、融合器等。可单独或联合使用。

五、外固定架固定法

将骨折两端用针或钉钻入,在皮外将穿入骨折之针或钉固定在外固定架上,而达到骨折两端良好的对位和固定的目的,即骨外穿针外固定架固定法。此法即非一种内固定,也不是外固定,实际是一种前者兼而有之的固定方法。这种方法历史虽然悠久,但实际是在 20 世纪 50 年代后才被重视和发展的,并广泛用于新鲜骨折、骨折不连、开放骨折及肢体延长等,起到了内固定及外固定所不能得到的效果。

(一)骨外固定架发展概况

1.早期使用情况

1840 年 Malgaigne 最先应用骨外固定架。1898 年美国 Parkhill 改进了固定架的结构,使固定架便于调整和控制骨折移位,具有一定的优越性。1902 年 Lambotte 设计了外固定架能调整钢针的固定夹及金属连杆,并扩大使用范围,提出外固定架可以加速骨折愈合,对开放骨折更有其独特优点。以后 Bover 将针改为不锈钢针,并将针穿过骨皮质对侧,增加了固定强度,又在针口处作小切口以减少紧张度,减少了感染。1917 年 Chalier 设计一种既能延长又能加压的外固定架,可对肢体进行延长和加压。在固定架的灵巧改进上先后有 Gosens 和 Jolly,在针的连杆上安装关节;1934 年 RogerAnderson 设计了多向调整的连杆,Hoffmann 在连杆上设计了球形关节,减少了穿针的困难。对外固定架的发展起到重要的作用。

2.近期使用情况

近几十年骨外固定架有了很大进展。Hoffmann 将单边半针改为双边全针,Ilizorov 首先制成多向性全针环式架,Charnley 首先在临床上发现用外固定架作膝与踝融合术时可得到早期融合。这些进展使骨外固定架得到重视和推广应用。1970 年 Hoffmann 将单根连杆改为双根连杆,成为四边形框架,更增强了固定的稳定性。与环式相近似的还有半环式,使用较为方便,AO 派为三角形结构。总之,20 世纪 70 年代,各种装置种类繁多,国内李起鸿设计的半环式、张启明设计的四边式以及孟和等设引的固定架都各有其特点。此外,不少学者对固定针进行了改进,如 Wagner 将针改为 6mm 直径的螺纹钉,Bonnel 将螺纹改在针的中段,以避免滑动,减少感染,近年来 Ebi 及 Bastiani 设计的单边式是较坚固的一种。由于骨外固定架的改进及技术的提高,较广泛地使用于开放性骨折、多发性骨折、骨折不连的治疗及肢体短缩的骨骺延长等,均收到显著效果。

(二)对骨外固定架的要求

(1)外固定架必须结实与稳定,这是选择固定架的一个重要条件。固定架上必须具备多方向的穿针效能。结构设计要灵巧,装卸要方便。

(2)钢针的生物相容性要好,对组织的反应要轻。

(3)钢针既要坚固,又要具备一定的韧性。

(4)既要具备固定作用,还要有压缩和撑开骨折端的功能,同时还应有侧方压挤骨折片的装置,使游离骨片可以靠拢骨干。

(三)骨外固定架的作用

(1)能保持骨折端的对位,既不使骨折段分离,也不造成骨折端压缩,而将骨折端牢固地固定,使骨折端靠外固定架的夹板作用,维持骨折端的对位,而不产生移位的作用。多用于难以加压的粉碎性骨折及长斜形骨折等。

(2)牵开骨折两端以延长肢体,多用于肢体短缩。

(3)利用加压作用促进骨折愈合。这是骨外固定架最重要的作用。加压可使骨折面接触紧密增加固定的稳定性,有利于骨折愈合。

(4)可以纠正早期成角与旋转畸形。

(四)骨外固定架的适应证

1.开放骨折。

2.开放骨折的后送

固定架较石膏轻,运送伤员方便,又能同时观察和处理伤口。

3.骨折不连

固定架可以使骨折端得到较好的制动,有利于骨不连的愈合;加压可以使夹在骨折端的软组织坏死而被吸收,有利于骨折端的接触和愈合。

4.肢体延长。

5.多段骨折

股骨或胫骨多段骨折,固定十分困难,采用髓内针固定有困难,且不够牢靠,采用骨外固定架,具有一定的优越性。

6.不稳定的粉碎性骨折

这种骨折不适宜断端加压,固定较困难,采用骨外固定架治疗,有其独到之处。

7.关节融合术。

(五)骨外固定架的优点

(1)能不用手术而只用手法使骨折复位,这种复位较牵引复位及石膏固定前的徒手复位为优。其稳定也较石膏、小夹板及牵引为优。由于牢固的固定,有利于骨及软组织的愈合。

(2)它是对骨折的加压与牵开延长方法中较简单而效果满意的方法。

(3)它可以允许骨折上下关节的活动与锻炼,而不影响骨折的愈合,减少了关节的强直。

(4)对开放性骨折,由于伤口是暴露的,骨折也是在固定治疗中,可以在不影响骨折制动的情况下,同时对开放伤口进行处理。

(5)便于术后护理和运送,可以在途中对开放伤口进行观察与处理,对战伤骨折的后送较适宜。

(六)骨外固定架的缺点

(1)连杆固定夹所固定的钢针容易松动,既失去了控制骨折端对位的作用,使骨折移位并影响愈合。

(2)钢针固定夹与连杆的松动。有一些固定架的设计,为了使钢针固定夹有多向功能,活动度大,固定在连杆上的稳定度就差。此处为薄弱部位,易于松动。

(3)固定架结构较复杂,装卸不便,须继续改进,使操作简单化。

(4)针孔感染,感染较多见,必须十分重视。

感染源有:①在没有较好的无菌条件下操作,②针的进出口处针孔太小,早期的轻度表浅感染引流不畅,可使感染发展而深入;③针进出口处的一侧皮肤太紧,局部容易感染;④固定针松动,来回滑动也是一个重要原因。

(七)骨外固定架的种类

1.单边式或称单侧半针外固定架

是结构最简单的一种,使用效果也较满意。钢针仅穿过皮肤一侧和两侧骨皮质,而不从对侧皮肤穿出,留在皮外的只有针尾,将此针尾用螺杆固定。

2.双边式骨外固定架

即单平面全针固定架,钢针贯穿于骨干,从肢体的另一侧穿出,针的两端分别固定在肢体两侧之连杆上(用两根单边式的连杆)。它较单边式更为牢固,但仍有抗旋转及抗前屈后伸力之不足。国外有 Wagner、Charnely、Hoffmann 等固定架。双边式固定架对进针要求更高,平行的进针稍有偏斜就会造成对侧穿出针固定的困难,而张启明的双边架可允许多向性穿针,使各针能得到牢固的固定,使用很方便。

3.四边式骨外固定架

国外如 Vidal-Adrey 架,可以说是由 Hoffmann 架改进而成,为四边形框架式,国内有张启明 3 型。四边式较单边式与双边式都更为稳定,但操作较复杂,重量也较大,须进一步简化。

4.半环、全环与三角式骨外固定架

都属多平面固定型,也是多向穿针,是较稳定的一种。它不会发生旋转与成角畸形,但结构复杂,安装较繁琐,体积也较大,因其连杆与针数较多,固定过于坚牢产生过大的应力遮挡效应可能影响骨折愈合。

5.带活动轴的跨关节型骨外固定架。

(八)骨外固定架的使用方法

1.操作方法的基本要求

(1)熟悉神经的解剖位置,要避免损伤大血管与神经。

(2)严格无菌操作技术,这种针尾是露在皮外,固定时间较长,如有不慎会致严重感染造成治疗失败。

(3)穿针部位既不能靠近骨折端,又不能远离骨折端,后者固定骨折力不足。对开放骨折,进针处应尽量偏离创面。

(4)穿骨针时既不能用锤击(骨密质部分),也不要用快速的电钻。

(5)针或钉过粗(4~6mm),不易钻入,可先用 3.2mm 的针或螺丝钻孔。

2.操作方法

(1)常规消毒皮肤,铺无菌巾,进针处用局麻,并作与肢体纵轴平行的 0.5cm 的切口,深及筋膜下,这样避免针对皮肤造成压迫坏死。

(2)穿刺应经骨之中部,不偏前也不偏后。

(3)在使用单边或双边之单平面全针固定时,最好选用连杆上有活动关节的针固定夹,各针就不一定要求完全平行,穿针就方便。

(4)胫腓骨骨折应在胫骨上穿针,针由内向外穿。股骨以从外侧穿半针损伤重要组织可能性较小;若须全针固定,应注意避免损伤股骨内侧的股动静脉和神经。肱骨穿针亦选用单侧穿针为安全,因内侧有血管和神经,上肢重量不大,单侧穿针可以达到治疗目的。

3.固定后的注意事项

(1)每天应检查钢针在固定处有无松动、针孔感染。

(2)用消毒液纱布包扎保护针口。每天检查伤口,行骨针孔滴药与更换敷料。

(3)根据骨折及固定情况决定功能锻炼的方式、程度。

(4)若已有感染,先不要急于拔针,给予相应的处理,如局部引流、应用抗生素等。

第三节　骨折愈合

骨折愈合不同于一般的创伤愈合,骨折愈合后不留瘢痕,通过组织重建可基本恢复其原有结构和力学性能,但二者的基本启动机制是相同的:①出血,聚集的血小板释放分子介质及血栓形成因子;②组织分解释出活性介质,产生化学吸引物、生血管因子和生长因子等;③单核细胞和巨噬细胞迁徙至损伤部位并产生生长因子。此外,不同的血细胞(粒细胞、巨噬细胞、淋巴细胞)聚集至骨折或损伤部位,特别是间充质细胞(胚胎性多能成纤维样细胞)在骨折修复和创伤愈合均有出现,这是二者的共同点。

一、骨折愈合的生物学

(一)不同类型的骨折愈合

骨折自然愈合过程中有骨痂形成,骨痂有两种,一种直接形成骨(膜内化骨),另一种是先形成软骨然后矿化成骨(软骨内化骨)。膜内化骨和软骨内化骨的分布取决于骨折部位的生物学环境及载荷条件。目前认为骨痂细胞有两种不同来源,其一由骨外膜和骨髓中定向骨原细胞(DOPC)增生而来,出现于早期骨痂反应,这种细胞在骨外膜中直接形成矿化骨小梁;另外由周围组织的间充质细胞分化而来,称为可诱导骨原细胞(IOPC),出现于诱导性骨痂或外骨痂反应。

骨折愈合的最终目的是在结构上重建原来的骨组织结构,皮质骨重建是 X 线评估愈合的强度的最佳指标,在不同的生物学和力学条件下以不同方式达到这种愈合。将骨折愈合分为两种型式:一期愈合和二期愈合。在长骨骨折,一期愈合多见于骨折行坚强内固定时。此外嵌入性骨骺、干骺端和椎体骨折,在松质骨及皮质区吸收,坏死骨在被吸收的同时由新生骨和板层骨取代,达到皮质间的直接愈合,哈佛系统重建一步完成,无内外骨痂形成。而在骨折采用保护治疗或未获坚强内外固定的情况下,因骨愈合过程受到各种因素的干扰,如断端间的活动,骨折端出现吸收,断端骨外膜和骨内膜在应力作用下形成大小、形状不同的骨痂,经过塑形改建而达到愈合,这就是二期愈合。实际上绝大部分骨折的愈合都属于二期愈合,二期愈合又称自发愈合,是由于在骨折间隙中先过渡性的纤维组织或纤维软骨形成,以后才逐渐被新骨替代。

(二)骨折愈合的主要生物学过程

多数学者主张将整个愈合过程分为血肿期、炎症期(肉芽组织期)、骨痂期和改建期。现着重对其组织形态和生物化学特点加以描述。

1. 血肿期

骨折后骨的连续性中断,骨折断端分离,局部血管断裂,骨膜被撕裂与骨分离,经骨膜进入的血管及哈佛管断裂,导致出血。

2. 炎症期(肉芽组织期)

骨折处血肿形成后,骨折断端损伤,血管及受伤软组织的血管扩张,在血小板源生生长因子(PDGF)等因子参与下,炎性细胞如多形核白细胞、淋巴细胞、游走性组织细胞、单核细胞、巨噬细胞趋向血肿区,进入炎症期。

3. 骨痂期

肉芽组织内存在着丰富的 Ⅱ 型和 Ⅲ 型胶原,胶原丰富的基质为软骨和骨的形成提供了重要的细胞外环境。间充质细胞增生、分化,出现了软骨细胞、成骨细胞和成纤维细胞以及细胞外基质,经过软骨内化骨过程形成软骨样组织即软骨痂。软骨痂通过膜内骨化形成类骨质逐渐转变为编织骨而形成硬骨痂。此时骨基质已开始钙化及骨化,X 线显示出骨折已基本愈合。

骨连接已具有一定的强度及刚度,临床上骨折初期的肿痛已消失,肢体逐步恢复功能。

骨痂可按其细胞来源分为内骨痂和外骨痂,前者由位于骨髓腔内骨内膜的膜内骨化形成,后者则由骨折区的骨外膜的膜内骨化和软骨内骨化形成。内骨痂和外骨痂逐步连接形成桥梁骨痂。骨痂期延续 4~16 周时间。

4.改建期

骨折愈合的最后阶段是改建期,又称塑形期。在骨痂形成后,受机械应力影响并在多种细胞因子的相互作用下改建开始。破骨细胞对骨进行吸收的同时成骨细胞不断沉积新骨基质,使新生的编织骨转化为板层骨。

(1)炎症阶段:骨折后血管侵入骨膜,原有骨组织和周围结缔组织细胞坏死,血肿形成。坏死组织降解产物对淋巴细胞、单核细胞有趋化作用,与未分化的间充质细胞一起构成骨断端间的连接物,即肉芽组织,这是骨折愈合所必需的内环境。此时,间充质细胞分化成软骨细胞、成骨细胞,后者合成、分泌某些细胞外基质,对骨形成过程有一定作用。采用 Northern 印迹法对鼠骨痂中 I~III、IX、X 型胶原的表达进行观察,发现骨折后第 5d(1 周内)III 型胶原开始合成,其量逐渐增加,然后平稳上升。I 型胶原在前 2 周表达较少。软骨形成与骨形成均起源于 III 型胶原丰富的基质。在新形成的软骨及首先出现的骨小梁基质内仍有 III 型胶原,此后血型胶原仅可在骨小梁间的间充质中检出。

(2)软骨修复阶段:成纤维细胞由梭形变为圆形,细胞外基质生成增加,软骨以小岛形式存在于纤维间充质、骨折裂缝和断端周围,代替肉芽组织充填于断端之间,形成骨生成的支架。此阶段以软骨基质和 II 型胶原 mRNA 的迅速增加为特征。II 型胶原的表达限于有软骨细胞表型的细胞。I 型胶原 mRNA 表达也增多,但不如 II 型明显。IX 型胶原覆盖于 II 型胶原组成的胶原纤维之表面,与 II 型胶原同时表达。此外,骨折后第 9d 还发现 X 型胶原表达,定位于肥大软骨细胞中。

(3)骨修复阶段:肉芽组织逐渐被吸收,软骨基质钙化,成骨细胞成熟,软骨连接逐渐被骨连接所代替。在此阶段,II、III 型胶原表达减少或消失,而骨小梁成骨细胞中 I 型胶原表达稳步上升,至软骨转变成编织骨时达高峰。同时骨小梁四周及骨陷窝表面还有 V 型胶原表达。

(三)生长因子与骨愈合

骨组织之所以具有如此完美的修复愈合能力,是因为骨骼内存在成骨因子,即骨生长因子。骨生长因子促进骨细胞的分化、发育,与其他细胞因子和激素协同进行调节,形成新骨,并刺激破骨细胞,使新骨不断塑形改建,从而使受损伤骨在组织结构和功能上都得到恢复。有多种骨生长因子参与骨愈合过程,通过局部旁分泌或自分泌方式作用于邻近细胞或自身,也可通过血液循环作用于远隔部位的靶细胞。

生长因子在骨形成过程中的作用机制可分为以下几个方面:①调节细胞增殖、分化过程,②改变细胞产物和基质的合成;③调节细胞组成成分的表达。骨细胞可产生一定量的生长因子储存于细胞外基质中,骨吸收时,储存于基质中的生长因子释出,作为缓释性旁分泌剂,刺激成骨细胞前体的增殖。应用免疫组化技术(从蛋白质水平)、核酸杂交技术(从 mRNA 水平)或体外扩增逆转录聚合酶链反应技术(RT-PCR),在骨折修复过程的不同时期和不同部位检出了多种具有诱导成骨作用的生长因子。

1.骨形态发生蛋白(BMP)

BMP 的主要生物学作用是诱导未分化的间充质细胞分化形成软骨和骨,可在骨内部位(如颅骨缺损、长骨骨折和缺损、关节融合术)形成新骨,也能异位(如肌肉内)形成新骨。

2.β-转化生长因子(TGF-β)

是一族具有多种功能的蛋白多肽,广泛存在于动物正常组织细胞和转化细胞中,以骨和血小板含量最为丰富。现已鉴定 5 种 TGF-β,即 TGF-β_1～TGF-β_5,其氨基酸序列有 64%～82%相同。TGF-β 在刚合成时是无活性的大分子络合物,在体外经酸、尿素和蛋白酶等处理后产生活性 TGF-β。TGF-β 具有促进细胞增殖、调节细胞分化、促进细胞外基质合成和调节机体免疫功能的作用。

3.成纤维细胞生长因子

成纤维细胞生长因子(FGF)是非糖基化蛋白质,其基因家族现有 9 个成员,人体内含量最多的是酸性 FGF(aFGF)和碱性 FGF(bFGF),二者基因组成相似,有 55%的氨基酸序列相同。FGF 参与多种细胞活动,包括细胞分裂、趋化作用、分化和血管形成,血管、神经和骨骼的发育,以及促进伤口愈合和组织修复等。

4.胰岛素样生长因子

迄今已鉴定 2 种胰岛素样生长因子(IGF),即 IGF-Ⅰ和 IGF-Ⅱ,在体内均有强成骨作用。IGF-Ⅰ是部分依赖生长激素的多肽,不同组织中均有发现并能合成。IGF-Ⅰ对于调节骺板的软骨内化骨起关键作用,提示其可能参与骨折修复中的软骨内化骨。成骨细胞能分泌 IGF-Ⅰ;在离体条件下 IGF-Ⅰ可促使人成骨细胞增殖并增加其蛋白质合成。

5.PDGF

PDGF 是相对分子质量 30000 的双链蛋白质,贮存于血小板中,在凝血级联反应中被释出,也存在于单核细胞、巨噬细胞、平滑肌细胞和内皮细胞中,可由成骨细胞合成,是间充质细胞的强力有丝分裂原,也是中性白细胞和巨噬细胞的化学吸引剂。在骨愈合早期当血小板聚集而释放 PDGF 时,它可发挥全身作用,也可在其他激素和生长因子诱导下作为局部因子赋予骨细胞以应答骨组织中其他因子作用的能力。

二、骨折愈合的标准

骨折愈合是通过骨组织再生使断裂的骨恢复其结构及强度,是一个渐进的连续的过程。骨再生采取不同的组织学途径(骨内膜、骨外膜和皮质骨),若要判定骨折是否愈合,就必须在这个涉及多个变量的复杂过程中人为地确定一个终点。因为骨组织结构的变化必然伴有材料性质和力学性能的变化,如能通过某种手段测得此变化,并确定一个阈值,即可窥知骨折愈合的进程,做出有临床意义的判断。基础研究采用动物模型,可通过组织学检查或力学试验对处于愈合过程中的骨的强度进行直接测量,而在临床上则只能采取间接的方法,即测定骨的刚度或骨痂密度(矿化组织量)并据以推断骨的强度。这种间接测定方法是否确实可靠呢?用狗做的实验表明,在骨折修复过程中,骨的抗弯刚度与骨折断端间组织的矿化程度相关。骨折愈合过程受到损伤严重程度的影响,而愈合是否顺利又决定了以后功能恢复的完善程度。愈合过程中某一时点的实测值应与根据伤情(骨折移位程度)预测的数值一致,且根据此一实测值又能预测功能结果,这种测定方法才能认为是可靠的。这就是说,如将骨折愈合看作是一个连续的过程,抗弯刚度应是愈合进程的较为准确的量度。

测定骨折刚度恢复的两种常用方法是抗弯刚度力学试验和根据 X 线估计矿化程度和抗弯刚度。力学测定法以 Richardson 等设计的测量胫骨干骨折刚度的装置为例进行说明。在骨折近端用手对患肢施加负荷,加于骨折部位的弯曲力矩(以 Nm 表示),是足跟部传感器测得的力与足跟至骨折处距离的乘积。骨折部位的成角可用两种方法测量:①间接法:用一可移动应变仪测量外固定架连杆发生的应变,这样可以不撤除外固定架进行测量,但在骨螺钉松动时可产生较大误差。②直接法:撤去外固定架连杆后将弹性电子测角仪固定于骨螺钉上。将所测得的力和偏转角度数输入微机,即可计算出作为弯曲力矩与偏转角比率的骨折刚度,以Nm/d 表示。

骨折刚度可通过固定于骨螺钉之弹性测角仪直接测量,也可使用固定于外固定架连杆的应变仪间接测量。所施加的弯曲力矩等于所施加的力(F)与骨折部至足跟距离(L)的乘积。骨折刚度为弯曲力矩与所测得偏移角(θ)之比率。

目前沿用的放射学方法是医师凭主观印象对 X 线做出解释,如 Lana 等提出的主要根据骨形成量(骨痂面积)、骨连接情况(皮质骨连续性)和骨改建 3 项指标的 X 线评分法。Tiedeman 等设计了一种光密度测定法,将在一定体位摄取的 X 线片用光源透照,通过数字光度计处理所得光的照度,即可作为相应的骨组织密度读出。用此法测得的狗骨痂密度值与骨之抗弯刚度高度相关,使用标准 X 线片(细粒胶片,55kV,100mA,曝光时间 0.025s)可查出骨痂矿质含量的细微差别,已证明优于常用的 X 线片评分法。

在临床工作中,常将骨折愈合分为临床愈合和牢固愈合两个阶段。骨折断端有编织骨连接,无异常动度,承受轻微应力时疼痛,X 线显示连续骨痂,但仍可见骨折线,可认为已达到临床愈合。

为便于掌握骨折愈合进程,可根据骨折部位和类型大致确定骨折愈合的时间。上肢骨折通常较下肢骨折愈合快,螺旋或斜形骨折较横断骨折愈合快。Perkins 提出长骨愈合的时间框架为:上肢螺旋或斜形骨折临床愈合时间 3 周,牢固愈合时间为 6 周,横断骨折则分别为 6 周和 12 周;下肢斜形骨折临床愈合和牢固愈合时间分别为 6 周和 12 周,横断骨折分别为 12 周和 24 周。临床上也采用根据经验确定的常见骨折愈合时间,但这些人为规定的时间框架都只能作为参考。同一部位的骨折,闭合骨折比开放性骨折愈合时间短,即使是大致相同条件下发生的同一部位的骨折,也可因患者年龄、全身情况和治疗是否得当等因素而在愈合时间上有差异。因此,不能简单地认为超过一定时间仍不愈合就是延迟愈合,必须结合临床体征、X 线或其他检查,并根据患者具体情况全面考虑才能做出判断。

三、骨折不连接、延迟连接的病因、病理和诊断

对骨折不连接和骨延迟连接的定义现仍存在分歧。一般认为骨折 8 个月后骨折两端未达到骨性连接,称为骨不连。根据美国食品药品管理局(FDA)的严格标准,伤后至少 9 个月且在

本次治疗前 3 个月内无愈合的迹象可确定为骨折不连接。

骨折在正常愈合所需时间内仍未达到完全愈合标准称为骨延迟连接,一般以 4 个月为界限。

(一)骨不连和骨延迟连接的病因

1.全身情况

(1)性别:目前研究认为性别本身并不是问题。但有学者发现男性骨不连的概率是女性的 4 倍。另一些人则发现在肥胖和绝经后女性中,肱骨骨不连的概率比男性高。

(2)年龄:儿童骨外膜中富含血管和细胞性结构,而成人的骨外膜大多是纤维结缔组织,仅有一层处于休眠状态的成骨细胞层。儿童未分化间充质细胞的贮备较多,也较易分化形成生骨细胞;老年人则情况相反。而且随年龄增长,软骨细胞对某些生长因子如 IGF 的反应亦减弱。所以儿童骨愈合快,骨不连发生率低。

(3)营养状况:单纯长骨干骨折会使机体对营养的需求增加 25%,如复合其他损伤或感染机体对营养需求会增加 55%。钙、磷是骨痂基质矿化的主要元素,缺乏钙特别是磷将延迟骨痂形成从而影响骨愈合。蛋白质缺乏也影响骨痂的强度。因此营养状况较差的人骨不连概率高。

(4)贫血:贫血对骨愈合影响较大。在贫血的小鼠模型中,骨不愈合率高达 33%。组织学研究亦发现贫血小鼠中软骨基质的矿化较差,这可能与机体内氧张力下降有关。贫血患者的血铁缺乏也是一个因素,因为与铁有关的细胞色素中含有卟啉,铁缺乏可直接影响到能量代谢。

(5)糖尿病:糖尿病患者骨愈合常延迟。这有多方面的原因,包括营养和神经血管的问题。动物实验证明注射胰岛素可促进骨愈合,但尚不明确是由于血糖得到控制还是胰岛素的生长激素效应在发挥作用。

(6)激素缺乏:生长激素缺乏会导致骨延迟连接。用替代疗法治疗该类患者,以保持体内正常激素水平,可促进骨愈合。实验研究表明,甲状腺素、降钙素、胰岛素和促蛋白合成类固醇也可促进骨折愈合;反之,过量的维生素 D 和佝偻病延迟骨折愈合。

(7)骨病:骨质软化、骨肿瘤、骨囊肿、成骨不全、纤维性结构不良、Paget 病和甲状旁腺功能亢进等易引发病理性骨折,而如原发病变不予治疗,骨折将难以愈合。

2.骨折前肢体局部情况

(1)基础氧张力降低:骨折前原已存在的软组织伤病,包括创伤、手术、射线照射、血管疾病和水肿等均影响肢体的血供,造成营养和氧供给障碍,将使骨愈合延迟。

(2)肌肉质量和脂肪厚度:周围软组织质量对骨愈合也很重要,特别是肱骨骨折。绝经后妇女,或骨折发生于非惯用上肢肱骨,往往因脂肪较厚,肌肉较少,使骨愈合困难。

3.骨折局部情况

(1)骨折部位:关节外干骺端的骨折比长骨干的骨折愈合快。在肱骨、腕舟状骨、胫骨和距骨骨折中,如骨折发生于滋养血管进入骨的部位以远处,骨折一端的血供必然减少,骨愈合较慢,甚至发生骨不连。跨越关节的骨折,因滑液中含有可降解早期骨痂基质的酶,延缓骨愈合早期的进程;且关节活动或负重时可发生断端移位,导致骨不连或延迟连接,特别是胫骨近端、远端及桡骨远端的粉碎性骨折。

(2)软组织损伤情况:有严重软组织损伤时软组织不能形成一个包容血肿的完好封套,不能起内夹板作用以固定骨折块,且局部血循环发生障碍,坏死组织增加,阻碍间充质细胞迁徙和血管长入,有活力的间充质细胞减少,从而延缓骨折愈合。合并血管伤的骨折不愈合率比不合并血管伤的骨折高,合并筋膜室综合征的骨折,愈合时间比一般骨折长。

(3)感染:开放性骨折易发生感染。有感染时局部细胞被感染牵制而不能全力投入骨折修复,能量消耗增加。感染还可能引起组织坏死,水肿和血管栓塞,破坏了骨折局部的微环境,从而阻碍骨折愈合。

(4)神经伤:肢体失神经支配也延缓骨折愈合,其原因可能是由于骨折部位载荷减轻,也可能是由于抑制了需神经递质激活的某些生长因子的作用。在小鼠模型中,去除本体感觉神经成分会导致萎缩性骨不连。有学者发现在骨折后 7d,骨痂和骨外膜中含有神经成分,14~21d 骨外膜中出现神经纤维。感觉神经中含降钙素基因相关肽,此种肽是血管扩张剂,可影响血管生成和骨生成。

(5)骨生长因子:骨形态发生蛋白(BMP)在早期膜内成骨中起重要作用,并可使定向间充质细胞分化为软骨细胞。TGF-β、FGF 和 PDGF 这些类似激素的调节因子可促进血管形成和细胞分裂,从而影响细胞迁徙、分化、增殖和合成作用。缺少这些因子势必影响骨愈合。

(6)前列腺素:前列腺素是一类多功能调节因子,对骨吸收和骨形成均有作用,视其作用的微环境及作用于骨吸收或骨形成的哪一个环节而定。

(7)胶原:胶原总量影响骨痂形成和骨折愈合。稳定的骨折主要产生 Ⅰ 型胶原,骨小梁中有 Ⅱ 型和 Ⅴ 型胶原,为骨痂软骨提供支持,尔后发生软骨内化骨。不稳定骨折早期分泌 Ⅲ 型和 Ⅴ 型胶原,以后为 Ⅱ 型和 Ⅸ 型胶原替代,除与正常骨毗邻部位外 Ⅰ 型胶原极少。在实验性骨不连,胶原合成在骨折后 7 周内不断增加,以后保持稳定,但骨痂矿化在 3 周后即中止,12 周后仍看不到桥接骨痂。在正常骨愈合中,胶原合成 3 周后即达到稳定状态,以后矿化不断加强。

(8)局部细胞级联反应中断:骨折部位每一个相继出现的细胞群可产生多种因子引发或影响下一级反应。有 4 种组织受诱导而发生反应,即局部软组织、骨外膜、皮质骨、骨髓。已发现参与修复骨折的成骨性细胞来源于髓腔微血管内皮细胞和周围细胞。

(9)矿化障碍:测量未损伤骨之强度时常出现差异,此种差异 80%~90% 是由于骨矿质密度变化所致。因此在骨愈合过程早期任何阻碍矿化进行的因素都将不利于骨愈合。

(10)内源性电因子:生物物理信号可影响从分子水平至器官水平的一系列生物学过程,而此种信号所引起的反应又取决于反应组织的分化状态。在骨细胞培养中,细胞受力变形和电场可使 TGF-β$_1$ mRNA 含量增加。生物电和应力所产生的电位可改变细胞内生化过程从而影响细胞状态和功能。

4.治疗方面的问题

(1)医源性因素:切开复位内固定手术适应证选择不当。术中过多剥离骨膜,会加重骨折所造成的创伤。有些严重的开放性骨折,为预防感染,需每隔 48~72h 冲洗或清创,且持续多日,这样过多冲洗会导致生长因子流失,骨愈合减慢。

(2)骨折断端间隙:业已证明骨折间隙超过 0.2cm 对骨折愈合就有不利影响。超过 0.5cm

时骨折愈合时间会延长至1年,如超过2cm,骨折愈合可长达2年。造成骨折断端间隙的因素有:①过度牵引;②内固定手术方法不当,如加压钢板加压方向不正确;③肌肉收缩力,如尺骨鹰嘴骨折因肱三头肌收缩形成间隙;④开放性骨折清创时,过多去除碎骨片导致骨缺损;⑤软组织嵌入骨折端。

(3)骨折端不稳定:制动不当、固定不完善造成骨折断端不稳定是骨延迟连接和骨不连的主要原因。断端不稳定可影响血管再生,从而影响骨折愈合。首先出现延迟连接,若断端不稳定持续存在,可致骨不连。去除此种不稳定因素,骨折修复过程就会继续进行,直至愈合。AO学派主张坚强固定,就是为了消除不利于骨折愈合的因素,特别是剪力所致的骨折端不稳。但坚强内固定可发生应力遮挡,影响骨改建并降低局部骨密度,在取出内固定后有可能发生再骨折。

(4)骨水泥:骨水泥有时用于骨质疏松性骨折或病理性骨折的辅助固定,但其在骨折部位的放热反应,可影响骨细胞活性和血供,从而影响骨愈合。在移植排斥反应方面,异体骨(特别是新鲜骨)移植引起的排斥反应常使其难以与受区骨愈合。

(5)放疗:骨受照射后即使不发生坏死,愈合过程也会显著延缓,甚至导致骨不连。其原因为局部细胞因照射而死亡、血管栓塞和骨髓纤维化,结果参与骨修复的细胞数减少,坏死组织增加,毛细血管长入骨折部位和生骨细胞向该处迁徙等过程也受到干扰。在小鼠模型中,3d剂量达到11Gy时,就会影响骨愈合。

5.药物因素

氧化可的松类、抗凝血类、非甾体抗炎药及化疗药物均影响骨愈合,易致骨延迟愈合和骨不连。香烟中尼古丁直接抑制骨细胞增殖及其功能,使血管收缩,从而使骨愈合延迟。已证明吸烟患者脊柱融合术失败率较高。

(二)骨不连和延迟连接的病理

骨折愈合大体过程是骨折端血肿形成,血肿转变为肉芽,纤维组织机化,再形成纤维软骨,此时骨折端的连接是纤维连接;然后矿质沉积(矿化),血管侵入,成骨细胞随之长入,刺激成骨作用,同时有胶原纤维合成,最后形成新骨。由于某一或数种因素的影响造成骨折愈合过程延迟或中断,就会导致骨延迟愈合或骨不连。

1.延迟连接的病理

多种因素可导致骨延迟连接,特别是内固定不当造成的骨折端不稳,骨折间隙变大和感染等,影响矿物质沉着,阻碍了骨纤维性连接向骨性连接的转变,进而发生纤维化或纤维软骨化。因此骨延迟连接可以认为是骨纤维连接期的延长。此时若去除各种不利因素,如改用合理的固定,纠正骨折端不稳定的状况,则骨延迟愈合常可转化为骨愈合。

2.骨不连的病理

在骨延迟愈合期间,即骨纤维连接期,骨折端的成骨活动并未停止,外骨痂不断生长,使一侧或两侧骨折端加宽;髓腔内成骨也在继续,使断端逐渐硬化,髓腔封闭,而骨折断端的间隙因缺乏成骨作用,间隙逐渐扩大,此即为骨不连的先兆。此一过程若继续发展,纤维组织或纤维软骨覆盖硬化骨端,骨不连即形成。

3.骨不连的形式

Judet等根据骨断端活性将骨不连分为两种形式:肥大性(充血性)和萎缩性(缺血性)骨不连。

(1)肥大性(充血性)骨不连:此型骨折断端血供仍较丰富,根据断端和骨痂情况又可分为以下几个亚型:①"象脚型"骨不连:此型断端肥大,骨痂较肥厚,主要由于固定不完善或过早负重引起,骨折硬化端仍有活性。②"马蹄型"骨不连:此型断端中等肥大,骨痂较少,主要发生在钢板螺钉固定不完善时,断端虽存在一些骨痂,但愈合能力稍差,且有少许硬化。③营养不良性骨不连:此型断端不肥大,缺乏骨痂,主要由于断端对位不良、过度牵引或内固定时未准确对位骨折造成。

(2)萎缩性(缺血性)骨不连:此型骨不连的骨断端血供贫乏,缺少活性。可分为以下几个亚型:①边缘扭转型:骨折断端间有一中间骨块,中间骨块一侧与骨折的一端愈合,而另一侧由于血供减少或缺乏,难与骨折的另一端愈合,常见于胫骨骨折钢板螺钉固定时。②粉碎型骨不连(坏死型):骨折断端间常有一块或几块碎骨片,碎骨块坏死,X线显示无任何骨痂形成,常见于钢板内固定断裂时。③缺损型骨不连:长骨干骨折有节段缺损,虽两骨断端仍有活性,但很难跨越骨缺损。随着时间的推移,骨折端渐萎缩。此型骨不连常出现于开放性骨折骨缺损、骨髓炎骨坏死和骨肿瘤切除时。④萎缩性骨不连:是以上各型的最后结局,此时中间骨块最后消失,无成骨活性的瘢痕组织存留在骨折断端间,骨断端变得疏松、萎缩。

(三)骨不连与延迟连接的诊断

1.症状与体征

(1)骨折端异常动度:做骨折端活动检查时,若有异常动度,即可诊断为骨不连。时间在骨折8~9个月以后为骨不连,4个月时为延迟连接。

(2)疼痛:肢体活动或负重时有疼痛。

(3)肢体畸形和肌萎缩:肢体可有成角、短缩和旋转畸形。由于肢体长期废用,可有肌萎缩及关节挛缩畸形。

(4)功能丧失:下肢骨折后骨不连时,肢体不能负重,但某些类型股骨颈骨折,可以跛行。

(5)导音减弱:发生骨不连或延迟连接时,骨传导音较健侧弱。

2.X线检查

可见:①骨折断端间存在间隙;②骨折端硬化,骨折面光滑清晰;③骨髓腔封闭;④骨质疏松;⑤骨痂间无骨小梁形成;⑥假关节形成。

3.刚度测定

对于用外固定架固定的胫骨干骨折,可使用一套专为此设计的装置,在对骨折部施加负荷后,测得弯曲力矩及偏转角度数,然后计算出骨折刚度。

4.骨髓腔造影

此法为检查骨折部位有无静脉血管通过骨痂,从而判断骨折愈合情况,多用于胫骨骨折。用胸骨穿刺针,在胫骨远侧干骺端距离关节面2~4cm处插入。然后在骨折近侧小腿部扎充气止血带,充气加压至60kPa。确定针尖进入髓腔后即可注射造影剂,每注射5ml拍1张X线片,最后拍1张侧位片,松放止血带。如骨折10周后尚未见造影剂通过静脉,即预示可能发生骨不连,宜放弃保守治疗而改用更积极的方法促进骨折愈合。

四、骨折不连接和延迟连接的治疗

骨折不连接和骨缺损的治疗是骨科最具挑战性的难题之一,不论采用手术或非手术疗法,不外乎对骨折施以生物学刺激或生物物理刺激以激发骨的再生修复功能。生物学方法包括全身治疗和局部治疗两类。全身治疗目前主要是使用前列腺素制剂,其成骨作用早有报道,是今后一个研究方向,但实际应用于临床尚需时日。

目前应用的生物学刺激大都在骨折局部发挥作用,如骨移植、骨生长因子导入、间充质干细胞植入。近年在细胞生物学和分子生物学方面取得的进展使生物学方法修复骨折前景更加诱人,但考虑到骨折愈合过程中各种因素的相互作用及其在空间和时间上的相互依存,何时何处植入修复材料或导入生长因子和细胞,单用或复合应用,剂量大小,其重要性往往不亚于选用的材料本身。骨折力学环境对其愈合有重要意义,如复位后不稳定或过度牵拉可延迟愈合,反之,骨折断端有控制的微动或间歇性牵拉可促进愈合。生物物理方法诸如电刺激、电磁刺激和超声刺激均有大量的临床研究,证明对促进骨折愈合确有效果,并能对细胞和分子水平现象做出解释。

(一)骨移植

骨移植依其材料来源可分为自体骨、同种异体骨、异种骨和人工骨。自体骨兼有骨诱导活性和骨传导作用且携有具成骨作用的骨髓细胞成骨效果最好,故目前仍奉为"金标准"。但自体骨来源有限,且取骨增加患者痛苦,尤不适用于儿童和老人。同种异体骨来源也有限,如检疫不严还有传播肝炎和获得性免疫缺陷综合征的危险。异种骨移植近年重新受到重视,如有报道 Kiel 骨复合自体红骨髓移植取得满意效果,国内研制的重组合异种骨为异种骨的临床应用开辟了新的前景。人工骨特别是生物陶瓷类在骨科的应用受到瞩目,但单纯人工骨植入只能起支架作用,而并无诱导成骨活性。

1.自体骨移植

临床上自体骨多采自髂骨、胫骨和腓骨,分别提供松质骨、皮质骨和全骨。

(1)非血管化自体移植骨因缺乏血供,大多数细胞死亡,仅表面 0.1~0.3mm 范围的少数细胞依赖受区组织液的弥散得以存活。移植骨内的骨原细胞主要来自骨膜和骨髓,故松质骨之成骨能力大于皮质骨。松质骨常用于对移植骨强度无特殊要求时,可采取松质骨碎骨、全厚松质骨、髂骨外板和包括两侧骨皮质的髂嵴长条。常用的植骨方法有外周薄片植骨、嵌入植骨、骨腔内充填骨和脊柱融合植骨术等。皮质骨适于提供功能性支持,胫骨、腓骨、股骨、桡骨和肋骨均可供骨,一般在胫骨内侧面取骨。常用的植骨方法有单侧上盖植骨术、双侧上盖植骨术、钢板加单侧上盖植骨术、嵌入植骨术和骨钉植骨术。全骨移植骨通常取腓骨的中 1/3 段或上 1/2 段,用于修复儿童长骨如尺、桡骨缺损。

(2)血管化自体移植骨因带有自身的血供系统,不会发生骨坏死和吸收,只需与受区骨发生愈合,其修复过程类似新鲜骨折,无须经过爬行替代。移植骨血供可来自肌蒂或吻合血管。行带肌蒂骨瓣移植时,保留移植骨的肌肉附着部及骨膜,移植骨通过肌蒂滋养血管或吻合血管供血。常用的有股方肌蒂骨瓣、缝匠肌股直肌蒂骨瓣移植术、带肌蒂腓骨段转移术和带肌蒂皮质骨片移植术。带血管自体骨移植适用于受骨床瘢痕多、局部循环差或常规植骨不易愈合时。

2.同种异体骨移植

与自体骨移植相比,同种骨材料来源较多,且因其具有天然结构、形状和强度而有一定的诱导活性,在骨移植中有其不可替代的地位。但同种骨移植如检疫不严有传播肝炎、艾滋病等疾病的危险。此外,建议凡进入骨库的异体骨材料均须经过组织学检查。同种骨特别是新鲜同种骨,常引起免疫排斥反应。受体对同种骨移植的免疫反应以细胞免疫为主,体液免疫不直接参与,但多数情况下受体循环中出现针对移植骨的特异性抗体。为消除或减弱同种骨的抗原性,常采用各种物理、化学方法进行处理,常用且证明效果较好的方法有:①冷冻法:在−20~−196℃保存2周以上,可部分减弱其抗原性;②冷冻干燥法:冷冻至−85℃,在真空状态使水分升华干燥,其抗原性低于冷冻骨,且可在室温下长期保存;③脱钙法:多行部分脱钙处理,因其具有良好诱导成骨活性,并有一定的机械强度。大段同种骨关节移植物可采用深低温或冷冻干燥法保存,冷冻前须用10%甘油等冷冻保护剂浸洗,尽可能保护软骨细胞。冷冻、冻干和脱钙同种骨均已应用于临床。主要用于骨腔充填、骨段移植术、关节融合术和假体重建术等方面。脱钙骨经化学灭菌、提取抗原和自溶消化处理,消除了可溶性同种抗原,植入后骨形成比新鲜骨、冻干全骨或^{60}Co辐照灭菌的冻干骨更多。

3.异种骨移植

动物骨来源广,避免了自体骨取骨可能引起的并发症,也无同种异体骨可能传播人类疾病的危险。但未经处理的异种骨移植后必然引起排斥反应,导致手术失败,是近百年来异种骨移植面临的主要难题。参与异种骨移植免疫反应的因素,包括特异性细胞免疫和体液免疫。曾采用冷冻、冻干和脱钙法处理异种骨,以消除其抗原性,均因效果不佳而不再使用。还曾使用各种脱蛋白骨,如Kiel骨、Oswestry骨和Bio-Oss骨,虽然抗原性极弱,但也丧失了诱导成骨活性而仅能起被动的骨传导和保护性支架作用。经如此处理的异种骨多以复合形式应用,如将Kiel骨复合自体红骨髓治疗包括假关节、良性骨肿瘤和创伤性骨缺损等多种伤病和关节融合术,疗效满意。但自体红骨髓来源有限,这种复合异种骨未能在临床推广应用。

如何消除异种骨的抗原性同时保留其诱导成骨能力是异种骨应用于临床必须解决的问题。国内研制的"重组合异种骨",突破了异种骨处理的传统观念,对异种骨的抗原性和诱导成骨活性分别进行处理,即从异种皮质骨中提取BMP,将异种松质骨制成无抗原载体,然后将二者重新组合。小牛松质骨载体经脱脂、部分脱蛋白、表面脱钙和冻干等一系列处理,基本消除了抗原性,并保持了天然多孔结构,复合BMP后具有高效诱骨活性。

4.人工骨

许多人工骨材料已被应用于骨重建,复合有成骨潜能的细胞或生长因子后效果较好。生物陶瓷和可降解高分子生物材料是目前常用的两大类人工骨材料。

生物陶瓷作为植入物能满足人工骨的一般要求,其优点是生物相容性好,缺点是机械性能较差,硬而脆,易断裂。根据植入物与受体骨组织界面所发生组织反应的类型,可将生物陶瓷分为4型:①近乎惰性的晶体生物陶瓷无生物活性,植入后与骨组织之间形成纤维膜,易松动脱落。临床上得到广泛应用的是氧化铝,可用作人工髋关节假体部件。②多孔陶瓷:包括多孔多晶氧化铝和羟基磷灰石(HA)涂层的金属,其特点为呈生物惰性,但在骨组织长入其孔隙时却形成高度纡曲的界面,从而提供了机械稳定性。③表面活性陶瓷:包括生物活性玻璃、玻璃陶瓷和羟基磷灰石,其化学组成与人体骨组织相近,可借助化学键直接与骨结合,即具有生物活性。近年研制出一种称为 ceravital 的玻璃陶瓷,与骨结合性能甚好,已成功地应用于脊柱外科和制造人工骨盆。HA 陶瓷多与其他材料复合使用,如 HA 与自体骨、自体红骨髓、胶原、BMP、同种异体骨(脱钙骨基质或去抗原自溶脱钙同种骨)、煅石膏、聚合物和氧化铝陶瓷等复合,可克服单用 HA 缺乏骨诱导性和颗粒性材料成形困难的缺点。HA 植入后不易吸收,在骨缺损区占位,影响新骨形成。④可吸收的陶瓷:在宿主体内逐渐吸收而被形成的新骨替代,以磷酸三钙(TCP)为其代表。TCP 的生物学特性与 HA 大致相同,其优于 HA 之处为植入后在体内缓慢降解吸收。现多用 TCP 作为载体复合各种生物活性因子使用,如 TCP 复合 BMP,可发挥骨传导与骨诱导的双重作用。可降解高分子生物材料生物相容性较好,可降解,且具有一定的机械强度,主要有聚乳酸(PLA)和聚乙醇酸(PGA),植入体内可作为支架起骨传导作用。但此 2 种材料降解后有酸性代谢产物积聚,特别是聚乳酸,可在体内形成无菌性窦道。利用此种材料较理想的降解速度,用以作为载体与具强诱导成骨能力的生长因子结合制成复合材料,比其他人工骨具有更多优点。

(二)生长因子

生长因子能促进细胞增殖、分化和细胞外基质合成,对骨折修复的启动、发展、调控及改建起重要作用。鉴于此,应用生长因子试图促进骨折愈合就是很自然的了,而生长因子动物实验和临床应用结果也表明生长因子用于骨折延迟连接或骨不连的治疗确有良好效果。虽然有许多生长因子参与调节骨折愈合,但目前只对少数几种的作用有所了解,其中研究较多的是骨形态发生蛋白(BMP)、β-转化生长因子(TGF-β)、成纤维细胞生长因子(FGF)胰岛素样生长因子(IGF)和血小板衍生生长因子(PDGF)。这几种因子由炎症细胞、成骨细胞和软骨细胞合成,在骨折愈合的整个期间均有表达。

1.BMP

由动物骨提取的天然 BMP 是几种不同分子量蛋白质的混合物,其临床应用在 20 世纪 80 年代末就有报道。Urist 首先将 BMP 用于难愈性骨不连的治疗。其后 Johnson 等将高度浓缩的人 BMP(内含 BMP-2、BMP-4 和 OP-1)复合非胶原蛋白和去抗原异体骨植入骨折部位,治疗 28 例骨不连与骨缺损,其中 26 例(93%)1 次治愈,2 例经再次手术植入 BMP 也治愈。另一组 47 例胫骨和股骨不连接,植入天然 BMP 后均达到骨愈合。国内用天然牛 BMP 复合去抗原牛松质骨制成"重组合异种骨",治疗骨不连和骨缺损疗效显著,临床应用有独特的疗效和安全性,效果也很好。天然 BMP 产量毕竟有限,应用重组 DNA 技术生产的 BMP(如 rhBMP)产量大、纯度高,为广泛应用于临床提供了实际可能。现已从牛骨分离出 7 种 BMP,并已用重组 DNA 技术表达了相应的人 BMP,其中 BMP-2 和 BMP-7(成骨蛋白-1,OP-1)研究较为透彻。

(1)BMP-2:BMP-2 参与骨髓中骨原细胞向成骨细胞的分化,在离体条件下可诱导成骨细胞前体细胞向较为成熟的类成骨细胞分化,同时抑制其肌源性分化。复合脱钙基质载体之 rh-BMP-2 可在大鼠体内诱导骨形成,而在小鼠,植入无载体之 rhBMP-2 也导致骨形成。rhBMP-2 可诱导结构性骨形成修复大鼠股骨节段性缺损,修复效果取决于剂量大小,而加入骨髓则可选到100％的愈合率。rhBMP-2复合胶原载体以外置植骨形式贴附于兔尺骨截骨部位,与单植入胶原载体及截骨后未予处理之对照相比X线和生物力学测试均显示植入rhBMP-2后骨愈合明显加快。3周后rhBMP-2组7/10有骨性桥接,而对照则无;4周后其抗扭强度相当于对照6周后之强度。羊股骨2.5cm节段性缺损植入复合胶原载体之rhBMP-2获得大致相同的结果即1个月后即有新骨形成,4个月后去除内固定时断端间已有骨性连接,骨矿质含量与正常股骨相仿,1年后新皮质骨形成和髓腔再通接近完成。组织学研究表明继软骨内化骨之后完全按正常顺序发生塑形和改建,新骨形成完全是一个可以预测的过程。据来自美国4个大创伤中心的报道,12例用髓内钉或外固定器固定的Ⅱ、ⅢA和ⅢB度开放性胫骨骨折植入复合胶原载体之3.4mg或6.8mg rhBMP,29例(75％)一次性治愈,3例需2次植骨。术后2例出现抗BMP-2之抗体。rhBMP-2之安全性已通过鉴定,美国食品与药品管理局(FDA)批准rhBMP-2临床试用治疗胫骨骨折和骨缺血性坏死。

(2)BMP-7(OP-1):OP-1可刺激成骨细胞系细胞增殖和分化。在成骨细胞原代培养中加入OP-1可增加碱性磷酸酶、Ⅰ型胶原和骨钙素合成,促进细胞外基质矿化。将复合胶原载体之rhOP-1植入大鼠皮下可引起一系列细胞反应,导致功能齐全的新骨形成。兔尺骨1.5cm缺损植入复合胶原载体之rhOP-1,8周后所有缺损均达到完全愈合。形成之新骨主要为板层骨,可见新生骨皮质和外观正常的骨髓成分。生物力学测试表明其平均抗扭强度与正常骨相仿。在灵长类(非洲绿猴)尺骨和胫骨缺损模型植入rhOP-1后的骨愈合率和愈合质量都很好。术后2～3周,缺损中出现分散的钙化组织岛,以后融合并改建为外观正常的骨桥接填充缺损;4～8周新骨改建基本完成,12周愈合的缺损显示致密的板层骨和少量编织骨,新皮质改建完善,髓腔中含具有功能的骨髓成分。将rhOP-1涂布于人工假体表面,可在假体骨界面间隙诱导大量新骨形成,加强金属假体与骨组织之结合。

关于rhOP-1的临床应用陆续有报道,特别是用于治疗棘手的胫骨骨折不连接,初步结果令人鼓舞。如一组122例124处胫骨骨折不连接,植入与牛胶原载体复合之OP-1或自体骨。初步结果表明OP-1治疗骨不连的效果与自体骨相仿,但两种方法均未达到100％的治愈率。另一组97例胫骨骨折不连接,50例用OP-1治疗,47例行自体骨移植,结果OP-1的成功率为62％(31/50),自体骨为66％(31/47)。

生长因子为引起靶细胞的反应,需要有较长的作用时间,因此载体的选择很重要,BMP尤其如此。载体起支架作用,为BMP提供机械支持,构建适当的释放系统,避免生长因子的流失,也便于靶细胞附着。更重要的是,良好的载体可增强BMP的骨诱导作用。在小鼠肌袋实验中,1～2mg BMP是诱导骨组织形成的最低剂量,但将本无诱导成骨效应的0.5mg BMP复合去抗原松质骨(残留部分胶原基质)后,同样能诱导软骨和骨形成,并显示正常的分化过程。

2.TGF-β

使用外源性TGF-β的确可促进骨缺损修复。在兔颅骨缺损模型,给予外源性TGF-β促进了成骨细胞的聚集和增殖,骨基质迅速沉积,骨改建正常进行,不给予TGF-β则缺损不能愈合。将TGF-β注入小鼠股骨骨膜下,可启动骨及软骨生成过程,骨膜下可见新生软骨和骨组织,存在膜内成骨及软骨内成骨两种成骨方式。大鼠骨膜下注射TGF-β也产生类似结果,增生组织中软骨/骨组织之比率与TGF-β剂量有关,较大剂量有利于软骨形成,$TGF-\beta_2$促使软骨增生作用比 TGF-β_1 强。天然人 TGF-β 可促进大鼠胫骨骨折的愈合,且呈剂量依赖关系,给予较大剂量(40ng)之 TGF-β 后,骨痂直径及断裂载荷均有增加。兔胫骨骨干截骨用钢板固定后,植入一渗压泵持续在骨折局部释放 TGF-β,结果骨痂体积及抗弯强度均显著增加。狗桡骨缺损给予 TGF-β(复合适当载体或通过渗压泵)也获得类似结果。一般来说,TGF-β 促进骨愈合和再生的作用较 BMP 为弱,但因目前尚未做到 TGF-β 型别(TGF-β_1～TGF-β_1)选择、给药时间和释放方法的优化,故难以定论。

3.FGF

外源性 bFGF 可加速骨折愈合。在大鼠骨折模型中,给予外源性 bFGF 可刺激血管形成,骨痂体积和矿质含量增加,但如持续输注,则将延迟骨化的启动,提示 bFGF 在骨折修复的早期可能有刺激骨形成的作用。

4.IGF

IGF-Ⅰ既有局部作用,也有全身作用,对大鼠全身给予 IGF-Ⅰ可促进其颧弓 5mm 缺损之愈合。手术造成 8mm 全厚颅顶骨缺损,通过皮下渗压泵给予 2mg IGF-Ⅰ,14d 后由缺损边缘长出皮质骨修复缺损,说明 TGF-Ⅰ可促进膜内骨缺损之修复,IGF-Ⅱ是骨内含量最高的生长因子之一,其生物学作用与 IGF-Ⅰ大致相同。虽然 IGF-Ⅱ与 IGF 受体之亲和力较 IGV-Ⅰ为弱,对细胞的刺激作用也较弱,但因 IGF-Ⅱ在循环中之浓度较高,故可能对骨折愈合有一定作用。有报道外加磁场可刺激人成骨细胞样细胞培养和大鼠骨痂培养产生 IGF-Ⅱ。有用 IGF-Ⅰ治疗由生长激素受体缺陷引起的 Laron 侏儒症的报道,尚未见用于骨折治疗的临床研究。

5.PDGF

将 PDGF 注入小鼠颅顶骨上面可诱导新骨形成,还有促血管形成的作用。在兔胫骨截骨模型,一次注射 PDGF 增加了骨痂的密度和体积。组织学分析表明,截骨部位经 PDGF 处理后其成骨作用向前推进了一步,但生物力学测试并未显示骨强度有所提高。PDGF 固然可诱导新骨形成,但因其刺激前列腺素合成而增加骨吸收,限制了其修复骨折的用途。重组 PDGF 可加速啮齿类伤口肉芽组织形成,临床上局部用于压疮治疗初见成效。综上所述,骨折修复是一个复杂的过程,需要多种生长因子的参与和协调作用,如 TGF-β 就是 FGF 的调节物之一,bFGF 与 IGF 也表现出协同作用。在骨折不连接的治疗中,单用某一种生长因子可能效果不明显,而联合应用数种生长因子则可能会有显效,上述并用 BMP 与 bFGF 异位成骨实验中钙含量增加和明显血管增生就是明证。PDGF、IGF-Ⅰ和 TGF-β 单用均可使离体大鼠胚胎颅顶骨之基质沉积增加,并用此诸生长因子时其刺激作用大为加强。对微型猪皮质骨缺损联合应用 PDGF 和 IGF-Ⅰ显著增加了骨痂矿化组织面积、周径及其所占百分比,优于单用 PDGF 或 IGF-Ⅰ。另据报道,联合应用 BMP 和 PDGF 或 BMP 和 bFGF 修复骨缺损,其新骨生成量及骨愈合率显著增加。此外,将生长因子与蛋白酶抑制剂合用,因其阻止生长因子的降解,当可延长其作用时间从而提高治疗效果。

(三)自体骨髓和间充质干细胞

骨髓移植异位成骨的能力早在 1869 年就有报道。以后观察到骨髓基质细胞能直接产生成骨组织,于是称之为"定向成骨前体细胞"。在狗胫骨干造成 6mm 缺损,5 周后在缺损部位经皮注射自体骨髓,结果植入骨髓 8 周后缺损愈合。骨髓复合脱钙骨基质(DBM)植入后新骨形成量多于单用骨髓或 DBM 之骨形成量,与自体松质骨移植相仿,说明骨髓与 DBM 中所含生长因子有协同作用。

Connolly 等于 1986 年首次报道应用经皮注射自体骨髓刺激骨愈合的方法治疗 1 例 31 岁胫骨感染性不连接的患者。1986～1995 年 10 年间用此法治疗 100 例,结果表明,80％在骨折适当固定的情况下骨髓注射均有效果。在异体骨移植中复合自体骨髓也能加速骨愈合。有学者提出对于有缺损的骨折或一般Ⅱ型或Ⅲ型开放性骨折,可在伤后 6～12 周早期行骨髓经皮注射,如能配合适当固定,此法对于克服骨折缺损极为有效。对于失活的骨折片也不主张轻易切除,有报道注射自体骨髓可使失活骨折片在骨愈合过程中与远近骨折块融为一体。

(四)机械刺激

机械刺激可诱导骨折愈合或改变愈合的生物学途径,这已是不争的事实。在骨折已经愈合后,欲保证骨改建顺利进行以恢复其原有的结构和强度,给予机械刺激更是唯一途径。但采用何种刺激为宜及如何选择适当时机,而且从根本上说,机械刺激与相关的细胞反应是通过何种介导机制进行联系,则尚多不明确之处。有学者提出骨折块间应变理论以解释不同力学条件下组织再生的最终产物可为骨、软骨或纤维组织的现象。所谓骨折块间应变(变形)即骨折块相对位移与原有间隙的比率,此比率的大小决定着骨折块间将形成组织的类型。根据此理论,骨折块间局部应变与骨痂组织力学特性之间的平衡,决定了骨折愈合的方式。随着骨折愈合的进展,骨折块间活动逐渐减少。

不同组织在断裂前所能承受的最大应变值是不同的。肉芽组织可承受 100％的应变,纤维组织和纤维软骨可承受 10％左右,而骨密质只能承受 2％。应变与组织间隙大小成反比,当间隙很小时,即使极小的断端间活动也会使应变值显著升高(如股骨骨折用钢板固定而断端并未准确对合时),以致不能形成肉芽组织和骨痂。为避免出现这一情况,靠近间隙之小段骨常被吸收,这样就会扩大间隙从而降低总应变,利于肉芽组织和骨痂形成。

(五)电刺激

20 世纪 50 年代和 60 年代对骨组织电性质的研究,导致应用外源性电刺激促进骨生长和骨折修复的尝试。

1.直流电法

将阴极(用不锈钢、铂、铂-铱、金、钛等制成)经皮穿刺或植入骨折部位,是一种侵入性方法。据报道用此法治疗的一组 258 例骨不连,总有效率为 78％。

2.电感耦合法

利用置于体表线圈中的交流电产生一个时变磁场,此磁场穿透患肢在骨折部位感应产生约 $10\mu A/cm^2$ 的微弱电流,刺激骨痂形成,是一种非侵入法。

3.电容耦合法

将耦合的两个盘状电极(电容器)安放在患肢两侧,通过导电凝胶在骨折部位产生宽的均一电场,也是一种非侵入法。

(六)超声刺激

Duarte 和 Xavier 首先报道在兔皮质骨缺损和腓骨截骨术模型,应用低强度脉冲超声刺激 $(30mW/cm^2)$ 可促进骨生长和新鲜骨折愈合。临床上用于治疗难愈性骨不连,70％获得愈合。

研究证明,低强度脉冲超声刺激可增加骨矿质含量和骨密度提高骨的生物力学性能(峰值扭矩和刚度),加速整个软骨内化骨过程。美国 FDA 已批准销售这种治疗仪器用于临床。

关于低强度超声促进骨愈合之作用机制,已证明其能刺激软骨生成,促使软骨肥大,从而使软骨内骨形成提前发生,骨折之刚度和强度有所增加。离体研究表明,超声引起细胞膜的构形变化,改变其对离子的通透性和第二信使活动。第二信使活动的变化推动正常基因表达。即通过上调软骨和骨特异性基因的表达,导致整个骨折修复过程的加速。同时,超声使骨折部位血流增加,利于输送正常愈合过程所必需的物质(各种生长因子和细胞因子)。总之,超声能从各个方面对骨折愈合过程包括炎症期、修复期和改建期在内的各个阶段发挥有利作用。

(七)基因治疗

根据基因转移的途径可将基因治疗分为两种:从宿主中获取靶细胞并在体外培养、扩增,然后将外源性基因转移到培养的细胞中,经筛选后将阳性表达细胞再转移到宿主体内,称为间接法;直接将治疗基因注射到宿主靶器官,使靶器官的细胞在吞噬目的基因后表达功能蛋白而达到治疗目的,称为直接法。

人体基因治疗可采用体外(间接)或体内(直接)传递基因的方法。离体基因传递法是先从患者体内取出细胞,常为骨髓细胞或间充质干细胞,进行组织培养,将目的 cDNA 转移至培养中的细胞,然后将经过遗传改性的细胞回输给患者。Lieberman 等利用腺病毒基因传递法制备能产生 BMP-2 之大鼠骨髓细胞,将此细胞连同适当载体植入修复同基因大鼠股骨临界大小(8mm)缺损获得成功。将此法成骨效果与一次性给予 rhBMP-2(20μg)进行比较,发现两种方法治愈之骨缺损生物力学测试无显著差别,但使用产生 BMP-2 的骨髓细胞后形成粗大的小梁骨,而一次性给予 rhBMP-2 所产生的小梁骨呈纤细带状。新骨形成质量的这种差别可能与 BMP-2 释放的动力学有关,也可能是由于骨髓细胞不但高度表达 BMP-2,其本身在 BMP 诱导下即可形成新骨。将遗传改性之骨髓基质细胞回输至小鼠体内,骨内基因表达可持续数周。在人体,虽尚不确切知道基因表达至少需维持多长时间才能完成骨折愈合,但估计数天至数周的表达即可应用。

目的基因直接传递的方法是将质粒 DNA 或腺病毒载体直接转移至患者的骨折部位,将骨诱导因子导入骨折部位的创伤修复细胞。为使目的基因的释放更为局限以提高基因治疗的效果提出构建基因激活基质(GAM)的思路,即将表达质粒 DNA 与一个三维结构基质复合,植入骨折部位。随着肉芽组织的形成,GAM 可吸引创伤修复细胞(成纤维细胞等)迁移入内,细胞与质粒 DNA 接触并摄入 DNA,于是质粒转染该细胞并在短时间(2～4 周)内产生质粒所编码的功能蛋白质。目前用于构建 GAM 支架的材料有 Ⅰ 型和 Ⅱ 型胶原、矿化胶原及由 PGA/PLA 共聚物制成的聚合物基质。将含成骨性质粒基因(hPTH1-34 和 BMP-4 片断)的 GAM 植入大鼠股骨 5mm 截骨缺损,10 周后,所有植入编码 hPTH1-34 或 BMP-4 质粒之鼠均在缺损内有新骨形成,有的缺损已完全愈合,可负重和正常活动。23 周后有明显的骨改建,恢复正常皮质骨结构。在狗股骨远侧和胫骨近侧干骺端和骨干部位造成多处直径 8mm 深 8mm 之缺损,分别植入含成骨性基因之 GAM,结果与大鼠大致相同,且基因表达呈剂量依赖关系。只要基因质粒能被结合入细胞内,编码重组蛋白质的表达可持续 2～6 周,又因 DNA 经细胞摄取后不进入染色体,不致传给子代细胞,故 GAM 法可看作是一种局部和短期基因治疗的方式。

上述体内基因转移方法较简便,不需用病毒载体,无离体基因传递法中采集和回输细胞之繁琐,费用也较低。离体基因转移法虽较复杂,但可筛选高水平表达目的基因的细胞,转染效果好,也较安全。

(八)骨组织工程

近年兴起一门称为"组织工程"的新学科,应用工程学和生命科学原理生产新组织或生物替代品以保存或恢复已丧失的器官功能。"组织工程"的提法是近几年才有的,但利用组织工程产生新组织的尝试早在20世纪初就有报道,近数十年发展很快。骨组织工程的目的是促进骨不连愈合和修复大块骨缺损,其应用有两种基本方式。一种方式将信号因子(生长因子)与基质载体在体外组装后植入体内,依赖信号因子诱导因充质细胞分化为成骨细胞形成新骨。另一种方法是采用体外培养技术获取足够数量的成骨细胞,在体外与载体复合后直接植入缺损部位,也可在复合与载体共同培养一段时间再植入。从骨组织工程的发展情况看,以BMP为主要信号因子已得到广泛应用,且效果肯定,获取高浓度成骨细胞或间充质干细胞亦非难事,考虑到基质材料的生物相容性、生物活性、生物物理性质和机械性质等,材料科学是骨组织工程的主要制约因素。

第二章 上肢骨折

第一节 锁骨骨折

锁骨位于胸廓的顶部前方，全长位于皮下，为上肢带与躯干连接的唯一骨性结构。易发生骨折，在儿童时期尤为多见。据资料统计，锁骨骨折占全身骨折的 5.98%。

一、病因及机制

摔伤是锁骨骨折的主要原因。以儿童最为多见。大约 50% 的锁骨骨折发生于 7 岁以下的儿童。

直接外力，如从前方打击、撞击锁骨，或摔倒时肩部直接着地均可造成锁骨骨折。摔倒时手掌着地，外力通过传导至肩，再传至锁骨，遭受间接外力和剪切应力也可造成骨折。

婴幼儿锁骨骨折多是从床上、椅子上、平地摔伤所致。常为不全的青枝骨折。骨折部位弯曲成弓形。有时需与骨代谢疾病所致锁骨弯曲畸形相鉴别。

产伤是新生儿锁骨骨折的常见原因，占产伤的第一位，发生率为 2.8%～7.2%。产伤所致锁骨骨折与很多因素有关。如胎儿的重量、产式、产妇分娩的体位、医师的经验等。剖宫产很少引起锁骨骨折。

成人锁骨骨折多由间接外力引起，但有相当多的病例是由接触性竞技运动和高能量交通外伤引起。更多发生多发损伤。

近年来一些报道和研究表明，锁骨骨折绝大多数是直接外力引起。而伸展位摔倒，经传导外力所致骨折只占极少数。认为摔倒时，手掌虽首先着地，但是由于患者的体质量和摔倒时的速度，肩部也会直接着地，因此造成锁骨骨折的最后外伤机理仍为直接外力所致。

此外，当肩部受到直接外力时，造成锁骨中 1/3 与第一肋骨相顶触撞击，从而可造成锁骨中 1/3 螺旋骨折。

除创伤因素外，非外伤原因也可造成锁骨骨折。锁骨本身发生病理改变时，在轻微的外力作用下即可发生骨折。如当锁骨骨髓炎、良性及恶性肿瘤放射治疗时，颈部淋巴结清除术后。也可发生锁骨应力骨折。

二、骨折分类

锁骨骨折一般按骨折部位分为外 1/3 骨折、中 1/3 骨折和内 1/3 锁骨骨折。

1.中 1/3 锁骨骨折

最为多见,占锁骨骨折总数的 75%～80%。中 1/3 移位骨折发生典型的移位。骨折可为横行、斜行或粉碎性。

2.锁骨外 1/3 骨折

较为少见,占锁骨骨折总数的 12%～15%。根据喙锁韧带与骨折部位相对关系,可再分为几种类型:

Ⅰ型:骨折位于喙锁韧带与肩锁韧带之间,或位于锥形韧带与斜方韧带之间。韧带未受损伤,因此骨折断端相对稳定,骨折无明显的移位。是外 1/3 骨折中最为常见的类型。

Ⅱ型:锁骨外 1/3 骨折,喙锁韧带与内侧骨端分离。可再分为 A、B 两型。

ⅡA 型:锥形韧带和斜方韧带与远骨折段保持连接,近骨折块不与喙锁韧带相连,并向上移位。

ⅡB 型:骨折线位于锥形韧带与斜方韧带之间,锥形韧带断裂,斜方韧带与骨折远段仍保持联系。

锁骨外 1/3 Ⅱ型骨折,由于近骨折段失去喙锁韧带的稳定作用,又因受胸锁乳突肌和斜方肌的牵拉,发生向上向后方的移位。而远骨折段由于受肢体的重力作用以及胸大肌、胸小肌、背阔肌的牵拉,向下向内移位。肩关节活动时可带动骨折远端一起活动。因此这种类型的骨折难以复位和维持复位,易发生骨折不愈合。

Ⅲ型:为锁骨外端关节面的骨折,喙锁韧带保持完整。如骨折没有移位,早期诊断有一定困难。有时易与Ⅰ度肩锁关节脱位相混淆。必要时需行 CT 检查才能诊断。

Ⅳ型:主要发生于 16 岁以下的儿童。由于青少年骨与骨膜连接较松,因此锁骨外端骨折后,骨与骨膜易发生分离,骨折近端可穿破骨膜袖,受肌肉的牵拉向上移位。而喙锁韧带仍与骨膜袖或部分骨块相连。易与Ⅲ度肩锁关节脱位、远端Ⅱ型锁骨骨折相混淆。因此有时称为假性肩锁脱位。

Ⅴ型:见于老年人,为楔型骨折或粉碎性骨折。喙锁韧带与远、近两主骨折块失去连接,但保持与主骨块之间的小骨块的连接。

3.内 1/3 锁骨骨折

最为少见。占锁骨骨折总数的 5%～6%。可进一步分为 3 型。

Ⅰ型:骨折线位于肋锁韧带附着点的内侧,韧带保持完整,骨折无明显移位。

Ⅱ型:肋锁韧带损伤,骨折有明显移位。

Ⅲ型:锁骨内端关节面骨折。易形成晚期胸锁关节退行性变。

由于骨骺板强度较骨与韧带结构弱,因此同样的外力作用,在青少年时期,锁骨内端更易发生骨骺分离。当锁骨内端骨骺尚未骨化时,X 线片诊断易误诊为胸锁关节脱位。

三、临床表现及诊断

成人及较大年龄的儿童能以主诉病史及症状，因此一般诊断困难不大。临床表现为锁骨骨折处局部肿胀、畸形。骨折近段上翘，上臂连同肩下坠。儿童常因肩部疼痛将患侧上臂靠在胸壁上，或以健手托住患侧肘部。患儿头常倾斜向患侧，以缓解因胸锁乳突肌牵拉引起的疼痛。触诊时骨折部位压痛，可触及骨擦音及锁骨的异常活动。

诊断锁骨骨折的同时，应除外其他的合并损伤，如气胸、胸部、肩部的骨折以及神经、血管损伤。邻近肩锁关节及胸锁关节部位的骨折，应注意与关节脱位、骨骺分离相鉴别。

疑有锁骨骨折时需拍 X 线片确定诊断。一般中 1/3 锁骨骨折拍摄前后位及向头倾斜 45°斜位片。拍摄范围应包括锁骨全长，肱骨上 1/3、肩胛带及上肺野，必要时需另拍 X 线胸片。前后位片可显示锁骨骨折的上下移位。45°斜位片可观察骨折的前后移位。

婴幼儿的锁骨无移位骨折或青枝骨折有时原始 X 线片难以明确诊断，可于伤后 5～10d 再复查 X 线片，常可表现有骨痂形成。

外 1/3 锁骨骨折中 I 型及 II 型损伤一般可由前后位及向头倾斜 40°位 X 线片做出诊断。有时需拍摄双肩应力 X 线片，以帮助诊断喙锁韧带是否损伤。拍摄应力 X 线片时，患者直立位，双腕各悬 4.5kg(10 磅)重物，放松上肢肌肉，拍摄双肩正位片。喙突与锁骨近骨折段距离明显增宽时，说明喙锁韧带损伤。锁骨外端关节面骨折，常规 X 线片有时难以做出诊断，常需行断层 X 线片或 CT 检查。

锁骨内 1/3 前后位 X 线片与纵隔及椎体片重叠，不易显示出骨折。拍摄向头倾斜 40°～45° X 线片，有助于发现骨折线。有时需行 CT 检查。

四、合并损伤

邻近的骨与关节损伤可合并肩锁、胸锁关节分离、肩胛骨骨折。当锁骨骨折合并肩胛颈移位骨折时，由于上肢带失去骨性的支撑连接作用，骨折端明显不稳。

第一肋骨可发生骨折。高能量损伤时可发生多发肋骨骨折。

机器绞伤可造成锁骨骨折合并肩胛胸壁间分离，造成广泛的软组织损伤，肩胛骨向外移位，可造成臂丛神经及腋动脉损伤。

胸膜及肺损伤：由于锁骨邻近胸膜的顶部和上肺叶，移位的锁骨骨折可造成气胸及血胸。合并气胸的发生率可高达 30％。

臂丛神经损伤：锁骨骨折移位时可造成臂丛神经根的牵拉损伤。损伤部位常在锁骨上，颈椎横突水平，或神经根自脊髓分支处。

骨折块的移位也可在局部造成臂丛神经的直接损伤，构成尺神经的分支常易受累及。

血管损伤：锁骨骨折合并大血管损伤者较为少见。可见于较大暴力、骨折明显移位时。偶也见于锁骨成角畸形或青枝骨折时。常易受累的血管有锁骨下动脉、锁骨下静脉和颈内静脉。腋动脉及肩胛上动脉损伤也有时发生。血管损伤的病理改变可为撕裂伤、血管栓塞、血管外压迫或血管痉挛等。

血管造影对诊断损伤的部位和损伤的性质都有很大的帮助。确定诊断后应及时手术治疗,修复损伤的血管。采用血管结扎术是不可取的,由于肢体侧支循环不足,对老年患者尤有较大的危险。

五、鉴别诊断

成人锁骨骨折 X 线片诊断较为明确,但有时需注意病理骨折的诊断。在不同年龄的儿童中,锁骨骨折有时需与一些其他病损相鉴别。

1.先天性锁骨假关节

为胚胎发育中锁骨内、外两个骨化中心未能正常融为一体所致。新生儿表现为锁骨中外交界处有假关节活动和包块。多发生在右侧锁骨。随年龄增长,局部畸形加重。应与产伤所致锁骨骨折相鉴别。X 线表现为锁骨中外 1/3 处假关节形成,两骨折端接近并表现为鳞茎状的团块。不产生临床症状和功能障碍。长期随访对锁骨长度的发育、肩锁、胸锁关节均无影响。一般无须特殊治疗。

2.锁颅发育不全

为家族遗传性膜内成骨发育异常的疾患。可累及锁骨、颅面骨以及骨盆、脊柱、手、脚骨的发育,造成相应的畸形。临床表现为锁骨全部或部分缺如。X 线片与先天性锁骨假关节不同,骨两端有较大的间隙,骨端逐渐变细。同时伴有颅骨、骨盆环缺失,面骨发育小等畸形。

3.锁骨内端骨骺分离

锁骨内端骨骺骨化较晚,闭合最迟。因此幼儿及青少年锁骨内端外伤时,较少发生胸锁关节脱位或骨折,而更易发生骨骺分离。骨骺分离在 X 线片上表现为胸锁关节脱位的征象。

4.肩锁关节脱位

儿童的锁骨外端骨折在临床上及 X 线片有时也难与肩锁关节分离相鉴别。必要时需用断层 X 线片或 CT 检查。

六、治疗

锁骨骨折的治疗方法很多,主要应以非手术治疗为主。非手术治疗虽然难以达到解剖复位,但骨折均可达到愈合。非手术治疗骨折不愈合率仅为 0.1%～0.8%。而手术治疗骨折不愈合率可高达 3.7%。

(一)婴幼儿及儿童锁骨骨折

新生儿及婴儿锁骨骨折,由于骨折愈合很快,皮肤细嫩,不需特殊固定,以免损伤皮肤。只需注意避免压迫,活动锁骨即可。

对于因疼痛不敢活动患肢的假性麻痹患儿,用软棉垫将腋窝及上臂保护好,患肢屈肘90°,将上臂固定于胸侧。2 周后去除固定。由于疼痛症状消失,患儿即恢复使用上臂,如患儿仍不能使用上臂,则可能合并有臂丛神经损伤所致。

　　幼儿的锁骨骨折后，由于骨塑形能力很强，因此一定的畸形在生长发育过程中可自行矫正。无必要为取得较好的复位而反复整复。更不宜随意采用手术治疗。

　　对青枝骨折和无移位的骨折，只需用颈腕吊带保护，限制患肢活动即可。6岁以下儿童移位的锁骨骨折，一般不需特别复位，可用8字绷带固定3周即可。注意固定不要过紧，以免压迫皮肤导致坏死或造成肢体循环障碍。

　　年龄较大的儿童或10余岁的少年锁骨骨折时，由于患儿活动量较大，因此需严格制动。一般骨折复位后以8字绷带固定，必要时需以石膏加固。一般制动4～6周。伤后3～4个月内避免剧烈运动。

　　对于儿童的锁骨内端或外端骨折，可用吊带保护。外端骨折即使有较大的移位，一般骨膜仍保持联系，因此骨折易于愈合。

（二）成人锁骨骨折

　　成人的锁骨骨折常由较大的外力引起，因此骨与软组织损伤较重。而且骨愈合能力及塑形能力减弱，因此需重视骨折的复位与固定。

　　1.锁骨远端1/3骨折

　　切开复位内固定的手术指征是近端骨折块因喙锁韧带撕裂或关节内移位而出现上翘。Ⅰ型及Ⅲ型无移位的锁骨远端骨折主要使用吊带及对症治疗。传统的"8"字绷带不适用于远端1/3骨折。对Ⅱ型骨折及很少移位的Ⅲ型骨折采用切开复位内固定。远端骨折的手术切口位于锁骨远端前缘。骨折可用T形板或钩形接骨板固定。Ⅱ型骨折采用非手术治疗时，有症状的骨不愈合发生率较高。

　　2.锁骨中段及近端1/3骨折

　　可采用手法复位及"8"字绷带制动（固定肩部远端）。双侧回缩后，"8"字绷带会因牵拉而松弛，因此最初数日内每天早晨均应收紧绷带。第1周内，用吊带悬吊前臂。4～5周后，骨折开始愈合，此时无须继续制动。

　　锁骨中段及近端1/3骨折行一期切开复位内固定的指征包括：骨折块存在穿透皮肤的风险、骨折的初始短缩超过2cm、骨折移位难以复位（如锁骨近端骨折块）、神经血管损伤、开放骨折、合并肩带其他部位损伤（如关节盂颈部有移位的关节外骨折及肩胛胸分离）。锁骨的显露切开位于锁骨表面。采用最少6孔的3.5cm LC-DCP板，或重建钢板塑形后置于锁骨的扁平面。解剖型锁定钢板可省去手术中塑形的步骤。对于粉碎骨折、存在失活骨块或丧失连续性的骨折，建议行自体松质骨植骨。术后用吊带悬吊前臂4周直至出现骨痂形成迹象。

（三）手术治疗的参考指征

　　绝大多数锁骨骨折采用非手术治疗可望得到满意的治疗结果。但在某些情况下，一些类型的骨折需采用手术治疗。以下为手术治疗的参考指征。

　　（1）合并神经、血管损伤。

　　（2）开放锁骨骨折。

　　（3）锁骨外1/3Ⅱ型损伤以及部分Ⅴ型损伤。

　　（4）锁骨骨折合并同侧肩胛颈骨折，形成浮动肩。需手术固定锁骨以稳定肩胛颈骨折。

　　（5）锁骨粉碎骨折，骨块间夹有软组织影响骨愈合，或有潜在顶破皮肤的危险不能闭合复位时。

（6）多发损伤，肢体需早期开始功能锻炼时。

（7）少数患者不愿接受畸形愈合的外形，而要求手术治疗，愿意承受骨折不愈合的风险。

（8）患者并发有神经系统或神经血管病变，如帕金森病等，不能长期忍受非手术制动时。

（四）手术治疗的注意事项

锁骨骨折采用手术治疗时，应注意减少创伤和骨膜的剥离。新鲜骨折应首选髓内针固定。可采用 Knowles 针或粗克氏针固定。采用克氏针固定时针尾必须折弯，以免克氏针移位。为减少不愈合的发生，最好同时行自体松质骨植骨。术后以三角巾或吊带保护 6 周。8～10 周骨折初步愈合后，可拔除内固定。

对于粉碎的锁骨中段骨折，也可采用钢板螺钉固定。可用小型动力加压钢板、小型重建钢板或解剖型锁定钢板。钢板至少应有 6～7 孔，以保证固定效果，钢板最好置于锁骨上方。

钢板固定虽能获得满意的解剖学复位，但由于骨膜剥离和应力遮挡，拆除钢板后 1～2 月内应做一定的防护，剧烈用力有发生再骨折的风险，必须引起足够的重视。

也有使用小型 Hoffmann 外固定架治疗锁骨骨折的报道。可用于新鲜锁骨骨折和骨折不愈合的治疗。

第二节　肩胛骨骨折

肩胛骨为一扁宽形不规则骨，位于胸廓上方两侧偏后。肩胛骨平面与胸廓冠状面呈 30°～40°角。肩胛骨对稳定上肢以及发挥上肢的功能起着重要的作用。肩胛骨骨折较为少见，多发于肩胛骨体部和颈部，常见于多发伤。

一、解剖与功能

肩胛骨包括体部、肩胛冈、肩峰、喙突、肩胛颈以及肩盂。

初生时，肩胛骨体部及肩胛冈形成一骨化中心，而其他部位仍是软骨。生后 3 个月至 1 岁半时，在喙突中部开始出现一骨化中心。在 7～10 岁时，喙突的基底连同盂上 1/3 部位出现另一骨化中心。有时称之为喙突下骨。14～16 岁时喙突骨骺与基底部融为一体。同时在喙突的内侧顶端出现一包壳状的骨化中心。18～25 岁时与喙突体融合。不同时期骨化中心的出现，不要误认为骨折。

喙突是喙肱肌、肱二头肌短头及胸小肌的起点。腋动脉及臂丛神经位于胸小肌腱深层，经喙突的内下方通过。喙突基底的内侧、肩胛骨的上缘部分是肩胛切迹。切迹上有肩胛横韧带桥架相连。肩胛上神经在肩胛横韧带下通过肩胛切迹走向背侧。肩胛上动脉在该韧带上方通过。

肩胛冈的外端为肩峰，在肩峰部位，14～16 岁时可出现 2～3 个，甚或 4 个骨化中心。19 岁时彼此相互融为一体。至 20～25 岁时才与肩胛冈融合。有时在 25 岁以后，在肩峰端仍有一骨化中心未与肩胛冈相融合,X 线片显示为一单独的骨块,称之为肩峰骨,双侧同时发生率为 60%。应与肩峰骨折相鉴别。

肩胛骨下角骨化中心 15 岁时出现。约加岁时与体融合。肩胛骨脊柱缘骨化中心 16～18 岁时出现,25 岁时融合。肩胛体和颈发育障碍可形成肩胛骨骨孔,较为常见,无临床意义。

盂窝有 4 个骨化中心相继出现。肩盂下极骨骺在 20～25 岁时最后与体部相连,盂窝发育变深。肩胛颈、肩盂发育异常可使肩胛颈变短,合并肩峰、肱骨头发育不正常。

肩峰与锁骨形成肩锁关节,从而使肩胛骨通过肩锁关节、锁骨、胸锁关节连接。此外肩胛骨通过肌肉与躯干形成软组织连接。肩胛骨的稳定主要由肌肉连接来完成。上臂上举过程中,1/3 的活动发生于肩胛胸壁间。肩胛胸壁之间虽不具备典型的关节结构,但却提供相当于关节功能的活动。肩关节的活动是盂肱关节和肩胛胸壁之间协调一致的活动,肩胛骨旋转到外展位。以便于上臂前屈、内收、上举、外展活动。肩胛骨的活动限定于胸壁的床内。肩胛骨骨折后,肌肉、软组织瘢痕粘连、骨折畸形愈合,可影响肩胛骨的协调运动,从而可使肩关节的活动范围受限。

肩胛骨虽然扁薄,但是周缘部位骨质明显增厚,因此加强了肩胛骨的强度。而且肩胛骨被丰厚的肌肉包绕,形成完整的肌肉保护垫。外力首先作用于软组织,不易造成骨折。此外肩胛骨在胸壁上有一定的活动度,作用于肩胛骨的外力可以得到一定的缓冲。因此肩胛骨骨折发生率较低。

肩胛骨骨折多为严重暴力引起。高能量、直接外力是造成肩胛骨骨折的主要原因。汽车事故占 50%,摩托车事故占 11%～25%。因此常合并有多发损伤。

肩盂骨折多因外力直接作用于肱骨近端外侧,因肱骨头撞击盂窝所致。直接外力撞击也可造成肩胛骨骨突部位的骨折。如肩胛冈、肩峰或喙突骨折。

部分肩胛骨骨折可由间接外力引起,当上肢伸展位摔倒时,外力通过上肢的轴向传导可造成肩盂或肩胛颈骨折。

此外当肩关节脱位时,可造成盂缘的撕脱骨折。拮抗肌不协调的肌肉收缩,如电休克时也可造成骨突部位的撕脱骨折。

二、骨折分类

肩胛骨骨折的分类有多种不同方法。

1.按解剖部位分类

一般即可分为肩胛骨体部骨折、肩胛冈、肩盂、喙突、肩峰骨折等。体部骨折最为多见,占肩胛骨骨折的 49%～89%。其次为肩胛颈骨折。

2.根据骨折与肩盂相关的位置及肩关节整体的稳定性分类

将肩胛骨骨折可分为稳定的关节外骨折、不稳定的关节外骨折和关节内骨折三种。

(1)稳定的关节外骨折:包括肩胛体骨折和肩胛骨骨突部位的骨折。肩胛颈骨折,即使有一定的移位,常相当稳定,也属关节外稳定骨折。

(2)不稳定的关节外骨折:为肩胛颈骨折合并喙突、肩峰或合并锁骨骨折。此种类型骨折使整个肩关节很不稳定,可形成漂浮肩。

(3)关节内骨折:为肩盂的横行骨折或大块盂缘骨折,常合并肱骨头脱位或半脱位。Zdravkovic 和 Damholt 将肩胛骨骨折分为三种类型。Ⅰ型为体部骨折;Ⅱ型为骨突部位的骨折,如喙突、肩峰骨折;Ⅲ型为肩胛骨的外上部位的骨折,即指肩胛颈、肩盂的骨折。Ⅲ型骨折是肩胛骨骨折中最需要特殊治疗和最难以治疗的部位。移位的或粉碎的Ⅲ型骨折只占全部肩胛骨骨折的 6%左右。肩盂骨折中只有 10%有明显的骨折移位。

3.根据盂的骨折部位和损伤程度分类

Ideberg 将肩盂骨折分为如下几种类型:

(1)Ⅰ型:骨折是盂缘骨折。盂前缘骨折为Ⅰa型。盂后缘骨折为Ⅰb型。

(2)Ⅱ型:骨折是外力通过肱骨头,斜向内下方撞击盂窝,造成自盂窝至肩胛体的外缘骨折。形成盂窝下半骨折块移位。

(3)Ⅲ型:骨折是外力通过肱骨头斜向内上方撞击盂窝,造成盂窝外上部分骨折。骨折块可包括盂内上部关节面和喙突,骨块向内上方移位,常合并有肩峰、锁骨骨折或肩锁关节脱位。

(4)Ⅳ型:骨折是肱骨头撞击盂窝的中央,骨折线横行通过盂窝,并通过肩胛体部直达肩胛骨内缘。肩胛骨连同盂窝横向分裂为二,上方骨块较小,下方骨块较大。

(5)Ⅴ型:骨折是Ⅱ、Ⅲ、Ⅳ型骨折的组合损伤。其主要损伤是从盂窝至肩胛骨内缘的横行骨折。是由更加复杂、强大的外力引起,可分为三种类型。

①Ⅴa型是Ⅱ型和Ⅳ型损伤的组合。即有肩胛骨横行骨折再加一自盂窝至肩胛体外下缘的骨折线,形成一附加盂下方的分离骨块。

②Ⅴb型是Ⅲ型和Ⅳ型损伤的组合,即再附加一盂上方分离的骨折块。

③Ⅴc型是Ⅱ、Ⅲ、Ⅳ型损伤的组合,即盂上、下方各增加一附加的骨块。

(6)Ⅵ型:骨折是盂窝严重的粉碎骨折。

4.喙突骨折的分类

喙突骨折占全部肩胛骨骨折的 2%~5%。Eyres 根据损伤机理及骨折部位及范围将喙突骨折分为五种类型。

(1)Ⅰ型为喙突顶端或骺的骨折。

(2)Ⅱ型为喙突中部骨折。

(3)Ⅲ型为喙突基底骨折。

(4)Ⅳ型为波及肩胛体上部的骨折。

(5)Ⅴ型为波及肩盂的骨折。

三、临床表现、诊断及合并损伤

肩胛骨骨折后上臂处内收位,肩关节活动时疼痛加重。

体部骨折时,由于血肿的刺激可引起肩袖肌肉的痉挛,使肩关节主动外展活动明显受限,临床上表现为假性肩袖损伤的体征。当血肿逐渐吸收、肌肉痉挛因素消除后,肩主动外展功能也即恢复。应与神经损伤和真正的肩袖损伤相鉴别。

喙突骨折或肩胛体部骨折,当深吸气时,由于胸小肌和前锯肌带动骨折部位活动可使疼痛加剧。

移位的肩胛颈或肩峰骨折,肩外形变扁。骨折严重时,可见肩部软组织肿胀,皮下淤血斑,并有触压痛,有时可触到骨折部位的异常活动及骨擦音。

诊断骨折的同时,应注意检查肋骨、脊柱以及胸部脏器的损伤。

由于肩胛骨骨折多由高能量直接外力引起,因此合并损伤发生率高达35%～98%。多发损伤患者或怀疑有肩胛骨骨折时,应常规拍摄胸部平片。由于肩胛骨平面与胸廓冠状面有一定角度并且相互重叠,因此一般胸正位片肩胛骨显示不清。根据需要尚需拍摄肩胛正位、肩胛侧位、腋位和穿胸位X线片。肩胛正位可清楚显示盂窝的骨折,腋位片可显示盂前后缘的骨折,并可确定肱骨头是否有半脱位。向头倾斜45°前后位片可较清楚显示喙突骨折。

对肩盂骨折常需行CT检查,必要时可在麻醉后,在透视的条件下进行动态的检查,确定肩关节及骨折的稳定性。关节镜检查也可用于确定关节面骨折移位情况以及决定治疗方案。

四、治疗

肩胛骨骨折中绝大多数病例采用非手术方法治疗,由于血液循环丰富,骨折愈合较快。只有少数病例需行手术治疗。

(一)体部及肩胛冈骨折

一般可采用非手术治疗。伤后2d内,局部采用冷敷、制动,以减轻局部出血及肿胀的程度,可减轻疼痛症状。可用三角巾或吊带保护患肢。伤后1周内,争取早日开始肩关节钟摆样功能锻炼,以防止关节粘连。随着骨折愈合的进程,疼痛症状的减轻,应逐步恢复关节的正常活动范围,并逐步开始进行肩部肌肉力量的锻炼。

(二)肩胛颈骨折

对无移位或轻度移位的肩胛颈骨折,可采用非手术方法治疗。可用三角巾保护患肢2～3周。伤后1周内开始肩关节功能锻炼。

对有明显移位的肩胛颈骨折可采用尺骨鹰嘴牵引3～4周,再改用三角巾保护治疗。也可行手法整复,再以肩"人"字石膏固定6～8周。

肩胛颈骨折合并同侧锁骨骨折时,由于失去锁骨的支撑稳定作用,使得颈部骨折移位明显而且很不稳定,形成漂浮肩。应采用手术复位锁骨,并以钢板固定。锁骨骨折复位固定后,肩胛颈骨折也即得到大致的复位,并可获得相对的稳定。

(三)肩峰骨折

大多数肩峰骨折位于肩锁关节以外,一般移位不大。应注意与肩峰骨相鉴别。此外在诊断骨折的同时,应注意位于其深层的肩袖组织损伤的可能,可为急性损伤或慢性损伤。如有损伤应行相应的治疗。

肩峰的无移位骨折采取保守治疗。因骨折可能移位,故在最初3个月内应严密随诊。骨折显著移位时,因撞击肩袖造成盂肱关节活动障碍。对移位骨折,行切开复位,用螺钉或张力带固定。

(四)喙突骨折

喙突骨折常发生于基底部位,骨折线可延及肩胛上切迹、肩胛骨的上面或肩盂的上 1/3。有时需与骨化中心之间的骺线相鉴别。

Ⅰ~Ⅲ型喙突骨折一般可行非手术治疗,可用三角巾保护 3 周。Ⅳ型及Ⅴ型的移位骨折多需手术复位以松质骨螺钉固定。喙突骨折合并臂丛神经受压迫或通过肩胛切迹部位的骨折合并肩胛上神经损伤,经肌电图检查证实有冈上肌和冈下肌麻痹时,应行手术探查。

此外喙突骨折合并肩锁关节Ⅲ型损伤时,锁骨外端明显上翘,喙锁间隙保持正常时,有时易于漏诊喙突骨折。此种损伤,造成肩部不稳,应行手术治疗,固定肩锁关节,喙突骨折则不必行手术固定。

(五)肩盂骨折

肩盂骨折只占肩胛骨骨折的 10%,而其中有明显骨折移位者占肩盂骨折的 10%。对大多数轻度移位的骨折可用三角巾或吊带保护。早期开始肩关节活动的练习。一般制动 6 周,去除吊带后,继续进行关节活动及逐步开始肌肉力量的锻炼,并鼓励使用患肢。

1.盂缘的小片撕脱骨折

一般是肱骨头脱位时由关节囊、唇撕脱所致。前脱位时发生在盂前缘,后脱位时见于盂后缘。肱骨头复位后,采用三角巾或吊带保护 3~4 周。

2.Ⅰ型骨折

如骨折块波及盂前 1/4 关节面或盂后 1/3 关节面,且有 1cm 的移位时,将会影响肱骨头的稳定并引起半脱位现象。因此应行手术复位,以松质骨螺钉或以皮质骨螺钉采用骨块间加压固定。如肩盂骨块粉碎,则应切除骨碎片,取髂骨植骨固定于缺损处。

3.Ⅱ型骨折

如果出现台阶移位 5mm 时,或骨块向下移位伴有肱骨头向下半脱位,应行手术复位固定。可采用肩后方入路,复位盂下缘骨折块,以拉力螺钉向肩胛颈上方固定。也可采用易调整外形的重建钢板,置于肩胛颈的后方或肩胛体的外缘固定。

4.Ⅲ型骨折

如果移位达 5mm 时,上方骨块向侧方移位或合并喙突-喙锁韧带-锁骨-肩锁关节-肩峰等所谓肩上方悬吊复合体损伤时,应采用后上方入路复位骨折块,采用拉力螺钉,将上方骨折块固定于肩胛颈下方主骨上。如果肩盂上部骨块粉碎,不能固定时可修复固定肩上方悬吊复合体,可以达到间接改善关节的稳定及关节面的对合关系。

5.Ⅳ型骨折

关节面台阶移位 5mm 时,上下两骨块明显移位时,也应采用切开复位治疗。采用后上方入路,复位骨折块,以拉力螺钉自肩胛颈的上方至肩胛颈的下方固定。

6.Ⅴ型骨折

关节面移位>5mm,或伴有肱骨头向下半脱位、肩上方悬吊复合体损伤时,均应行修复术治疗。

(1)Ⅴa型骨折:手术入路、复位、固定可根据Ⅱ型骨折的方法。肩盂内下方部分可不特殊处理。

（2）Ⅴb型骨折：手术入路、复位和固定可根据Ⅲ型骨折的方法处理。肩上方悬吊复合体如有损伤,应采用手术复位、固定。肩盂内上部分可不处理。

（3）Ⅴc型骨折：采用后上方入路。上、下盂的骨折块行复位、拉力螺钉固定。肩上方悬吊复合体严重损伤时,同时应复位、固定。

7.Ⅵ型骨折

由于盂窝严重粉碎,不论骨块移位与否或有无肱骨头半脱位的表现,都不宜行切开复位。如果肩上方悬吊复合体有严重损伤,可行手术复位、固定,如此可间接改善盂窝关节面的解剖关系。对Ⅵ型骨折可采用三角巾保护,早期开始肩关节活动锻炼。也可采用尺骨鹰嘴牵引,肩关节活动锻炼。或用外展支架保护,并在支架保护下进行关节活动练习。

第三节　肱骨近端骨折

肱骨近端骨折是指包括肱骨外科颈在内及其以上部位的骨折。临床上较为多见。据国内资料统计约占全身骨折的 2.15%,国外资料统计占全身骨折的 4%～5%。肱骨近端骨折的发生率与骨质疏松有明显关系。因此随着人类平均寿命的延长,流行病学调查显示该部位骨折的发生率有进一步增高的趋势。肱骨近端骨折中,年龄在 40 岁以上的患者占 76%。女性患者发病率为男性的 2 倍。统计资料表明,与髋部骨折相似,老年患者、骨质疏松是肱骨近端骨折发生率较高的主要原因。

肱骨近端骨折大多数病例可采用非手术方法治疗,并可望得到较为理想的结果。但少数损伤严重、移位较大的骨折,治疗上仍有很大困难。

一、解剖

1.骨关节结构

肱骨近端包括肱骨头、大结节,小结节及肱骨干骺端组成。大小结节之间形成结节间沟。肱二头肌腱长头在沟内通过,因此也称为肱二头肌腱沟。在发育过程中,肱骨上端有三个骨化中心。肱骨头骨化中心于出生后 4～6 个月开始骨化。大结节骨骺于 3 岁时开始骨化。小结节骨骺于 5 岁时开始骨化。6～7 岁时三个骨化中心融为一体。20～22 岁时肱骨上端骨骺与肱骨干融合。

在肱骨头与大、小结节之间有一很短的相对稍狭窄的部分称为肱骨解剖颈。在大、小结节之下的部分称为肱骨外科颈。肱骨外科颈是临床上常发生骨折的部位,由于骨折两端均有血液供应,因此骨折易于愈合。肱骨解剖颈骨折较为少见,近骨折块多因损伤失去血循环供应,因此预后较差,易发生肱骨头缺血坏死。

在冠状面上,肱骨头与肱骨干有 130°～135°角。有的报道颈干角为 143°。在横断面上肱骨头向后倾斜,与肘关节横轴相交 20°～30°。肱骨头与肩胛骨的肩盂成关节,是盂肱关节骨性组成部分。

肩峰是肩胛冈向外延续的终端，位于肩部的外侧，对盂肱关节上方有保护作用。三角肌部分纤维起于肩峰。而且肩峰为三角肌的功能提供有效的机械杠杆作用。

肩峰与喙肩韧带及喙突共同形成喙肩弓。喙肩弓为一坚强的骨韧带结构。肱骨上端、肩袖和肩峰下滑囊皆位于其下方。肩峰下滑囊在三角肌下面的部分又称为三角肌下滑囊。是由滑膜组织包绕的囊性结构。其顶部紧贴附于喙肩韧带、肩峰及三角肌深层。其底部与肩袖及大结节相连。滑囊也向肱骨上端前、后伸延，形成一有利于肱骨近端在喙突肩峰弓下滑动的装置。

肱骨近端或肩峰骨折时，可损伤此滑囊结构。造成滑囊壁纤维增厚和粘连。从而可影响盂肱关节的活动。

此外肱骨近端移位骨折，有可能损伤喙肩弓底面的光滑，产生骨性阻挡撞击症状。也可影响盂肱关节的功能。

盂肱关节的活动主要与肩袖、三角肌和胸大肌三组肌肉有关。

肩袖结构由肩胛下肌、冈上肌、冈下肌及小圆肌组成。二头肌长头也是协同肩袖功能的一个重要组成部分。肩胛下肌的作用是使肱骨头下降，在一定的位置时也可使肱骨头内旋。冈上肌可使肱骨头外展，冈下肌和小圆肌是外旋肌。

肩袖肌肉止于肱骨大、小结节。了解肩袖肌肉的起止点及其功能，对于了解肩部骨折后的创伤解剖以及骨折移位的规律都有指导作用。例如大结节骨折时，受冈上肌及小圆肌的牵拉，骨折块皆向后上方移位。而小结节骨折时，由于受肩胛下肌的牵拉，骨块向前、内移位。肱二头肌腱长头止于盂上粗隆。对肱骨头起下压稳定的作用。肱二头肌腱可作为手术时解剖入路的标志，以便区分大、小结节以及肩袖结构。

三角肌是盂肱关节活动的主要肌肉。起于锁骨的外 1/3、肩峰和肩胛冈。止于肱骨的三角肌粗隆。主要功能是外展上臂。前部纤维帮助屈曲和内收上臂，后部纤维帮助后伸和外旋上臂。

胸大肌是肩关节内收活动的主要肌肉。起于胸骨和锁骨、上方的肋骨和胸肋区域，止于肱二头肌腱沟外唇的下部分。肱骨外科颈骨折时，由于胸大肌的牵拉，远骨折端常发生向内移位。除内收功能外，当肩关节外展90°以上时，胸大肌的锁骨部分位于肱骨头中心的上方，此时该部分肌肉纤维收缩则可产生外展肩的活动。

大圆肌及背阔肌也有辅助肩内收的功能。而且当肩关节处于外展、外旋位时，其内收作用表现更为明显。正常肩关节活动时，肩部肌肉的活动是相互协调，相互作用的。随肩关节的不同位置，肩部肌肉的活动可有相应的改变。肩关节的活动不是以某一肌肉为单位单独活动，而是整体协调发挥作用。三角肌外展肩关节的活动必须是在肩袖肌肉协调收缩作用下，也即通过肩袖肌肉的收缩，将肱骨头稳定在肩盂内，形成一个活动的支点时，三角肌才能更有效地发挥其外展肩的功能。因此临床上当冈上肌腱或肩袖损伤时，肩关节的外展功能有明显的受限。

2.肩关节的血液供应

了解肱骨头的血循环供应对分析决定肱骨近端骨折的治疗和判断预后是很重要的。

肱骨头的供血动脉主要来自旋肱前动脉的分支。旋肱前动脉来自腋动脉。旋肱前动脉沿肩胛下肌下缘水平方向走行向外，于喙肱肌深层通过，到达二头肌腱沟处，并发出一分支，在大结节的水平进入到骨内。在骨内弯曲走行通向后内,供应头部的大部血运。在头内弯曲走行的血管称为弓形动脉。这是由 Laing 使用尸体标本灌注首先证实并命名的。

此外通过大、小结节肌腱的附着,干骺端的血管以及旋肱后动脉的分支——后内侧血管,肱骨头也能由此得到部分血液供应。

在肱肱近端四部分骨折后,旋肱前动脉的分支、大、小结节以及干骺端动脉的血管吻合都被损伤。此时如果肱骨头连同内侧颈部为一完整骨块时,则经由后内侧动脉的供血以及在头内与弓形动脉的吻合支,使肱骨头有免于坏死的可能。

肩袖血循环一般来自六个主要动脉的分支。分别为旋肱前、旋肱后,肩胛上、胸肩峰、肩胛下和肱骨上动脉。分别对肩袖的不同部位及肱二头肌腱长头提供血液供应。

3.肩关节的神经支配

与近端肱骨有密切关系的神经有腋神经、肩胛上神经、桡神经和肌皮神经。

腋神经由第 5、6 颈神经根组成,由后束发出,沿肩胛下肌前面下缘走行,经内侧盂肱关节囊下缘绕向肱骨上端后方通过四边孔。在四边孔露出后发出一分支到小圆肌。然后又通过外侧绕向肱骨前方,并发出前、后两支。后支支配三角肌后半部肌肉,而且发出外上皮神经支,支配肩外侧皮肤的感觉。前支支配三角肌的中部及前部纤维。由于腋神经在后束分出和进入三角肌处活动范围较小,位置较为固定,因此肩脱位或肱骨上端明显移位的骨折可造成对腋神经的牵拉损伤。腋神经在走行过程中与盂肱关节前下关节囊关系紧密,因此在前脱位或在骨折脱位切开复位时,也易遭受损伤。

肩胛上神经由第 5、6 神经根组成。起自臂丛上干。向外走行在肩胛舌骨肌深层和菱形肌前缘,在肩胛上切迹与肩胛横韧带之间通过进入冈上窝。在此发出运动分支至冈上肌和至肩关节的关节支。主支延续绕过肩胛冈外缘到冈下窝,并发出分支至冈下肌,同时发出分支至肩关节和肩胛骨。肩胛上神经在走行过程中有两处固定点。一是在其上干的起点处。另一点在肩胛横韧带下方与肩胛上切迹间通过处。在上述两部位易遭受牵拉损伤。

肌皮神经是臂丛外侧束的唯一的分支,由第 5、6 颈神经根组成,有时也包括第 7 颈神经根的纤维。在胸小肌水平斜向走行向远侧通过喙肱肌,在二头肌与喙肱肌之间下行,并发出分支支配这些肌肉。肌皮神经进入到喙肱肌的部位高低有一定变异。自喙突下距离为 3.1～8.2cm。平均为 5.6cm。因此一般认为喙突下 5～8cm 的距离为安全区是不可靠的。在肩关节前方手术入路需游离切断喙肱肌时应注意到此处的解剖变异特点,以免误伤肌皮神经。该神经的终支为前臂外侧皮神经。肌皮神经常因穿刺伤及肩脱位和肱骨颈骨折移位所损伤。

桡神经为臂丛神经后束的延续,由第 6、7、8 颈神经根和第一胸神经根组成。主要为运动神经,支配三头肌、前臂旋后肌、伸腕、伸指、伸跗肌。肱骨干骨折时易受累及。但肩关节脱位及肱骨颈骨折时也偶可损伤。

二、损伤机制

同样的外力作用于肱骨近端,由于年龄因素以及骨与关节囊韧带结构的强度不同,可发生不同类型的损伤。正常的肱骨上端由较致密的网状松质骨骨小梁构成。其强度大于关节囊及韧带的强度。因而在青壮年时期,肩部外伤更易发生肩关节脱位,较少发生肱骨上端骨折。除非遭受严重创伤,可造成严重的肱骨上端骨折脱位。儿童时期,肱骨上端骨骺板是解剖上最薄弱的部位,因此外伤易造成肱骨上端骨骺分离。较少发生关节脱位。在年老的患者,肱骨上端骨质变疏松,骨强度大大减弱,因此较为轻微的外力即可造成骨折。因此肱骨近端骨折常发生于老年人。

造成肱骨近端骨折最常见的外伤机制是上肢伸展位摔伤所致。造成骨折的外力多较轻微或为中等强度。而发生骨折的内在因素是骨质疏松、骨强度减弱。年轻患者遭受严重的外力,可造成严重的损伤,常表现为骨折伴盂肱关节脱位。有时可发生多发损伤,如初期有意识丧失时,因肩部骨折位置较深,常易漏诊。造成延误诊断,影响治疗效果,应提起临床医师警惕。

造成肱骨近端骨折的另一种外伤机理是上臂过度旋转,尤其在上臂外展位过度旋转时,肱骨上端与肩峰相顶触时易于发生。常见于骨质疏松的老年患者。

第三种外伤原因是肩部侧方遭受直接外力所致。可造成肱骨大结节骨折。

造成肱骨近端骨折的其他少见原因和外伤机制是癫痫发作或电休克治疗时,由于肌肉痉挛性的收缩可造成肱骨近端的骨折脱位。

此外肿瘤、转移性病变,可使骨质破坏,骨强度减弱,遭受轻微外力即可发生骨折。肱骨上端是病理骨折好发部位之一。

三、骨折分类

理想的骨折分类系统应当是在解剖及创伤解剖基础上,借助于 X 线片将骨折进行分类,并能指导治疗和判断预后。

肱骨近端骨折中,轻度移位骨折占 $80\% \sim 85\%$,绝大多数均可采用非手术方法治疗。而其余的 $15\% \sim 20\%$ 移位骨折,根据骨折的部位不同,有的需行手术治疗。因此好的分类方法,应能充分区别和体现出肱骨近端骨折的这些特点。

(一)历史上的分类

肱骨近端骨折提出的分类方法很多。有按骨折的解剖部位、损伤的机制、骨折块的数目以及接触面的大小,骨折块的血循环情况等分类系统。

Koeher 首先提出按解剖部位分为解剖颈、结节部位、外科颈骨折等。但没考虑骨折移位程度的大小以及骨折数目的因素。因此造成诊断上的混乱和治疗上的困难。

Watson-Jones 根据外伤机制分为内收型及外展型骨折。因为肱骨近端骨折均有向前成角畸形,当肩内旋时表现为外展型损伤,而肩外旋时又表现为内收型损伤。因此分类标准不够严格准确,容易对治疗形成错误引导。Codman 提出将肱骨上端分为四部分骨折块的概念。大致按骨骺的闭合线将肱骨上端分为解剖颈、大结节、小结节和肱骨干骺端四部分。所有不同类型的骨折是上述四部分骨块不同的组合结果。Codman 分为四部分骨折块的概念为目前国际通用的 Neer 分类系统奠定了基础。

当今国际上广泛采用的分类方法有 Neer 分类和 AO 分类。

（二）Neer 分类

Neer 在 Codman 的四部分骨块分类基础上提出新的分类方法。此种分类方法包含有骨折的解剖部位、骨块移位的程度和不同组合等因素在内。可概括肱骨上端不同种类的骨折，并可提供肌肉附着对骨折移位的影响和对肱骨头血循环状况的估计。从而可更加准确地判断和评价肱骨近端骨折的预后，以便指导选择更合理的治疗方法。

Neer 分类方法考虑到骨折的部位和骨折的数目。但分类的主要依据是骨折移位的程度——即以移位>1cm 或成角畸形>45°为标准进行分类。

肱骨上端骨折，只要未超过上述的明显移位的标准，说明骨折部位尚有一定的软组织附着连接，尚保持一定的稳定性。这种骨折为轻度移位骨折，属一部分骨折；二部分骨折是指某一主骨折块与其他三个部分有明显的移位；三部分骨折是指有两个主要骨折块彼此之间以及与另两部分之间均有明显的移位。四部分骨折是肱骨上端四个主要骨折块之间均有明显移位，形成四个分离的骨块。此时肱骨头成游离状态并失去血液供应。

Neer 对肱骨近端骨折脱位的诊断有明确、严格的定义。真正的骨折脱位是骨折伴有肱骨头脱出盂肱关节，而不能将肱骨近端骨折时伴有的肱骨头向下半脱位（关节内）或肱骨头的旋转移位混为一谈。

根据脱位的方向可分为前脱位、后脱位。根据骨折移位的数目又可分为一部分骨折脱位、二部分骨折脱位、三部分骨折脱位和四部分骨折脱位。肱骨头的劈裂骨折和关节面嵌压骨折是特殊类型的肱骨近端骨折。根据肱骨头关节面嵌压的范围大小可分为<20%、20%～45%和>45%三种。肱骨头劈裂骨折可参照上述标准分类。

（三）AO 分类

在 Neer 分类的基础上，AO 分类是对 Neer 分类进行改良，分类时更加重视肱骨头的血循环供应状况，因为肱骨头的血循环状况与缺血坏死的发生和骨折治疗的预后有密切关系。根据损伤的程度，AO 分类系统将肱骨近端骨折分为 A、B、C 3 种类型。

1.A 型骨折

是关节外的一处骨折。肱骨头血循环正常，因此不会发生肱骨头缺血坏死。

(1)A1 型骨折：是肱骨结节骨折。再根据结节移位情况分为 3 个类型。

A1-1：结节骨折，无移位。

A1-2：结节骨折，伴有移位。

A1-3：结节骨折，伴有盂肱关节脱位。

(2)A2 型骨折：是干骺端的嵌插骨折（外科颈骨折）。根据有无成角及成角方向也分为三个类型。

A2-1：冠状面没有成角畸形。侧位前方或后方有嵌插。

A2-2：冠状面有内翻成角畸形。

A2-3：冠状面有外翻成角畸形。

(3)A3 型：是干骺端移位骨折，骨端间无嵌插。分为三个类型。

A3-1：简单骨折，伴有骨折块间的成角畸形。

A3-2：简单骨折，伴有远骨折块向内或向外侧的移位，或伴有盂肱关节脱位。

A3-3：多块骨折，可有楔形骨折块或伴有盂肱关节脱位。

2.B 型骨折

是更为严重的关节外骨折。骨折发生在两处，波及肱骨上端的三个部分。一部分骨折线可延长到关节内。肱骨头的血循环部分受到影响，有一定的肱骨头缺血坏死发生率。

(1)B1 型骨折：是干骺端有嵌插的关节外两处骨折。根据嵌插的方式和结节移位的程度可分为 3 个类型。

B1-1 型：干骺端骨折有嵌插，伴有大结节骨折。

B1-2 型：干骺端骨折嵌插，伴有轻度的内翻畸形和肱骨头向下移位。合并有小结节骨折。

B1-3：干骺端骨折有嵌插，侧位有向前成角畸形，同时伴有大结节骨折。

(2)B2 型骨折：是干骺端骨折无嵌插。骨折不稳定，难以复位。常需手术复位内固定。

B2-1：干骺端斜行骨折伴有移位及结节骨折移位。

B2-2：干骺端横断移位骨折，肱骨头有旋转移位。伴有结节移位骨折。

B2-3：干骺端粉碎移位骨折，伴结节移位骨折。

(3)B3 型骨折是关节外两处骨折伴有盂肱关节脱位。

B3-1：干骺端斜行骨折，伴盂肱关节脱位。虽然只有一骨折线，但通过结节及干骺端。

B3-2：与 B3-1 型相似，伴有结节骨折及盂肱关节脱位。

B3-3：于骺端骨折伴盂肱关节后脱位及小结节骨折。

3.C 型骨折

是关节内骨折，波及肱骨解剖颈。肱骨头的血循环常受损伤，易造成头缺血坏死。

(1)C1 型骨折：为轻度移位的骨折，骨端间有嵌插。

C1-1：肱骨头、结节骨折。颈部骨折处有嵌插，成外翻畸形。

C1-2：肱骨头、结节骨折，颈部骨折处有嵌插，成内翻畸形。

C1-3：肱骨解剖颈骨折，无移位或轻度移位。

(2)C2 型骨折：是肱骨头骨折块有明显移位，伴有头与干骺端嵌插。

C2-1：肱骨头、结节骨折，肱骨头与干骺端在外翻位嵌插，骨折移位较明显。

C2-2：肱骨头、结节骨折，肱骨头与干骺端在内翻位嵌插。

C2-3：通过肱骨头及结节的骨折，伴有内翻畸形。

(3)C3 型骨折：是关节内骨折伴有盂肱关节脱位。

C3-1：为解剖颈骨折伴有肱骨头脱位。

C3-2：解剖颈骨折伴有肱骨头脱位及结节骨折。

C3-3：肱骨头和结节粉碎骨折，伴有肱骨头脱位或肱骨头的部分骨折块脱位。

尽管 Neer 分类和 AO 分类系统是目前国际上广为应用的分类方法。但是由于肱骨近端骨折复杂、组合多变，X 线片上骨折块的影像重叠以及在 X 线片上准确测出 1cm 的移位或 45°成角畸形有一定困难。因此不同医师对同一 X 线片可能做出不同的分类结果。

四、临床表现及诊断

肱骨近端骨折的分型诊断必须依赖 X 线片。但是详细的病史和体检对分析判断损伤的性质、合并损伤的诊断是非常重要的。决不能只靠 X 线诊断而忽视病史和体检。否则易漏诊严重的合并损伤或造成延误诊断。例如癫痫发作或电休克治疗后，主诉肩部疼痛，活动受限时，应考虑有肩脱位或骨折脱位的可能。

一般肱骨近端骨折均有明显的外伤史。伤后患肩疼痛、肿胀、活动受限。外伤 24h 以后肩部可出现皮下淤血斑，范围可延及胸背部。由于肩部肿胀，局部畸形可不明显。但主动、被动活动时均可引起疼痛加重。有时可感到骨擦音。

诊断骨折的同时必须排除有无神经、血管的损伤。肱骨近端骨折时，也应注意对肩胛骨、锁骨以及胸部的检查。此外也需注意肩袖损伤、病理性骨折的鉴别诊断。

肱骨近端骨折伴盂肱关节脱位应与近端骨折伴肱骨头在关节内向下半脱位或称假性脱位相鉴别。肱骨近端骨折后，由于关节内创伤出血或反应性积液，可使关节腔膨胀，使肱骨头与肩盂间隙加大。肢体重量使肱骨头向下移位，正位 X 线片有类似向下方脱位的表现。但在液体吸收后，半脱位现象可自行消除。不要将此种现象误诊为肱骨头脱位。

此外肩部骨折时，由于制动，三角肌可发生失用性萎缩，失去正常的张力。由于持续的重力作用，肱骨头可发生向下半脱位的现象。一般当肩部肌肉通过康复锻炼恢复张力后，半脱位现象即可消失。

标准的 X 线片拍照位置和高质量的 X 线片是肱骨近端骨折正确诊断、分型的必要条件，也是决定治疗方案和总结评价治疗效果的重要依据。

目前对肱骨近端骨折诊断通常采用创伤系列拍照方法。包括肩胛前后位、肩胛侧位及腋位。三个拍照平面相互垂直，可以从不同角度显示骨折线、骨折块的移位方向。因此可比较准确地评价骨折的分型。

肩胛骨平面与胸廓的冠状面之间有一夹角，通常肩胛骨向前倾斜 35°～40°。因此盂肱关节平面既不在冠状面，也不在矢状面上。通常的肩关节正位片实际是盂肱关节有一定倾斜角度的投影。肱骨头和肩盂有一定的重叠，不利于对骨折线的观察。而肩胛正位片是盂肱关节的真正前后位的投影。避免了骨与骨的重叠，因此影像清晰。拍摄肩胛正位片时，需将患侧肩胛骨平面贴向胶片，对侧肩向前旋转 40°，X 线光束垂直于 X 线胶片。正位片上颈干角平均为143°，是垂直于解剖颈的线与平行肱骨纵轴线的交角。此角随肱骨外旋而减小。随内旋而增大，可有 30°的变化范围。可用来测外科颈骨折时的成角畸形。

肩胛侧位片也称肩胛骨切线位或 Y 形位片。拍得照片影像类似英文大写字母 Y。其垂直一竖是肩胛体的侧位投影，上方两个分叉分别为喙突和肩峰的投影。三者相交处为肩盂所在。正常肩关节肱骨头的投影位于 Y 形三个臂的中央，也即在盂内。肱骨头脱位时，头可移向前方或后方。侧位片上颈干角数值平均为 25°。

拍摄肩胛侧位片时，将 X 线片匣放于患肩前外侧，对侧肩向前旋转 40°位，X 线线球管在背后平行于肩胛冈。垂直于底片拍摄即可获得肩胛侧位片。在可能时应力求拍摄腋位 X 线片能为盂肱关节的前、后脱位、肱骨近端骨折的前后移位及成角畸形提供最为清晰、明确的影像。

新鲜损伤后，由于患肩疼痛，外展活动受限，拍摄腋位片会有一定的困难。但仰卧位，患肩外展达 30°时，片匣放于肩上，球管自腋下方向上拍照即可拍得腋位片。

此外也可采用 Velpeau 腋位拍摄。患者可不去除颈腕吊带或三角巾，可站位或坐位身体向后倾斜 45°底片放在肩下方，X 线球管由肩上方向下垂直拍照。腋位 X 线片示肩后脱位。

穿胸位片对诊断盂肱关节骨折脱位也有一定价值。但由于与肋骨胸部重叠，影像多不清晰。

其他旋转体位拍片对某些特定骨块移位大小的判断有一定帮助。断层摄影、CT 检查时对判断头关节面骨折的范围以及骨折移位的程度有很大帮助。

五、治疗

肱骨近端骨折的治疗原则是争取理想的复位，尽可能保留肱骨头的血循环供应，保持骨折端的稳定，并能早期开始功能锻炼。但也要认识到肩关节是全身活动范围最大的关节，因此一定程度的畸形，由于活动范围的代偿，一般不会造成明显的功能障碍。因此在决定治疗方案时，除根据骨折的移位，成角的大小及骨折的解剖部位等因素外，尚需考虑患者年龄、全身状况、合并损伤、医疗技术条件等因素综合分析判断。

肱骨近端骨折中轻度移位骨折占 80%～85%，一般可采用非手术方法治疗。大多数二部分骨折也可应用非手术方法治疗。明显移位的结节骨折常需手术复位固定。而三部分骨折、四部分骨折及骨折脱位和肱骨头的劈裂骨折多需手术治疗。

(一)一部分骨折

由于骨折块间没有明显的移位和成角畸形，骨块间仍留有一定的软组织联系，因此骨折比较稳定。一般不需再复位。初期治疗是适当的制动，保持患者舒适与骨折的稳定。早期开始肩关节的功能锻炼，一般皆可取得满意的治疗结果。对有一定移位或成角的骨折，也可给予适当的整复，采用相应的方法制动。

一般可使用颈腕吊带、三角巾将患肢保护于胸侧，腋窝部垫一棉垫。也可采用绷带、棉垫将患肢包扎固定于胸侧。以达到制动、止痛舒适的效果。制动 7～10d 后，当肿胀开始消退、疼痛减轻，骨折端相对更为稳定后，即可开始肩关节功能锻炼。功能锻炼期间需间断拍摄 X 线片，复查骨折有无移位，以便指导功能锻炼的进程。

功能锻炼的活动范围和强度应由小到大、循序渐进。初期主要为被动活动，增加活动范围为主。随着软组织的修复及骨折的愈合进程，逐渐转变为主动的，增进肌肉力量的锻炼和抗阻力功能锻炼。一般每天可练习 3～4 次。每次持续 20～30min。锻炼前局部可先行热敷20min，以使软组织松弛。初期锻炼时可配合应用止痛药物，有条件者可在理疗医师指导下制定康复锻炼计划和进行功能锻炼。

(二)二部分骨折

1.二部分解剖颈骨折

解剖颈骨折较为少见。由于肱骨头的血循环受到破坏，因此肱骨头易发生缺血坏死。对于年轻患者,早期仍建议采用切开复位内固定。术中操作应力求减少软组织的剥离,减少进一步损伤肱骨头的血循环。尤其肱骨头后内侧仍连有部分干骺端的骨折块时,肱骨头有可能经由后内侧动脉得到部分供血而免于坏死。此外有碎骨折块或解剖复位有困难时,可接受一定的骨折移位,不必强求解剖复位而增加更多的软组织剥离。内固定应力求简单有效,多采用克氏针螺钉或用钢丝张力带固定,以减少手术创伤。

如果肱骨头骨折块较小,难以行内固定,或老年患者,可行一期人工肱骨头置换术。

2.二部分外科颈骨折

移位的外科颈骨折原则上应首选闭合复位治疗。闭合复位应在满意的麻醉下进行。全麻效果较好,以保证肌肉松弛,易于手法操作及复位。复位操作应轻柔,根据创伤解剖及移位的方向按一定的手法程序进行。不要盲目、反复、粗暴地进行复位。否则不仅增加损伤,而且使骨折端磨圆滑,影响骨折端的稳定。有条件者可在C形臂监视下进行复位。

移位的外科颈骨折可分为骨端间成角嵌插、骨端间完全移位以及骨端间粉碎移位三种类型。

骨端间嵌插成角畸形＞45°者,应予手法矫正。外科颈骨折侧位片上多有向前成角畸形,正位常为内收畸形。整复时需先行轻柔牵引,以松动骨干与近骨折端间的嵌插,然后前屈和轻度外展骨干、矫正成角畸形。整复时牵引力不要过大,避免骨端间的嵌插完全解脱,否则会影响骨端间的稳定。复位后用颈腕吊带或绷带包扎固定。也可以采用石膏夹板固定。

骨端间移位的骨折,近骨折块因大、小结节完整,旋转肌力平衡,因此肱骨头有旋转移位。远骨折段因胸大肌的牵拉向前、内侧移位。整复时应先沿上臂向远侧牵引,当骨折断端达到同一水平时,轻度内收上臂以中和胸大肌牵拉的力量。同时逐渐屈曲上臂以使骨端复位。最好能使骨端复位后正位片上呈轻度外展位。整复时助手需在腋部行反牵引,并以手指固定近骨折块同时帮助推挤骨折远端配合术者进行复位。复位后如果稳定,则可以吊带及绷带包扎固定或以石膏固定。如果骨折复位后不稳定,可行经皮穿针固定。骨折复位后,自三角肌止点以上部位进针斜向内上至肱骨头。一般以两枚克氏针固定。然后再从大结节部位进针斜向内下以第三针固定。最好在C形臂监视下操作。核实复位固定后,将克氏针尾剪断并折弯留于皮下。必要时可在前方经远骨折端向头方向以第四枚针固定。术后以三角巾保护,早期进行肩关节功能锻炼。术后4～6周,可拔除固定针。

有时骨端间由于软组织嵌入,影响骨折的复位。肱二头肌长头肌腱夹于骨块之间是常见的原因。此时只能采用切开复位内固定治疗。手术操作应减少软组织的剥离。可以松质骨螺钉、克氏针、钢丝缝合固定或以钢板螺钉固定。

粉碎型的外科颈骨折,如果移位不明显,可以复位后以吊带、绷带或以石膏夹板固定。有时也可采用肩"人"字石膏固定或应用尺骨上端骨牵引维持复位。上臂置于屈曲,轻度外展位。待骨折处相对稳定或有少量骨痂时,可去除牵引以三角巾保护,并开始肩关节功能锻炼。

如粉碎骨折移位明显,不能行闭合复位或很不稳定时,则需行切开复位内固定。一般可用钢板、螺丝钉固定。如内固定后仍不能达到骨端稳定时,则需加用外固定保护。

近年来,采用闭合复位、肱骨近端髓内针治疗移位外科颈骨折取得良好效果,此法具微创、稳定的特点,利于术后尽早功能锻炼。

3.二部分大结节骨折

移位>1cm 的大结节骨折,骨折块向后上方移位,肩外展时与肩峰撞击,影响盂肱关节的功能。因此应采用手术治疗,缝合固定。

盂肱关节前脱位合并大结节骨折发生率较高。一般应先行闭合复位肱骨头,复位后大结节骨块多也即复位,可采用非手术方法治疗。如骨块不能复位时,则需行手术复位固定。

4.二部分小结节骨折

单独小结节骨折极为少见,常合并于肩关节后脱位。骨块较小,不影响肩关节内旋时,可行保守治疗。如骨块较大且影响内旋活动时,则应行切开复位、缝合固定。

(三)三部分骨折

三部分骨折原则上应行手术治疗。手法复位难以成功。由于肱骨头的血循环受到部分损伤,因此肱骨头有缺血坏死的可能,有报道其发生率为 3%～25%。手术的关键是将移位的结节骨块与肱骨头及干骺端骨块复位固定,无须力求解剖复位而剥离更多的软组织,以免增加损伤肱骨头的血循环。内固定以克氏针、钢丝、不吸收缝线固定为主,不宜采用钢板、螺钉固定。有报道经钢板固定治疗者,肱骨头坏死率高达 34%。

年老、严重骨质疏松者,难以行内固定维持复位时,可行人工肱骨头置换术。

(四)四部分骨折

四部分骨折常发生于老年人、骨质疏松者。比三部分骨折有更高的肱骨头缺血坏死发生率。有的报道高达 13%～34%。一般应行人工肱骨头置换术。只在年轻患者,如果肱骨头骨折块没有脱位,并保留有一定的软组织附着条件下,可试行切开复位,以克氏针、钢丝等较小创伤的内固定物固定。人工肱骨头置换术首先由 Neer 在 1953 年报道。在此之前肱骨近端的严重粉碎骨折只能采用肱骨头切除术或肩关节融合术治疗。人工关节的应用改进了肩部骨折的治疗效果。1973 年 Neer 重新设计出新型人工肱骨头(Neer Ⅱ型)。经过几十年的应用和改进,目前人工肱骨头置换术治疗肱骨近端骨折已达 83% 的优级结果。

(五)骨折脱位

二部分骨折脱位:盂肱关节脱位合并结节移位骨折时,应先复位肱骨头,关节脱位复位后,结节骨块也多可复位,复位后以吊带或绷带固定患肩。肩脱位复位后,如果结节骨块仍有明显移位时,则需手术复位固定结节骨折块。

肱骨头脱位合并解剖颈移位骨折时,多需行人工肱骨头置换术。

肱骨头脱位合并外科颈移位骨折时,可先试行闭合复位肱骨头,然后再复位外科颈骨折。如闭合复位不成功,则需行切开复位内固定。

三部分骨折脱位:一般均需切开复位肱骨头及移位的骨折。选择克氏针、螺钉、钢丝缝合固定。术中注意减少组织剥离。

四部分骨折脱位:由于肱骨头失去血循环,因此应行人工肱骨头置换术。

(六)肱骨头嵌压和劈裂骨折

肱骨头嵌压骨折一般是关节脱位的合并损伤。肱骨头压缩面积<20% 的新鲜损伤,可行保守治疗。后脱位常发生肱骨头较大面积的压缩骨折,如果压缩面积达 20%～45% 时,由于肩关节不稳,可发生复发性后脱位。需行肩胛下肌及小结节移位至骨缺损处,以螺钉固定。压

缩面积＞45％时,需行人工肱骨头置换术。

肱骨头劈裂骨折或粉碎骨折多需行人工肱骨头置换术。年轻患者,如果肱骨头骨折块连有较长的颈骨片时,肱骨头骨折块可能仍保留有一定血循环供应,可行切开复位内固定。

六、并发症

1.血管损伤

肱骨近端骨折合并血管损伤者较为少见。一般以腋动脉损伤发生率最高。有报道在移位骨折者中损伤率为 4.9％,多为高能量损伤骨折移位所致。老年患者由于血管硬化、血管壁弹性较差,较易发生血管损伤。动脉损伤后局部形成膨胀性血肿,疼痛明显。肢体苍白或发绀、皮肤感觉异常。有些病例由于侧支循环,肢端仍有血循环供应。动脉造影可确定血管损伤的部位及损伤的性质,证实诊断后,应尽早手术探查。固定骨折,同时修复损伤的血管,可行大隐静脉移植或人造血管移植。

2.臂丛神经损伤

肱骨近端骨折合并臂丛神经损伤发生率为 6.1％。有的报道高达 21％～36％。以腋神经最多受累,肩胛上神经、肌皮神经和桡神经损伤也偶有发生。腋神经损伤时,肩外侧皮肤感觉丧失,但测定三角肌纤维的收缩更为准确、可靠。腋神经损伤时,可采用肌电图观察神经损伤恢复的进程。绝大多数病例在 4 个月内可恢复功能,如伤后 2～3 个月仍无恢复迹象时,则可早期进行神经探查。

3.胸部损伤

高能量所致肱骨近端骨折时,常合并多发损伤,应注意除外肋骨骨折、血胸、气胸等。

4.肩关节僵直

主要由于关节囊韧带和肩部滑囊粘连以及肌肉挛缩所致。治疗方法主要应采用理疗及功能锻炼。骨折已经愈合后,如功能锻炼进展不大。可在麻醉下行手法松解,但操作必须轻柔,以免造成骨折。也可考虑行关节镜检查,清除松解关节内的粘连。

5.骨折畸形愈合

肱骨外科颈骨折常发生向前成角畸形愈合,可影响上举的功能。畸形严重,需行截骨矫正成角畸形。采用较牢固的内固定,达到能以早期活动的效果。

6.大结节移位骨折畸形愈合

可因与肩峰相撞击影响肩外展活动。可将大结节重新复位固定。必要时同时行肩峰成形及喙肩韧带切除。

7.肱骨头缺血坏死

肱骨头缺血坏死可使肩关节活动受限、疼痛。需行人工肱骨头置换术。如果肩盂关节面也已破坏,则需行全肩关节置换术。

8.骨折不愈合

较为少见。多因移位明显,骨块间夹有软组织以及治疗不当所致。外科颈骨折不愈合多需采用切开复位。钢板螺丝钉内固定,同时加植骨。因骨质多有疏松改变,而且近侧骨折块较小,内固定很难达到牢固固定的程度,因此术后多需肩人字石膏保护6~8周,或以外展支架保护。如果骨质疏松明显、螺钉难以固定时,可以钢丝穿过肌腱附着处固定。如骨块有吸收、头骨折块很小难以复位固定时,可行人工头置换术。高龄体弱患者也可采用保守治疗。

9.骨化性肌炎

可见于骨折脱位的病例。应以主动功能锻炼为主,禁忌被动关节活动。手术治疗困难,效果不肯定。

七、肩关节功能评价标准

目前国际上最常采用 Neer 标准用为评定肩关节功能结果。Neer 评定标准总分为 100 分。疼痛占 35 分,功能使用情况占 30 分,活动范围占 25 分,解剖位置占 10 分。总分>89 分为优;>80 分为满意;>70 分为不满意;70 分以下为失败。

第四节　肱骨干骨折

肱骨干骨折一般是指肱骨外科颈以下 2cm 至肱骨髁上 2cm 之间的骨折。约占全身骨折总数的 1.31%。

一、损伤机制

1.直接暴力

致伤暴力直接作用于肱骨干,是造成肱骨干骨折的最常见原因,如棍棒或锐器的直接打击、汽车撞伤、机械的挤压、高处坠落伤、火器伤等。这类骨折常表现为开放性骨折,而且骨折多为横骨折或粉碎性骨折,肱骨上、中 1/3 更为常见。

2.间接暴力

致伤暴力通过力的传导作用于肱骨干而引发骨折。如摔倒时肘部或手掌着地、两人之间强力掰腕子等,甚至猛烈的肌肉收缩也可造成肱骨干骨折,如运动员投掷标枪、垒球时。多发生在中下 1/3 处,骨折类型常为斜形或螺旋形。骨折端的成角和移位取决于引发骨折的暴力方向、骨折的水平、两骨折段所受到的肌肉牵拉作用的复合影响。

二、骨折的分类

同其他骨折的分类一样,肱骨干骨折可依据不同的分类因素构成多种分类方式。根据骨折是否与外环境相通可分为开放性和闭合性骨折;因骨折部位不同可分为三角肌止点以上及三角肌止点以下骨折,由于骨折程度不同可分为完全骨折和不完全骨折;根据骨折线的方向和特性又可分为纵、横、斜、螺旋、多段和粉碎型骨折;根据骨的内在因素是否存在异常而分为正常和病理骨折等。

AO 的骨折分类,将所有的骨折予以统一的标准化分类,基本原则是:每一骨折先分做三类,然后将每类再分为三组,而每一组又再分为三个亚组。一共有 3 类、9 组、27 个亚组。在用于其他部位的骨折时也有相似的分类形式。A1 表示最简单的骨折、预后好,而 C₃ 表示骨折最为复杂且预后最差。肱骨骨折属长管状骨折。

三、临床症状和体征

同其他骨折一样,肱骨干骨折后可出现疼痛、肿胀、局部压痛、畸形、反常活动及骨擦音等,骨科医师不应为证实骨折的存在而刻意检查骨擦音,以免增加伤者的痛苦和桡神经损伤。对于不完全或无移位的骨折,单凭临床体检很难判断,所以对可疑骨折的患者必须拍 X 线片。拍片范围包括肱骨的两端、肩关节和肘关节。对于高度怀疑有骨折的患者,即使在急诊拍片时未能发现骨折也不要轻易下无骨折的结论,可用石膏托暂时固定两周后再拍片复查,若有不全的裂纹骨折此时因骨折线的吸收而显现出来。

若骨折合并桡神经损伤,可出现垂腕、手部掌指关节不能伸直、拇指不能伸展和手背虎口区感觉减退或消失。肱骨干骨折的患者应当常规检查患肢远端血运的情况,包括对比两侧桡动脉搏动、甲床充盈、皮肤温度等,必要时可行血管造影,以确定有无肱动脉损伤。

四、治疗方法

根本原则是:有利于骨折尽早愈合,有利于患肢的功能恢复,尽可能减少并发症。

(一)闭合治疗

近几十年来的骨科著作中,均强调绝大多数的肱骨干骨折可经非手术治疗而痊愈,国外的文献报道中其成功的比例甚至可高达 94% 以上。但在临床实际工作中能否达到如此高的比例仍值得商榷。此外,现代的就医人群已对骨科医师提出了更高的要求,即不仅要获得良好的最终治疗结果,而且希望治疗过程中尽量减少痛苦,在骨折愈合期间有相对高的生活质量,甚至仍能够从事一些工作。那种令患者在石膏加外展架上苦撑苦熬数个月、夜间无法平卧的传统治疗方式很难被多数患者所接受。依现代的治疗观点,闭合治疗的适应证应结合患者的具体情况认真审视后而定。

1.适应证

可供参考的适应证为

(1)移位不明显的简单骨折(AO 分类:A1、A2、A3)。

(2)有移位的中、下 1/3 骨折(AO 分类:A1、A2、A3 或 B1、B2)经手法整复可以达到功能复位标准的。

2.闭合治疗的复位标准

肱骨属非负重骨,轻度的畸形愈合可由肩胛骨代偿,其复位标准在四肢长骨中最低,其功能复位的标准为:2cm 以内的短缩,1/3 以内的侧方移位、20°内的向前、30°以内的外翻成角以及 15°以内的旋转畸形。

3.常用的闭合治疗方法

(1)悬垂石膏:应用悬垂石膏法治疗肱骨干骨折已有半个多世纪的历史,目前在国内外仍有相当多的骨科医师在继续沿用。此法比较适合于有移位并伴有短缩的骨折或者是斜形、螺旋形的骨折。悬垂石膏应具有适当的重量,避免过重或过轻,其上缘至少应超过骨折断端 2.5cm 以上,下缘可达腕部,曲肘 90°,前臂中立位,在腕部有三个固定调整环。在石膏固定期间,前臂需始终维持下垂,以便提供一向下的牵引力。

患者夜间不宜平卧,而采取坐睡或半卧位(这是使用悬垂石膏的不便之处)。吊带需可靠地固定在腕部石膏固定环上,向内成角畸形可通过将吊带移至掌侧调整,反之向外成角则通过背侧的固定环调整。后成角和前成角,可利用吊带的长短来调整,后成角时加长吊带,而前成角则缩短吊带。使用悬垂石膏治疗应经常复查拍 X 线片,开始时为 1~2 周,以后可改为 2~3 周或更长的间隔时间。石膏固定期间应注意功能锻炼,如握拳、肩关节活动等,减少石膏固定引起的副作用。对某些患者,如肥胖或女性,可在内侧加一衬垫,以免由于过多的皮下组织或乳房造成的成角畸形。当骨折的短缩已经克服、骨折已达到纤维性连接时,可更换为 U 形石膏。

悬垂石膏曾成功地治愈过许多患者,但也不乏骨折不愈合或迟延愈合的例子。故治疗期间应注意密切观察,若固定超过 3 个月仍无骨折愈合迹象,已出现失用性骨质疏松时,应考虑改用其他方法,如切开复位内固定加自体植骨,不要一味地坚持下去,以避免最后因严重的失用性骨质疏松导致连内固定的条件都不具备,丧失有利的治疗时机。对中老年患者更应注意这点。

(2)U 或 O 形石膏:多用于稳定的中下 1/3 骨折复位后,或应用其他方法治疗肱骨干骨折后的继续固定手段。所谓 U 形即石膏绷带由腋窝处开始,向下绕过肘部再向上至三头肌以上。若石膏绷带再延长一些,使两端在肩部重叠则成为 O 形石膏。U 形石膏有利于肩、腕和手部的关节功能锻炼,而 O 形石膏的固定稳定性更好一些。

(3)小夹板固定:对内外成角不大者,可采用二点直接加压方法(利用纸垫),对侧方移位较多,成角显著者,常可用三点纸垫挤压原理,以使骨折达到复位。不同骨折水平的骨折需用不同类型的小夹板,如:上 1/3 骨折用超肩关节小夹板,中 1/3 骨折用单纯上臂小夹板,而下 1/3 骨折需用超肘关节小夹板固定。其中尤以中 1/3 骨折的固定效果最为理想。

(4)功能支具:是 1977 年由 Sarmiento 介绍的,是肱骨干骨折非手术治疗的重大进步,使许多患者无须手术即获得良好的功能。功能支具可作为最初治疗,但更多用于损伤发生 1~2 周后,患者已接受非手术或手术治疗情况下的后续治疗。功能支具因其简单易行且具有多种功能而被广泛接受。Sarmiento 等通过回顾性研究对这种方法作了更为深入的介绍。功能支具起于肩部,止于肘上,由两片预先塑形并加衬垫的塑料夹板组成,一片位于内侧,一片位于外侧。通过可调节的 Velcro 绑带连接在一起。支具可定做,或采用预制组件。工作原理是重力牵引及软组织挤压作用。因此,支具必须与上臂紧密贴附,并要随着肿胀的消退定期调整。支具无法完全消除骨折端的所有运动。发生在骨折端的微动能够刺激骨痂形成。和其他保守方法一样,可以接受轻度成角,并能获得满意的功能。功能支具的优点是避免肘关节僵硬。为了获得良好的功能,患者必须能够行走、合作并参加康复锻炼。这种方法不适用于肥胖及卧床患者。

(5)其他治疗方法:采用肩人字石膏、外展架加牵引或鹰嘴骨牵引等治疗肱骨干骨折,虽在某些情况下仍偶有应用,但多数情况下已经较少使用。

(二)手术治疗

如果能够正确掌握手术指征并配合以高质量手术操作,绝大多数的肱骨干骨折可以正常愈合。同时可以减少因长期石膏或小夹板等外固定带来的邻近关节僵硬、肌肉萎缩和失用性骨质疏松等不利影响,甚至可在固定期间从事某些非负重性工作,其间的生活质量相对较高。不利的方面是:所花费用较多,需二次手术取出内固定物,手术本身具有一定的风险。

1.手术治疗的适应证

(1)绝对适应证

①保守治疗无法达到或维持功能复位的。

②合并其他部位损伤,如同侧前臂骨折、肘关节骨折、肩关节骨折,伤肢需早期活动的。

③多段骨折或粉碎性骨折(AO 分型:B3、C1、C2、C3)。

④骨折不愈合。

⑤合并有肱动脉、桡神经损伤需行探查手术的。

⑥合并有其他系统特殊疾病无法坚持保守治疗的,如严重的帕金森病。

⑦经过 2～3 个月保守治疗已出现骨折迟延愈合现象、开始有失用性骨质疏松的(如继续坚持保守治疗,严重的失用性骨质疏松可导致失去切开复位内固定治疗的机会)。

⑧病理性骨折。

(2)相对适应证

①从事某些职业对肢体外形有特殊要求,不接受功能复位而需要解剖复位的。

②因工作或学习需要不能坚持较长时间的石膏、夹板或支具牵引固定的。

2.手术治疗的方法

(1)接骨板固定:接骨板或许是肱骨骨折固定的"金标准",具有骨折愈合率高等优点。骨折部位易于显露,通过稳定骨折产生的加压来准确恢复力线。如有必要,还可同期植骨来促进骨折愈合。根据需要直视、游离并修复桡神经。术后允许早期活动相邻关节,避免关节僵硬。功能恢复快,肌肉萎缩较轻。接骨板技术的指征包括:骨折合并神经血管损伤、肱骨远端骨折、螺旋骨折或斜形骨折、假体周围骨折。接骨板骨折存在一定的缺点。破坏了软组织包鞘,延长骨折的愈合时间。掀起骨膜及组织的操作会妨碍骨折愈合。为此,必须减少软组织的剥离,采取轻柔的软组织操作技术。并发症包括不愈合、神经血管损伤及内固定失败。术后感染罕见,但仍应预防性应用抗生素。

骨折段的显露取决于骨折的部位及类型。多采用前外侧入路(沿肱二头肌外侧缘劈开肱肌)来显露骨折。此外,Gerwin 等介绍的向内侧牵开肱三头肌的改良后方入路对肱骨的显露优于劈开肱三头肌的传统后方入路。采用 4.5mm 系列宽 LC-DCP。接骨板的螺钉孔应交错排列。骨质疏松患者最好采用锁定接骨板。应根据骨折的类型选择恰当的接骨板及螺钉。

（2）髓内钉：随着髓内钉在治疗下肢骨折中获得成功，它也用于治疗肱骨干骨折。髓内钉具有接骨板所不具备的生物力学优点：髓内钉的位置靠近机械轴线，承受的机械应力较小；对皮质骨的应力遮挡较轻；无须剥离软组织包鞘；出血较少；感染风险较低。但应注意避免骨折端分离。

髓内钉固定的指征包括：粉碎骨折、节段骨折、病理骨折及骨质疏松性骨折。位于肱骨干下 1/5 的骨折不适合髓内钉固定。小结节下方的骨折建议采用特殊设计的髓内钉而不是标准的肱骨髓内钉。螺旋骨折及斜形骨折最好采用接骨板固定。放置髓内钉的操作本身可能进一步加重神经血管的损伤，因此合并桡神经麻痹或血管损伤时最好采用接骨板固定。

髓内钉的类型：最初的髓内钉系统为简单的非交锁弹性髓内钉。随后逐步发展为刚性交锁髓内钉。非交锁系统的缺点是不宜用于刚性髓内钉，同时无法控制扭转。

弹性髓内钉：包括 Rush 钉及 Ender 钉。Rush 钉为不同型号的直针，一端带钩，便于取出。Rush 针放置方便，但强度低，易移位。因此不再推荐使用。Ender 钉为弹性针，一般同时使用 2～3 根。Ender 钉的固定强度高于 Rush 钉，并具有一定的抗扭转作用。两种髓内钉均可顺行穿钉或逆行穿钉。

刚性髓内钉：应用最广的是刚性髓内钉。所有产品均遵循相同的原理，可扩髓或不扩髓。标准的锁定方式为近端远端均用螺钉锁定。Seidel 钉采用不同的锁定设计，即远端用可膨胀弹簧锁定于肱骨远端皮质。这种锁定方式易发生松动，造成并发症。因此，最好用螺钉锁定。对更靠近端的骨折，采用特殊设计的近端锁定方式，即将螺钉锁定于肱骨头内。

可膨胀髓内钉系统：与依靠锁定螺钉来获得轴向及旋转稳定性的传统髓内钉系统不同，最新髓内系统的钉壁充满整个髓腔。这类髓内钉更适合于骨质较差的患者，并发症少，骨折愈合满意，功能愈合良好。

弹性交锁髓内钉：这种弹性髓内钉可以顺行穿钉或逆行穿钉并静态锁定。穿钉时不剥离肩袖，避免损伤肱骨头的关节面。顺行穿钉的入钉点远离肩峰，位于肱骨干的外侧或前外侧。插入弹性髓内钉后，用克氏针锁定，或用螺钉在近端或远端锁定。这种方法避免了经结节穿钉所致的肩部并发症。但是，对髓腔直径不超过 8mm 的患者，应慎用这种髓内钉。

对于接骨板和髓内钉固定孰优孰劣的争论一直存在。两者均有有力的支持证据，但每种方法均有一定的并发症。顺行穿钉时，肩部疼痛及功能障碍的发生率较高。经后方入路接骨板固定后，肘部疼痛及僵硬的发生率较高。需要进一步的前瞻研究来解答这一问题。

（三）血管损伤

肱骨干骨折合并血管损伤是一种紧急情况，需积极地予以及时、恰当处理。在急诊中遇到肢体远端有缺血表现，如皮温低、甲床充盈欠佳、桡动脉搏动减弱或消失，应考虑到有肱动脉损伤的可能。

血管造影对判断损伤的有无和损伤的水平有较大的参考价值，但在急诊情况下，并非每所医院都具备此种检查条件，因而不必完全依靠该项检查结果。与桡神经损伤不同，对肱动脉损伤的处理应当非常积极，一旦怀疑有血管损伤，就应做好手术探查的各方面准备。动脉修复前先行骨折内固定，动脉损伤修复的办法应根据损伤的部位和类型，动脉壁裂伤短而洁净的可直接吻合；断端有挫伤、参差不齐者，则需修整、部分切除后再行吻合。吻合时血管张力不应过高,否则应行自体静脉或人造血管移植。

对于动脉损伤后呈现痉挛状态而无阻塞和裂伤者,可行动脉周围普鲁卡因浸润,以解除动脉痉挛。有些病例也可行星状神经节封闭,对于痉挛持续存在者,应行手术探查。

(四)迟延愈合与不愈合

肱骨干骨折迟延愈合或不愈合的发生率相对较高仅次于胫骨,原因主要是局部因素,但全身性因素也应在考虑之列:如肾功能衰竭、糖尿病、贫血、严重营养不良、甲状旁腺功能亢进等疾患,以及某些药物如抗凝、抗癫痫、非甾体类抗炎止痛药、四环素、氟化物等药物可影响骨折的愈合;维生素 D 缺乏可影响钙盐沉积。影响骨折愈合的局部因素包括:

1.骨折位置

肱骨干骨折发生部位以中段为最多,又以中下 1/3 骨折不愈合率为更高。由于肱骨干中段骨折,尤其是中下 1/3 交界处的骨折易于招致滋养动脉的损伤。肱骨干的主要动脉大多数只有一支,直接由肱动脉分出,通常在肱骨中下 1/3 交界处或中点附近的前内侧进入骨内,并在骨皮质内下行,并发出分支。该滋养动脉的损伤直接影响骨折断端的血运,易于导致迟延愈合与不愈合。

2.粉碎性骨折

例如高能量的 B3、C1、C2、C3 骨折,属比较严重的粉碎骨折,较 A 型骨折更容易发生迟延愈合和不愈合。

3.开放性骨折

开放性骨折多为直接暴力致伤,软组织损伤严重,局部血运差,骨折类型也多为粉碎性,固定难度较大,而且开放的伤口容易发生感染,易于发生骨折不愈合。

4.手术治疗的干扰

内固定治疗可以达到解剖复位,正确使用可以缩短愈合时间并减少邻近关节僵硬。但手术本身也可以增加软组织损伤,骨膜的剥离使本来就已缺血的骨端又失去了从骨膜来的部分血运。尤其是那种为获得较好的显露而过于广泛剥离骨膜和周围的软组织。应当强调手术的操作质量,尽量减少不必要的显露,除骨断端 2～3cm 范围内。其他部分只要推开骨干周径的 1/2 即可,钢板固定钻骨孔时对侧的保护可通过限制钻头的长度来完成(在钻对侧骨皮质时导钻上方仅留下 0.5cm 的余量),不必在对侧放置一金属物,以减少组织的剥离。尽可能不要使粉碎性骨折块完全游离,保留一定的血供。

5.缺乏可靠的固定措施

从理论上讲,只要有可靠的固定措施,绝大多数骨折都能愈合。由临床实际情况看,多数骨折不愈合或迟延愈合都能够找到医源性的原因。内固定方面:使用的内固定器材不当,如将 Rush 针作为髓内针使用,而未附加其他固定措施,造成骨断端分离;使用四孔钢板甚至较薄的葫芦形钢板固定强度不够,出现松动、弯曲、断裂;内固定手术质量不高、骨折复位欠佳,出现较大的缝隙或较严重的粉碎性骨折未能一期植骨。国内有学者统计,肱骨干骨折手术后发生迟延愈合或不愈合的病例中,有 50% 以上属技术性原因,包括使用的钢板、螺钉不当和骨折复位质量不高。外固定方面:小夹板或石膏固定期间未能适时地加以调整,骨断端之间没能达到骨愈合所需的稳定状态,如使用悬垂石膏固定,当骨折短缩已经克服已达到纤维性连接时,没有及时更换为 U 形或 O 形石膏。

6.伤口感染

感染可增加骨折端的坏死,延长了局部充血的时间并一直持续到感染被控制时方停止。因此骨断端的坏死吸收更加明显,形成断端之间的缺损,血管再生和重建血运的爬行替代过程延长,骨痂的形成和转化过程也相应受到影响,骨折愈合时被迟延,最终导致不愈合。感染的病例不必急于对骨折不愈合进行手术,应先处理感染,包括:引流、清创、局部灌洗、合理应用抗生素(全身和局部),有条件的可试用抗生素珠链。待伤口愈合 3~6 个月后再通过植骨加内固定或外固定架治疗不愈合。

影响肱骨干骨折不愈合的因素很多,其中手术治疗中的粗暴操作和内固定质量不佳是影响不愈合的重要因素。因此应强调严格掌握手术指征,在条件不具备或缺乏必要的手术经验情况下,不要滥用手术治疗。倘若需手术处理,应注意尽量减少骨膜剥离和损伤骨营养动脉的可能。严格选择内固定物,正确使用,保证达到坚强固定、骨折断端之间无异常活动,有条件的可选用带锁髓内针、有限接触动力加压钢板(LC-DCP)或外固定架。如为粉碎性骨折。可在一期植足量的自体松质骨,以增加骨折端之间的接触面积,并可通过松质骨块内的骨髓细胞成分刺激成骨。

(五)晚期并发症

1.关节僵硬

同其他部位的骨折一样,长期的制动可造成邻近关节的活动受限。主要是肘关节和肩关节,尤其是采用保守治疗的中老年患者。因此在选择治疗方案时就应考虑的发生此种情况的可能。治疗过程期间尽可能缩短肩肘关节的制动时还应向患者强调功能锻炼的重要性,以减少关节活动障碍的程度和持续的时间。

2.骨化性肌炎

骨化性肌炎的确切病因并不十分清楚,一旦发生很难处理。下列几点被认为是有关因素:伤后局部血肿、骨膜剥离或破裂及年龄(儿童发生的可能性较小)。与肘关节损伤相比,肱骨干骨折后骨化性肌炎的发生率相对较低。骨化性肌炎重在预防,治疗中注意避免反复多次的粗暴手法复位,关节功能锻炼时禁忌粗暴的被动屈伸肘关节。

第五节　肱骨髁上骨折

肱骨髁上骨折系指肱骨远端内外髁上方的骨折,多发年龄为 5~12 岁,有时可有血管、神经损伤等严重并发症。

一、病因及分类

肱骨髁上骨折多由间接暴力所致。根据骨折两端的关系,通常将其分为伸直型与屈曲型两种:

1.伸直型

此型多见,跌倒时肘关节半屈位手掌着地,暴力经前臂传导至肱骨下端,导致肱骨髁上部骨折,骨折线由上至下斜行经过。又可由骨折远端桡侧移位或尺侧移位分为桡偏型及尺偏型。

2.屈曲型

此型较少见,多系肘关节屈曲位肘后着地导致髁上骨折,骨折线自前上方斜向下方。

二、临床表现及诊断

肱骨髁上骨折的诊断较容易,伤后肘关节肿胀、疼痛,肘关节功能障碍,髁上部位压痛明显,并可触及骨擦感和反常活动。肘关节骨性标志肘后三角关系正常时,关节正、侧位片可显示骨折的类型和移位的程度。同时应常规检查有无肱动脉、正中神经、桡神经及尺神经损伤。

三、治疗

(1)无移位的骨折,后侧石膏托固定肘关节于90°屈曲位3周。

(2)有明显移位骨折,应尽早施行闭合复位,复位时应先纠正旋转移位再矫正侧方移位,最后矫正前后移位。对尺偏型矫正时,应保持轻度桡偏,以防肘内翻发生。

(3)伸直型骨折复位满意后应用后侧石膏托固定于适当的屈肘位,一般采取60°～90°左右的屈曲位,但以不致使桡动脉减弱为准。2周后换石膏托固定肘于钝角位,3周后拆除石膏练习活动。屈曲型骨折则于伸肘位牵引整复并固定于伸肘位2周,其后再屈曲伤肘至90°,并用石膏托继续固定3周。

(4)对有前臂缺血表现者,应放松屈肘角度重新固定,以免发生缺血性肌挛缩。

(5)手术治疗:对开放性骨折、断端间夹有软组织影响复位或合并有血管损伤时,可行切开复位克氏针内固定,术后长臂用石膏托固定3周。

肱骨髁上骨折处理不当引起 Volkman 缺血性肌挛缩和肘内翻畸形,神经损伤以正中神经为最多,但多为挫伤。3个月内若无恢复可能为神经断裂,应行手术探查。肘内翻畸形轻度无须处理,畸形明显可于14岁后行髁上楔形截骨矫正术。

第六节　肱骨远端骨折

一、肱骨髁上骨折

肱骨髁上骨折是指发生在肱骨髁与肱骨干之间骨质相对薄弱部分的骨折。最常见于5～8岁的儿童,约占全部肘部骨折的50%～60%,属关节外骨折,虽及时治疗后功能恢复较好,但有相当一部分病例合并肘内翻畸形,成人移位骨折大多需要采取手术治疗。一般分为2种类型:伸展型和屈曲型,伸展型占绝大多数(95%)。

(一)伸展型

1.损伤机制

伸肘位肘部直接受到内收或外展的暴力可致此种骨折；跌倒时手掌撑地，同时肘部过伸及前臂旋前也是常见原因；肘部受到直接撞击也不少见。原始暴力和肱三头肌牵拉鹰嘴可使远折端向后、向近端移位；内、外上髁有前臂肌肉起点，肌肉牵拉可造成远折端呈屈曲状态，近折端尖部可移位至肘前窝，使肱动脉、正中神经受到挫伤或刺伤。

2.症状和体征

肘部肿胀，疼痛，远折端向后移位，可与肘后脱位相混淆，但肘后三角关系正常，据此可鉴别。伤后或复位后应注意是否有肱动脉急性损伤和前臂掌侧骨筋膜室综合征，是否出现"4P"征，即：①疼痛；②桡动脉搏动消失；③苍白；④麻痹。

X线所见取决于骨折移位程度，不论移位程度如何，正位片骨折线常呈横行，恰位于关节囊近端，中度移位者，远折端可位于肱骨干内侧或外侧；重度移位者，远折端在冠状面上可有轴向旋转或成角。侧位X线片上，骨折线自前下至后上呈斜行，若骨折无移位，仅可发现"脂肪垫征"阳性；轻度移位者，可见关节面与肱骨干纵轴的交角变小；明显移位者，可发现远折端向后、向近端明显移位。

3.治疗方法

(1)非手术治疗：无移位或轻度移位可用石膏后托制动1～2周，然后开始轻柔的功能活动。6周后骨折基本愈合，再彻底去除石膏或夹板固定。

①闭合复位：儿童患者大多采用此方法，一般应在臂丛麻醉或全麻后进行。助手经上臂及前臂保持伸肘位进行牵引，前臂旋后并稍外翻，术者拇指于远折端后侧将其向前推起，同时用其余手指将近折端向后压下，以矫正前后移位，尔后再矫正侧方移位和旋转畸形，最后屈肘以使后侧的骨膜及三头肌紧张，使骨折复位得到维持。在X线透视下证实复位满意后，用石膏后托或小夹板固定。

骨折复位后将前臂制动于旋前还是旋后位，至今仍存争议。一般认为如远折端向内侧移位，则内侧骨膜保持完整，应将前臂固定在旋前位；若远折端向外侧移位，则外侧骨膜保持完整，应固定在旋后位。

②复位后的处理：复位后应即刻拍摄X线片，并在第2、7、14天复查，以防再移位，期间应仔细观察远折端关节面与肱骨干轴线的关系，并与健侧对照。

(2)手术治疗：

①经皮穿针固定：手术关键是要掌握骨性标志。可分别通过内、外上髁进入克氏针直达骨折近端，但有可能造成尺神经损伤。为避免此并发症，可将2枚固定针都在肘外侧进入：1枚通过外上髁进入，另1枚在小头—滑车沟区域的鹰嘴外侧进入。

②切开复位内固定(ORIF)：手术指征包括：a.骨折不稳定，闭合复位后不能维持满意的复位；b.骨折合并血管损伤；c.合并同侧肱骨干或前臂骨折。对成人患者应尽量选择ORIF。如合并血管损伤需进行修补，更应同时稳定骨折端，可通过前方的Henry入路完成。若不合并血管损伤，则可采取内、外侧联合切口或后正中切口。一般认为后正中切口较好。可用重建钢板或特制的Y形钢板固定，尽可能用拉力螺钉增加骨折端稳定。两块钢板呈90°角分别固定

内、外侧柱,其抗疲劳性能优于后方单用 1 块 Y 形钢板或双髁螺丝钉固定。粉碎骨折应一期植骨。

开放骨折应及时行清创术,污染严重者可考虑延期闭合伤口,彻底清创后可用内固定或外固定架稳定骨折端。

4.并发症

(1)Volkmann 缺血挛缩:保守治疗时,必须密切观察患肢末梢血运,是否出现"4P"征象等,高度重视早期手指过伸痛。若对指端末梢血运有怀疑,则应立刻去除所有外固定物,并减少屈肘角度,必要时行筋膜切开减张术。

(2)肘内翻畸形:畸形超过 20°,观察至伤后 1～2 年畸形稳定,无持续进展,肘部功能也基本恢复,可考虑行髁上楔形截骨矫正术。

(3)肱动脉断裂:较少见。多因骨折端移位压迫肱动脉而造成肢体缺血性改变,应予积极处理,必要时行急诊手术治疗。

(4)神经损伤:主要因骨折局部压迫、牵拉或挫伤所致,神经断裂少见,大多于伤后数周内自行恢复。若伤后 12 周仍无恢复,结合肌电图检查结果,可行手术探查并进行适当处理。

(二)屈曲型

少见,占髁上骨折的 2%～4%。损伤机制是跌倒时肘部处于屈曲位,肘后方受到直接应力所致。远折端相对于肘部向前移位,其后方骨膜破裂,前方骨膜则保持完整,仅与近折端前方骨面分离。

1.症状和体征

同伸展型髁上骨折。肘部处于被动屈曲位,肘后正常突起消失。

2.X 线检查

侧位 X 线片骨折线自前上至后下呈斜行,与伸展型相反。远折端位于肱骨前方,肘部屈曲;正位 X 线片骨折线呈横行。

3.治疗方法

(1)非手术治疗:常很难处理。屈肘位牵引前臂可能获得复位,若在伸肘位牵引前臂则会增加前臂肌肉对髁部的牵拉,使远折端更加屈曲,阻碍复位和损伤肘前结构。在维持牵引时,可用拇指向后推压远折端,并对抗牵引近折端。另一种复位方法是术者一手抓住肱骨髁,另一手维持前臂在屈肘旋后位,牵引肱骨髁以矫正骑跨和成角畸形,助手将石膏管形的衬垫铺好,术者再用手掌向后推压远折端使骨折复位,然后用长臂石膏管形将其固定 6 周。

(2)手术治疗:采取保守治疗时,大多在极度伸肘位才能维持复位,故对儿童患者可采取经皮穿针固定,对成人患者则采取 ORIF。

二、肱骨髁间骨折

(一)概述

肱骨髁间骨折至今仍是比较常见的复杂骨折,其治疗具有很大的挑战性,是"很难处理的少数几个骨折之一"。

（二）损伤机制

尺骨滑车切迹撞击肱骨髁所致,屈肘和伸肘位都可发生,分为屈曲和伸直型2种损伤。

（三）骨折分型

Muller 等人的分类(AO 分类)主要是根据骨折是否累及髁上部位及骨折的粉碎程度,将肱骨远端骨折分为 A、B、C_3 型,其中 C 型为髁间骨折;C_1 型为 T 形骨折伴移位;C_2 型为干骺端粉碎,髁间为简单骨折;C_3 型为干骺端与髁间均为粉碎。

（四）症状和体征

局部肿胀,疼痛。因髁间移位、分离致肱骨髁变宽,尺骨向近端移位使前臂变短。可出现骨擦音,肘后三角关系改变。

放射学检查:正、侧位 X 线片可评估骨折移位和粉碎程度,骨折真实情况常比 X 线表现还要严重和粉碎,可行多方向拍片或 CT 检查,进一步判断骨折情况。

（五）治疗方法

年轻患者应尽可能获得关节面的解剖复位;老年骨质疏松者,若骨折粉碎,内固定效果差,或不可能获得满意的固定,可行一期或二期全肘关节置换术。

1.非手术治疗

(1)石膏固定:主要适用于Ⅰ型无移位骨折,屈肘 90°以石膏前后托或管形固定,直至肿胀消退。2～3 周开始主动活动。有可能发生再移位,需密切随诊观察。

(2)牵引:闭合复位后,用牵引来维持或进一步改善复位,目前已很少使用。

2.手术治疗

肱骨髁间骨折为关节内骨折,多需手术切开复位内固定治疗。手术内固定时,2 个部位需要固定,一是髁间,二是髁上。重点放在髁间,但也应重视髁上。术中将髁间复位后,应根据骨块大小及对应关系选择适宜的内固定物。内固定物应位于滑车的中心,不能穿出关节面或进入鹰嘴窝。髁间有缺损或属严重粉碎骨折时,应用拉力螺钉固定时,应防止由于加压操作引起滑车关节面变窄。X 线片显示的Ⅲ型骨折在术中有可能转化为Ⅳ型粉碎骨折,需要进行植骨,故应常规将髂骨部位消毒备用。

完成髁间固定后,再用钢板将其与骨干进行固定。特制的后方 Y 形钢板的缺点是单平面固定,双钢板固定能够提供更为牢固的稳定。若髁间与髁上骨折连接处有较大间隙或有骨缺损,应予松质骨植骨,否则可发生钢板断裂失效,骨折不愈合;骨折较靠远端时,可将内侧钢板围绕内上髁进行塑形固定。注意恢复肱骨远端的正常前倾。

全肘关节置换:对年龄大于 65 岁、患者原有严重骨性关节炎,又发生髁间严重粉碎骨折时,可一期或二期行全肘关节置换(TEA)。

三、肱骨髁骨折

1.解剖和分类

肱骨远端分为内、外髁,其分界线是小头-滑车间沟。每一髁都包括关节和非关节部位,上髁属非关节部位,外髁的关节面是肱骨小头,内髁的关节面是滑车。

2.损伤机制

侧副韧带的紧张可产生撕脱应力,伸肘位,由于前臂的杠杆作用,可使作用于侧副韧带的张力增加,前臂的内收或外展可使这些应力集中于肱骨远端的一侧。压应力亦可作用于关节面。也可因直接暴力所致,常直接作用于屈肘位时的肘后方。若外力在中心部位平均施加,可使肱骨髁楔形劈开,造成髁间骨折;若外力偏心施加,可导致单独一个髁的骨折。在临床上,应力很少以一种单纯的形式出现,常常是混合性的,造成各种类型的骨折。注意区分单纯髁骨折与髁骨折合并肘脱位:单纯髁骨折后,滑车侧方能够维持肘部稳定。

（一）肱骨外髁骨折

1.临床表现

症状和体征:局部可出现相对于肱骨干和内髁的异常活动。上肢悬垂在肢体一侧时,携带角消失。常出现骨擦音,前臂被动旋转可使骨擦音增强。

放射学表现:骨折线常呈斜行,由小头-滑车间沟或滑车外侧缘斜向髁上嵴。根据骨折类型不同,可出现尺骨相对于肱骨干的外侧移位。伸肌附着点的牵拉可使骨块发生移位。应与小头骨折相鉴别:外髁骨折包括关节面和非关节面2个部位,并常带有滑车的桡侧部分,而小头骨折只累及关节面及其支撑骨。

2.治疗方法

(1)保守治疗:无移位或轻微(不超过1mm)移位者可保守治疗,简单制动2～4周至骨折愈合。也可采取经皮穿针固定。

(2)手术治疗:治疗目的有二,一是必须恢复肱骨髁的对位,以防发生旋转;二是在Ⅱ型骨折中,滑车外侧壁不完整,应予重建。采取后侧或外侧入路均可,常用螺钉或克氏针固定。术中尽可能保持折块的软组织附着。若合并 MCL 断裂,可通过内侧切口对其进行修补。一般认为对年轻体力劳动者和竞技运动员应修补 MCL。

3.并发症和预后

临床疗效取决于骨折粉碎程度及是否获得了准确复位和稳定固定。解剖复位和稳定内固定有助于防止出现创伤性关节炎和活动受限。不正确的复位或固定失效在Ⅰ型骨折可造成肘外翻,在Ⅱ型骨折还可导致尺骨向外侧半脱位,如将合并的小头骨折切除,更可能增加发生上述并发症的危险。外翻可使内髁更加突出和出现尺神经症状,常需在晚期行松解前移术。

（二）肱骨内髁骨折

1.概述

单纯内髁骨折少见,主要原因是对肘内侧的直接打击常可导致突出的内上髁骨折,很少造成深部的内髁骨折。损伤机制是伸肘位摔伤并受到肘内翻的应力,或屈肘位摔伤,鹰嘴直接受力后撞击肱骨髁所致;前臂屈肌可使骨块向远端移位。骨折线一般由深部呈斜行攀升至髁上嵴的末端,若桡骨头边缘像楔子样对关节面施加应力,就可发生骨折线在小头-滑车间沟、呈斜行斜向内上的Ⅱ型损伤。

2.症状和体征

局部异常活动。如桡骨头与尺骨及内髁折块一起向内侧移位,则外髁和肱骨小头明显突出。伸肘使前臂屈肌张力增加,可造成骨块移位。有时可出现尺神经损伤症状。合并 LCL 损伤者可出现外侧触痛和肿胀。

3.治疗

非手术治疗:无移位者可用石膏后托制动2～4周。屈肘、前臂旋前、腕关节掌屈可放松起自内上髁的肌肉张力。移位骨折闭合复位很难获得成功且不易维持。

手术治疗:尽管对某些移位骨折可采取闭合复位,但很难保证关节面不出现"台阶"。一般应采取ORIF。暴露折块时,应首先显露尺神经并予保护,一旦骨折累及尺神经沟或尺神经受到损害,应将尺神经前移。

4.并发症和预后

因骨折涉及滑车沟,很可能造成关节面残留"台阶",导致活动受限及发生创伤性关节炎。向近端移位的髁部骨折畸形愈合可导致肘内翻畸形,骨折畸形愈合或骨痂过度生长可造成迟发尺神经症状。

四、肱骨远端的关节面骨折

包括肱骨小头骨折、滑车骨折,或两者共存:骨折线位于冠状面,平行于肱骨前侧,骨折块没有或几乎没有软组织附着。压缩、劈裂或剪切应力均可造成关节面骨折。因缺少软组织附着,撕脱应力并不能造成这些骨折。骨折原始移位与造成骨折的外力有关。

关节面骨折往往包含有不同程度的软骨下骨骨折。尽管将其分为小头骨折和滑车骨折,并分开来讨论,但实际上两者常常合并在一起发生。

(一)肱骨小头骨折

1.概述

约占全部肘部损伤的0.5%～1%。好发于青少年(12～17岁),极易漏诊。

肱骨小头骨折与外髁骨折的区别:外髁的一部分即关节内部分是小头骨折,不包括外上髁和干骺端;而外髁骨折除包括小头外,还包括非关节面部位,常累及外上髁。小头的前方和下方有关节软骨,后方无关节软骨。屈肘时桡骨头与小头前方关节面相接触;伸肘时桡骨头与小头下方关节面相接触。

2.损伤机制

常由桡骨头传导的应力所致,桡骨头就像内燃机上的"活塞"一样向上运动对小头进行剪切,也可以解释为什么有时合并桡骨头骨折。最为常见的致伤方式是跌到后手掌撑地,外力沿桡骨传导至肘部,撞击小头所致。

3.临床表现

常有肘部活动受限。Ⅰ型骨折影响屈肘,Ⅱ型骨折则阻挡伸肘。前臂旋转不受限制是其特点。可有骨擦音。

X线表现:因骨折块包含有较大的关节软骨,故X线片不能准确反映其真正大小。正位X线片有助于判断合并的滑车骨折块大小,侧位则表现为"双弧征"。

普通平片上对骨折块大小、来源及移位程度进行准确判断比较困难时可行CT检查。

4.治疗方法

(1)非手术方法:对无移位骨折可行石膏托固定3周。

(2)手术治疗:可取外侧入路,在肘肌前方进入。此切口稍偏前,可避开后方的外侧尺骨副韧带(LUCL),且不易损伤桡神经深支。可用微型螺丝钉自后向前旋入固定骨折端,亦可用Her-bert螺丝钉治疗,自前方向后方旋入固定,钉尾埋入关节面下。

某医院手术治疗70余例肱骨小头骨折,内固定物包括松质骨螺钉、克氏针及可吸收螺丝钉,其中以松质骨螺钉的固定效果最好。

若骨折块严重粉碎,几乎不含有软骨下骨,可考虑行切除术。合并肘部其他部位的骨折或肘脱位时,应避免行切除术。

与股骨头不同,肱骨小头即使与它的血供完全分离,也很少发生塌陷和骨关节病。推测骨折块可从软骨下骨的爬行替代获得再血管化,而上肢的关节又不像下肢的完全负重关节一样,在恢复期间,通过肱桡关节的应力并不足以引起塌陷和关节畸形,故即使出现与软组织完全剥离的小头骨折块,也可进行ORIF。

(二)肱骨滑车骨折

少见,大多认为它不是一种单独损伤。滑车的结构特点决定了它不易成为一个单独的骨折:肱骨小头易遭受来自于桡骨头的剪切或压缩应力,直接撞击也可导致小头骨折,而滑车位于肘关节深部,则可使它免遭直接撞击。

伤后关节内渗出,肿胀,活动受限及出现骨擦音。X线可显示骨折块位于关节内侧并恰在内上髁远端时,应高度怀疑滑车骨折,骨折线可自滑车向内上髁延伸。

无移位骨折,可用石膏托固定2~3周;如骨折移位,则应手术治疗,复位后用螺钉或克氏针固定。

五、肱骨上髁骨折

每一个上髁都有自己的骨化中心,这在儿童肘部损伤中有其特殊的意义,因为相对于富有张力的侧副韧带,骨骺生长板本身是一个薄弱点。由于撕脱应力的作用,儿童内上髁骨折常是骨骺分离。在成人,原发的、单纯的上髁骨折少见,大多与其他损伤一起发生。

(一)肱骨外上髁骨折

少见,实际上,有很多学者怀疑它在成人是否是一个单独存在的骨折。外髁的骨化中心较小,在12岁左右出现。一旦骨化中心与主要部分的骨骼融合,撕脱骨折更为少见。外上髁与肱骨外髁平坦的外侧缘几乎在一水平,遭受直接暴力的机会很少。治疗原则类似于无移位的肱骨外髁的治疗,包括对肘部进行制动,直至疼痛消失,然后开始功能活动。

(二)肱骨内上髁骨折

1.概述

比外上髁骨折多见。内上髁的骨化中心直到20岁才发生融合,是一个闭合比较晚的骨骺,也有人终生不发生融合,应与内上髁骨折相鉴别。

2.损伤机制

儿童或青少年发生肘脱位时,可合并内上髁撕脱骨折,骨折块可向关节内移位,并停留在关节内,影响肘脱位的复位。20岁后再作为一个单独的骨折出现或合并肘脱位则比较少见。

3.骨折分类

Ⅰ型:内上髁骨折,轻度移位;

Ⅱ型:内上髁骨折块向下、向前旋转移位,可达肘关节间隙水平;

Ⅲ型:内上髁骨折块嵌夹在肘内侧关节间隙,肘关节实际上处于半脱位状态;

Ⅳ型:肘向后或后外侧脱位,撕脱的内上髁骨块嵌夹在关节间隙内。

4.临床表现

前臂屈肌的牵拉可使骨折块向前、向远端移位。内上髁区域肿胀、甚至皮下淤血,并有触痛和骨擦音。

对青少年患者,应将正常的骨化中心与内上髁骨折进行鉴别,拍摄健侧肘部X线片有助于诊断。骨折合并肘后脱位时,一定要除外关节内是否嵌夹有骨折块:在简单的撕脱骨折中,骨折块向远端移位,可达关节间隙水平;如果在关节间隙水平发现骨折块,则必须排除是否有关节内嵌顿的可能。

5.治疗方法

对轻度移位骨折或骨折块嵌顿于关节间隙内的治疗已达成共识。若骨折无移位或轻度移位,可将患肢制动于屈肘、屈腕、前臂旋前位7~10天即可。如果骨折块嵌顿于关节内,则应尽早争取手法复位,可在伸肘、伸腕、伸指、前臂旋后位,使肘关节强力外翻,重复创伤机制,利用屈肌群的紧张将骨折块从关节间隙拉出,变为Ⅱ型损伤,然后用手指向后上方推挤内上髁完成复位,以X线证实骨折复位满意后,用石膏制动2~3周。

中度或重度移位骨折的治疗至今仍存争议,有3种方法可供选择:①手法复位,短期石膏制动;②ORIF;③骨折块切除。支持非手术治疗者认为,所遗留的任何残疾与持续存在的移位骨折块之间没有明确关系;获得纤维愈合者没有出现肘部疼痛和残疾;内上髁骨块向远端移位并未导致肘部功能下降或前臂屈肌和旋前肌力弱;对患者来说获得纤维愈合与获得骨性愈合的最终结果是一样的。支持手术治疗者认为,移位的内上髁骨块可导致出现晚期尺神经症状及屈腕肌力弱和骨折不愈合,行外翻应力试验检查时会产生肘关节不稳定,并把上述并发症作为手术治疗的理由。一般认为采取保守治疗时,肘部不稳定并不是严重问题,应尽可能进行早期功能锻炼,否则将导致关节僵硬,而不是关节不稳定;功能恢复可能需要长达一年时间,无须过分注意骨折块移位或局部疼痛,即使出现尺神经症状,也可通过在后期进行骨折块切除或神经松解、前移来解决之。

六、髁上突骨折

髁上突是肱骨远端的先天性变异,发生率大约是0.6%~2.7%。此骨性(或软骨)突出位于肱骨远端前内侧面,大约在内上髁近端5cm处。其大小差别很大,小到一个小骨突,大致一个明显存在的"骨钩"。它起于肱骨远端前内侧面偏后,向前、向下走行,内面朝向内上髁。自髁上突尖部向下可形成一个纤维弓（极少数病例此纤维弓可发生骨化），称之为 Struthers 韧带，将髁上突与内上髁连接在一起。旋前圆肌的上部纤维和喙肱肌的下部纤维可起自髁上突或 Struthers 韧带。髁上突、Struthers 韧带以及内上髁组成了一个骨—纤维环，正中神经和肱动脉常由此环内通过。

虽然髁上突的发生率不高，但髁上突骨折在临床上仍具有重要意义。因纤维弓较长，且结构薄弱，有肌肉附着，故很易发生骨折。骨折后局部疼痛剧烈，由于与正中神经和肱动脉的关系密切，可导致神经血管受压的症状，尤其是正中神经功能明显受损者，应高度怀疑此种骨折的发生。推测其损伤机制是局部受到直接创伤造成了髁上突骨折。肘上方 5cm 处肱骨远端前内侧面的骨突有压痛是最重要的诊断依据。前臂旋前或旋后位，主动伸肘可加剧疼痛，亦可出现正中神经麻痹及肱动脉受压的症状。由于骨突位于肱骨远端前内侧面，常规正、侧位 X线片不能确定骨突的位置，可拍摄斜位 X线片。

采取简单制动，可使多数骨折自行愈合，并且无症状，直至疼痛消失后去除外固定，开始主动活动及肌肉张力训练。对仍残留疼痛或存在正中神经功能障碍者，可选择骨突切除术，并把骨突处的骨膜和旋前圆肌起始部的纤维彻底切除，以防再次形成骨突。

第七节　尺骨鹰嘴骨折

尺骨鹰嘴骨折是肘部常见损伤，除少数尺骨鹰嘴尖端撕脱骨折外，大多数病例骨折线波及关节面，属于关节内骨折。多数伴有伸肘装置的破坏，需手术治疗。

一、创伤机制

直接暴力，间接暴力，均可引起鹰嘴骨折。

直接暴力引起的骨折或者无移位，或者为粉碎性。见于跌倒，肘部直接着地，或肘后部的直接打击、碰撞。在治安不好的地区，鹰嘴骨折亦常为利器砍削所致。

间接暴力引起的骨折常见于跌倒手撑地致伤，肱三头肌强烈收缩使鹰嘴骨折，此时骨折多为横形或斜形。

两种力量联合作用（如间接暴力引起骨折后，肘后部又直接触地）则会造成移位而粉碎性的骨折。

二、骨折分型

根据尺骨是否移位、是否为关节内骨折、骨折的粉碎程度、是否合并桡骨头骨折、有无肱桡关节脱位，将尺骨鹰嘴骨折分为 6 型。Ⅰ型的骨折移位不足 2mm，关节内无台阶。Ⅱ型为关节外骨折，累及尺骨鹰嘴近端，是肱三头肌肌腱所致的尺骨鹰嘴撕脱骨折。Ⅲ型为单纯关节内骨折，骨折线为横形或斜形。Ⅳ型为粉碎骨折，骨折线越过尺骨鹰嘴，多合并关节内骨块。Ⅴ

型为尺骨鹰嘴骨折合并肱桡关节脱位，Ⅵ型为尺骨鹰嘴骨折合并桡骨头骨折。Ⅴ型及Ⅵ型中可见到各种类型的尺骨鹰嘴骨折（Ⅲ型或Ⅳ型）或关节脱位。

三、临床表现

伤后肘后肿胀、疼痛，如系直接暴力则皮肤多有挫伤痕迹，局部压痛显著，有时可触及骨擦音，活动肘关节时有疼痛，注意检查能否主动抗重力伸肘（可决定治疗方法）。注意检查尺神经有无损伤。正侧位 X 线片，可以明确诊断，并帮助决定治疗方案。

四、治疗

治疗目的是恢复肘关节的功能，达到无痛的关节活动范围（旋转及屈伸）。即使牺牲部分伸直功能，也要保留屈曲功能，这一点非常重要。解剖复位关节面，减少创伤后关节炎的发生。

无移位骨折（Ⅰ型）采用屈肘 90°夹板制动 3 周。每周拍片，确认骨折块无移位。3 周后去除夹板，用吊带继续制动 3 周。

Ⅱ型、Ⅲ型、Ⅳ型、Ⅴ型及Ⅵ型骨折采取手术治疗。Ⅱ型骨折采用后方尺骨鹰嘴表面的直切口。Ⅱ型及Ⅲ型（横形）骨折，采用张力带技术固定（2.0mm 克氏针及 18G 钢丝）。或用 6.5mm 空心钉及垫片代替张力带。

Ⅲ型（斜形）及所有Ⅳ型及Ⅴ型骨折均采用接骨板螺钉固定。使用 3.5mm 重建板、动力加压板或解剖型钢板。接骨板置于背侧（皮下），近端按鹰嘴的形状塑形，以利于拧入螺钉，增强近端的固定效果。也可使用解剖板。采用接骨板螺钉固定而非张力带出于两方面原因：首先，避免轴向不稳定的骨折发生短缩（如斜形的Ⅲ型骨折及Ⅳ型骨折），其次，为Ⅴ型骨折提供坚强的固定，防止桡骨头移位。Ⅵ型骨折合并的桡骨头骨折，需要复位固定或行假体置换。

术后采用夹板制动以利于止痛及消肿，4～5d 后鼓励患者早期功能锻炼。

第八节　桡骨近端骨折

桡骨近端骨折包括桡骨头、颈骨折和儿童桡骨近端骨骺损伤。成人以桡骨头骨折多见，儿童因桡骨头表面有厚层弹力软骨披复，头骺骨折十分少见，主要发生颈部骨折与 Salter-Harris Ⅰ、Ⅱ型骺板损伤。

一、损伤机制

常见为肘伸直外翻位跌倒致伤，肘关节同时接受轴向与外翻应力，身体重量通过肱骨向下传递并集中于肘外侧。在成人多发生桡骨头骨折，儿童则容易发生桡骨颈骨折或骨骺分离，桡骨头向外下倾斜移位，移位方向以桡骨本身定位则视受伤时前臂旋转位置而定，完全旋后位受伤则桡骨头向外侧移位,旋转中立位受伤则向后倾斜移位。严重病例常合并尺骨鹰嘴骨折,肘内侧韧带断裂或内上髁骨折。偶见并发尺桡骨干或腕舟骨骨折。

二、骨折分类

Jeffery 根据两种主要损伤机理把儿童桡骨颈骨折分为外翻型与合并肘关节脱位型,并被广泛引用。其后,Wilkins 以 Jeffery 分类为基础,加以综合和补充,根据骨折平面所在位置把外翻型骨折又分为 3 个亚型;骨折合并脱位者又分脱位型与复位型损伤此外,为了指导治疗和估计预后,O'Brien 又根据桡骨头骺向外下倾斜角度大小分为 3 级:倾斜＜30°为轻度移位,30°～60°为中度移位,倾斜＞60°为重度移位。

Mason 把单纯桡骨头骨折分为 3 型:Ⅰ型骨折无移位;Ⅱ型骨折移位骨块累及桡骨头30%以上;Ⅲ型为粉碎性骨折。

三、临床表现与诊断

临床表现视伤情轻重而定,裂纹骨折或青枝骨折症状较轻,仅感前臂旋转疼痛或不适。患者常在伤后数天才到医院检查。骨折移位大者,肘外侧肿痛显著,前臂旋转明显受限。合并肘脱位型骨折软组织肿胀明显,肘关节屈伸也明显受限。

移位骨折一般通过肘正侧位片便可做出诊断。为了解桡骨头真实倾斜角度、方向和侧方移位大小,最好照前臂不同旋转位置正侧位片参考,以便能够正确选择治疗方案,指导手法复位。

若临床检查可疑桡骨头骨折,而 X 线片未见骨折线者,可照桡骨头、肱骨小头位片,投照方法如下:肩外展位,肘关节屈曲 90°平放于照相平台片夹上,前臂旋后 90°,拇指朝天,球管射线从前臂近端背侧上方,与片夹成 45°角,并与前臂纵轴垂直射向尺桡骨近端,照出影像桡骨近端完全离开尺骨,能较清楚显示桡骨头近端和肱骨小头前半部影像。

成人桡骨头骨折囊内血肿明显,脂肪垫征阳性率高达 80%以上。幼儿桡骨头化骨中心显现前诊断比较困难,干骺端边线影像模糊或不整齐,是诊断骺分离的重要线索。关节造影或超声检查有助了解骺软骨移位情况。

四、治疗

1.儿童桡骨颈骨折的治疗

无移位或移位很小的骨折,只需长臂石膏托固定 2～3 周。年龄 10 岁以下,桡骨头 20°以内倾斜可不必复位,随年龄增长可自动矫正。

桡骨头倾斜 30°～60°者,应在麻醉条件下手法复位,最好有 C 形臂 X 线机配合,透视下将桡骨头倾斜面转向外侧,助手协助牵引下,术者用一或两个拇指扶托着桡骨头外下缘,用力向近侧推压骨块,松动外侧骨嵌压,力量和方向要控制好,防止桡骨头旋转或脱出。当倾斜角度接近矫正或肱桡关节间隙接近正常,再在牵引下用力向内侧推桡骨头,矫正残余成角与侧方移位。若肱桡关节已复位,桡骨远断端偏向内侧,可一手压住桡骨头,另手屈曲肘关节并内收前臂,使远断端外移复位。

若伸肘位整复对位不满意,可屈肘 90°,使前关节囊和肱三头肌在松弛状态再试将桡骨头复位。

若软组织肿胀严重,手触桡骨头定位困难,或经徒手整复不满意,可在严密消毒无菌操作下用 1～2 枚克氏针经皮刺入骺板近侧化骨中心,挑拨桡骨头复位。此方法较徒手复位成功率高。如骨块不稳定,可经皮从干骺端斜向钻入克氏针贯穿骨骺固定,针尖勿穿出关节面,针尾弯曲剪短,留在皮下或皮外。长臂前后石膏托功能位固定 3～4 周。

10 岁以下儿童桡骨头残留 30°以内倾斜角可以接受,侧向移位不宜超过 3mm,否则在骨塑形完成前,前臂旋转受限明显,也容易导致尺桡骨近端融合。

桡骨头倾侧 60°以上的移位骨折,手法复位困难,也不稳定,操作过程容易损伤维系桡骨头的软组织,损害骨骺血运,许多学者主张切开复位。

手术方法:后外侧入路,以关节间隙为中心,做 2～3cm 长切口,在肘后肌与尺侧伸腕肌之间解剖显露关节囊,注意勿损伤附近的骨间背神经,莫把桡骨头取出然后清创复位,操作要轻柔,注意保护维系于桡骨近端软组织,若复位后桡骨头稳定可不用内固定。合并肘脱位的完全移位骨折,桡骨头大多不稳定,可从干骺端斜向钻入一枚克氏针固定,术毕检查前臂旋转范围,观察上尺桡关节是否相适应,拍片确认对位满意然后闭合伤口。应用长臂前后托固定 3～4周,尽早活动关节。

治疗效果与患者年龄、损伤程度和手术时机有密切关系,Newman 报道 48 例儿童桡骨颈移位骨折,伤后 5d 以上治疗的 12 例只有 3 例获得较好结果。

2.桡骨头骨折的治疗

(1)根据 Mason 分型选择适当的治疗方法

①Ⅰ型骨折:可用长臂后托固定 1～2 周,疼痛减轻便可开始活动,早期以主动活动为主,活动量不宜太大,以免引起骨折不愈合。

②Ⅱ型骨折:有两种不同治疗观点,McAusland 等建议在局麻下检查前臂旋转范围,若旋前、旋后均有 70°活动范围主张保守治疗。外固定短期便应开始活动:而 David 等认为应从 X线片仔细分析病情,如果有手术适应证,不要放弃。对孤立性大块移位骨折,没有小碎片,可切开复位,使用 AO 小型螺丝钉固定。非孤立性边缘骨折,除儿童外,主张切除桡骨头,全切除比部分切除效果好,早切除比二期切除效果好。

③Ⅲ型骨折:如无外翻不稳定,切除桡骨头效果好,若合并内侧副韧带断裂或内上髁骨折,肘外翻不稳定者可用桡骨头假体置换,据文献报道硅酮假体质较软、容易松动,合金假体并发症少些。

(2)桡骨头切除术:入路同切开复位术,有时须自尺骨松解部分旋后肌起点,切开关节囊后,先将游离骨块取出,然后在桡骨头关节面下缘环形切开骨膜,小心向远侧剥离至桡骨结节水平,并向远侧翻转,在结节近侧横断桡骨颈,取出近段骨块与碎屑,将远断端锐缘修平整,反复冲洗术野,彻底清除创内骨屑,松止血带,压迫止血,骨端渗血用骨蜡填塞,利用骨膜和附近软组织覆盖骨断端,细丝线缝合数针固定。拍片检查创内无遗留碎骨片后按层缝合伤口。

术后长臂后托固定 7～10d 后改用颈腕带悬吊患肢,开始功能锻炼。

五、并发症

1.尺桡骨融合

多发生于桡骨颈骨折切开复位治疗和侧向移位未矫正患者,亦偶见于桡骨头切除术后。Newman 报道 48 例桡骨颈骨折 5 例出现此并发症,其中 4 例为手术治疗患者,另一为延误治疗患者。O'Brien 报道 125 例骨折中 6 例出现此并发症,认为此与环状韧带和骨膜损伤严重有关,尺桡骨间纤维粘连和骨化是导致两骨融合原因。

2.骨骺早闭

Jeffrey Ⅱ、Ⅲ型骨折约有半数以上骺早闭,桡骨短缩一般不超过 5mm,肘外翻增加 5°～10°,对功能无影响,无须手术矫正。

3.桡骨头、颈膨大增粗或变形

多见于骨折复位不良病例,对功能影响不大,远期随诊病例这种改变有所减少。

4.桡骨头缺血坏死

多发生于严重移位的头骺分离患者,桡骨头为囊内骨骺,与股骨头相似,颈段移位骨折容易损伤进入骨骺的营养血管。

5.骨折不愈合

偶发生于成人桡骨头Ⅰ、Ⅱ型骨折保守治疗病例,可能与早期活动量大有关。

6.下尺桡关节半脱位。

第九节　尺桡骨干骨折

尺桡骨干双骨折为日常生活及劳动中常见的损伤。青壮年居多。

一、受伤机制

前臂受到不同性质的暴力,会造成不同特点的骨折。可分为以下几类。

1.直接暴力

打击、碰撞等直接暴力作用在前臂上,能引起尺桡骨双骨折,其骨折线常在同一水平,骨折多为横行、蝶形或粉碎性。

2.间接暴力

暴力间接作用在前臂上,多系跌倒,手着地,暴力传导至桡骨,并经骨间膜传导至尺骨,造成尺桡骨骨折。骨折线常为斜形、短斜形。短缩重叠移位严重,骨间膜损伤较重。骨折水平常为桡骨高于尺骨。

3.绞压扭转

多为工作中不慎将前臂卷入旋转的机器中致伤,此种损伤常造成尺桡骨的多段骨折,并易于合并肘关节及肱骨的损伤。软组织损伤常很严重,常有皮肤挫裂、撕脱,因此开放骨折多见。肌肉、肌腱常有断裂,也易于合并神经血管损伤。

二、症状和体征

外伤后前臂肿胀,疼痛,活动受限,可出现成角畸形。前臂局部有压痛,骨折有移位时,可触及骨折端,并可感知骨擦音和骨折处的异常活动。骨擦音和异常活动并无必要特意检查,因其有可能造成附加损伤。

尺桡骨骨折的诊断多可依靠以上的临床体征而确定。但骨折的详细特点必须依靠 X 线片来了解。所拍 X 线片必须包括腕关节及肘关节,并须拍摄正侧两个位置的 X 线片。X 线片包括腕及肘关节,既可避免遗漏上下尺桡关节的合并损伤,又可判断桡骨骨折近段的旋转位置,以利整复。

临床检查中容易遗漏对上下尺桡关节的检查和对手部血运、神经功能的检查。

三、分型

按有无与外界交通的伤口分为闭合性和开放性骨折;按骨折的部位分为近段、中段和远段骨折等,通常混合使用。

骨折的分型与治疗的选择及其预后有关,例如开放骨折预后较闭合骨折要差;粉碎型及多段骨折治疗要复杂;尺桡骨近段骨折,闭合复位成功机会较少。

四、治疗

前臂主司旋转功能,其对手部功能的发挥至关重要。因为对前臂骨折的治疗,不应作为一般骨干骨折来处理,而应像对待关节内骨折一样来加以处理,这样才能最大限度地恢复前臂的功能。

1.前臂简单损伤

移位<50％,成角<15°的单纯尺骨骨折采取非手术治疗。石膏夹板由肘关节至掌指关节。第 4 周去除夹板并用弹力绷带适度包扎。不必再更换短臂管型石膏。第 1、2、3、6 周拍 X线片,检查力线及骨折愈合情况。无移位的单纯桡骨骨折采用长臂管型石膏固定。因骨折易移位,应密切随访。一旦发现移位或成角,就应立即切开复位内固定,以防畸形进一步发展。有移位、成角或有骨间神经血管受压表现的单纯尺桡骨双骨折应切开复位内固定。

桡骨近端骨折采取背侧入路或掌侧入路。尺骨骨折的入路沿尺骨的皮下缘。骨折复位后用动力加压接骨板(DCP)固定。骨折端皮质缺损超过一半,应行自体松质骨植骨。

髓内钉用于多段骨折或桡骨近端骨折,后者在显露过程中易损伤骨间后神经。桡骨髓内钉的入点在 Lister 结节尺侧，尺骨骨折时入点在尺骨鹰嘴。髓内钉可以弯曲，利于恢复尺桡骨的正常曲度，重建骨间隙。髓内钉对骨折的固定与接骨板有所不同，因而恢复相对较慢。髓内钉的优点是在特殊情况下（如严重粉碎骨折）具有原位维持骨折力线的能力，这是接骨板无能为力的。

术后鼓励前臂、腕、肘关节活动范围锻炼。接骨板固定时，骨折愈合的标志是 X 线片上可见骨小梁跨过骨折端。这一过程达 6 月。移位或成角提示复位丢失。出现骨痂提示内固定不牢，或见于粉碎骨折或已行植骨等情况。髓内钉固定时，骨折的愈合情况便于评估，由于髓内钉不是坚强固定，患者对症状的耐受程度与愈合程度相关。

2.前臂复杂损伤

复杂骨折的治疗要点是要充分治疗各个受损结构。

Monteggia 骨折应手术治疗。尺骨骨折必须解剖复位并用 3.5mm 接骨板固定（张力带和半管型接骨板固定不充分）。由于尺骨近端常有短缩及骨质疏松，使用接骨板时应放置在皮下缘，近端沿尺骨鹰嘴充分塑形。

冠状突骨折和桡骨头粉碎骨折常合并 BadoⅡ型骨折，需要解剖复位并坚强固定冠状突骨折，同时尽量保留桡骨头并复位固定。切除桡骨头而未行假体置换会产生许多问题。移位显著或严重粉碎时，在切除桡骨头后行假体置换。

术中透视确认复位情况，冠状突和桡骨头均应解剖复位。术后用长臂夹板将患肢固定于屈肘 90°，前臂旋转中立位。肘关节和前臂的早期活动受到软组织损伤的限制，这一点对于降低接骨治疗的风险非常重要。

少见的 BadoⅠ型骨折多为高能量损伤，伴有神经血管损伤、筋膜综合征及同侧肱骨骨折。尺骨解剖复位并用 3.5mm 接骨板固定后，桡骨头脱位即可复位。合并的肱骨骨折应切开复位内固定。Galeazzi 骨折以及伴有远端尺桡关节损伤的尺骨远端骨折采用接骨板坚强固定。显露时桡骨采用掌侧入路，尺骨采用平行于皮下缘的入路。尺骨茎突骨折常带有三角纤维软骨，复位后用克氏针张力带固定。桡骨长度恢复并用接骨板固定后，远端尺桡关节即可复位。如远端尺桡关节不稳定，先将前臂置于旋后位，此时仍不稳定，则用克氏针在乙状切迹近端贯穿固定尺桡骨。远端尺桡关节不能复位提示三角纤维软骨嵌顿。除非远端尺桡关节需要额外固定于旋后位，否则术后用短臂夹板制动即可。

桡尺分离（Essex-Lopresti 损伤）是指远端尺桡关节及同侧肱桡关节损伤，伴骨间膜撕裂。合并远端尺桡关节损伤是切除近端严重粉碎的桡骨头的禁忌证，原因是存在桡骨向近端移位的风险。建议紧急修复肱桡关节，切开复位固定前臂远端骨折，用长臂管型石膏制动远端桡尺关节于旋后位。远端尺桡关节不稳定，可切开复位，用克氏针贯穿桡尺骨并修复桡尺远端韧带。

3.尺桡骨开放骨折

前臂开放骨折分为 3 型。Ⅰ型创面清洁，裂伤不超过 1cm。Ⅱ型裂伤超过 1cm，但不伴广泛软组织损伤。Ⅰ型及Ⅱ型损伤的常见原因是某一骨折端自内向外穿透软组织。Ⅲ型开放骨折伴有广泛软组织损伤或多为节段骨折，可进一步分为ⅢA 型，如枪击伤时软组织覆盖充分，ⅢB 型为污染环境（牧场、池塘）下的损伤，伴有广泛软组织损伤和骨膜剥离，同时沾染严重。伤口内可能藏有异物或环境自身存在的大量致病原。ⅢC 型开放骨折合并需要重建的血管损伤。

处理此类伤口的重点是避免软组织及骨的感染。为此,需要立即彻底探查并清创。必须进行破伤风免疫接种。在急诊室内清理伤口的同时开始使用静脉抗生素。随后将患者送入手术室,全麻或充分区域麻醉后使用止血带。患肢消毒后,扩大清创,充分显露骨与软组织的损伤。去除失活的皮肤、筋膜、肌肉及碎骨块。向远近端充分切开筋膜,以免遗漏失活组织或残留异物。显露伤口内的神经血管结构,检查其完整性。用含抗生素的溶液彻底冲洗创面。

Ⅰ型、Ⅱ型及ⅢA型开放骨折可按照闭合骨折处理,即一期复位并用接骨板螺钉固定,但伤口应保持开放,3～5d后延期关闭。健康患者在清洁环境下自内向外穿透的Ⅰ型、Ⅱ型开放骨折,经充分清创探查后可以一期闭合伤口。除非伤口发生感染,静脉抗生素一般使用4～5d。

ⅢB型及ⅢC型开放骨折一般不适合内固定。可考虑使用半针外固定器或克氏针石膏来维持骨折的复位。待软组织愈合且无感染发生后,再考虑延期行松质骨植骨,或切开复位接骨板螺钉内固定并松质骨植骨。

五、预后

成人尺桡骨干双骨折的预后与许多因素有关;如骨折是否开放性,损伤程度如何,骨折移位多少,是否为粉碎性,治疗是否及时、适当及有无发生并发症。

成人有移位的尺桡骨干双骨折以闭合复位方法治疗,通常结果并不理想,功能不满意率甚高;而以切开复位,治疗效果肯定。

开放骨折,合并严重软组织伤,情况更复杂,如果发生感染则预后不好。有时严重感染可导致截肢后果。

第三章　骨盆损伤

第一节　髋臼骨折

一、概述

髋臼骨折主要由于压砸、撞挤、轧碾或高处坠落等高能量损伤所致,多见于青壮年。由于其解剖复杂、骨折往往移位严重、手术暴露和固定困难等原因,以往治疗髋臼骨折多采用保守方法,但其最终的治疗结果往往不令人满意。因而,髋臼骨折的诊断和治疗对于多数骨科医师来说仍然具有挑战性,Letournel 和 Judet 等经过长期艰苦的工作,为髋臼骨折的诊断和治疗奠定了基础。目前采用外科手术治疗髋臼骨折已成为治疗的主要方法。

二、应用解剖

髋臼是容纳股骨头的深窝,由髂骨、坐骨、耻骨 3 部分的臼部组成,髋臼开口向前、向下、向外,其中髂骨约占顶部的 2/5,坐骨占后方及下方的 2/5,耻骨占前方的 1/5。骨性髋臼被人为分为前柱、后柱及臼顶。

1.前柱

前柱又称髂骨耻骨柱,它从髂嵴的前方一直到耻骨联合,形成一个向前、向下凹的弓形结构,它的两端由腹股沟韧带连接。前柱从上到下可分为 3 个节:髂骨部分、髋臼部分和耻骨部分。其高起的臼缘称为前唇,前下缘为前壁。

2.后柱

后柱又称髂骨坐骨柱,它的上部由部分髂骨组成,下部由坐骨组成。后柱比较厚实,可为内固定提供坚实的骨质;后柱有 3 个面,分别为内侧面、后面及前外侧面,其高起的臼缘称为后唇,其下为后壁。

3.髋臼顶

髋臼顶是指髋臼上部的负重区,关于它的概念尚不统一,传统意义上是指水平面和股骨头相接触的关节面部分。而广义上是指整个负重区的关节面,即还应包括部分前柱的大部分后柱的关节面,占髋臼上方圆周的 $50°\sim60°$。从 2 个斜位片上对髋臼顶进行观察,更能全面反映髋臼顶的情况,骨折是否涉及髋臼顶对于治疗方法的决定及预后的判断很重要。

髋臼窝之外是鞍形软骨覆盖的关节面,在髋臼的内下方软骨缺如,形成髋臼切迹。切迹由黄韧带封闭,两者间留有间隙,为血管的通道。髋臼边缘的骨性唇状突起,可对抗股骨头在人体直立时所产生的压力和屈髋时产生的应变力。骨唇上坚韧的纤维软骨盂唇与切迹紧贴,盂唇呈环状与黄韧带相连。软骨盂唇的存在使髋臼加深加宽,增加了髋关节的稳定性。

三、损伤机制

髋臼骨折系高能量损伤所致,绝大多数由直接暴力引起,是暴力作用于股骨头和髋臼之间而产生的结果。造成髋臼骨折的创伤口机制与以下 3 方面相关:①暴力的着力点;②受伤时髋关节的位置;③作用力的大小。作用力的大小直接决定髋臼是否形成骨折,而前两者则影响骨折的位置、类型和移位。通常暴力有 4 个来源:膝部、足部、大粗隆部以及骨盆后方。根据受伤时暴力的来源、作用方向以及股骨头和髋臼之间的位置不同,而产生不同类型的髋臼骨折。Letournel 等依据外力的着力点及髋关节所处的位置,对髋臼骨折的特点进行了较详细的分析,现介绍如下:

(一)作用于股骨大粗隆

作用于大粗隆部,并沿股骨颈轴线传导的外力,在髋臼上的作用点取决于股骨的外展及旋转度,而股骨的屈曲影响很小。

1.外展-内收中立位

(1)旋转中立位:由于股骨颈前倾角的存在,髋臼的受力点接近髋臼窝的前下角,可造成前柱加后半横行骨折。

(2)外旋位:外旋 $25°$ 时,前柱骨折。

(3)极度外旋达到 $40°\sim50°$ 时,外力完全作用于前壁。

(4)不同程度的内旋位时,髋臼的中心带及前柱渐少涉及,$20°$ 内旋时,被压缩区在一定程度上涉及前及后柱。根据作用力大小的不同,骨折可能是单纯横断或"T"形,最严重的涉及双柱。

(5)极度内旋达 $50°$ 时,压缩涉及关节面之后角和臼窝的联合部,此区为后柱所支持,可形成后柱横断骨折。

2.内收-外展位

无论髋关节处于任何旋转位,发生损伤时的撞击点将会根据当时髋关节所处的外展-内收位不同而有所变化。下面以髋关节内旋 $20°$ 为例说明如下:

(1)外展-内收中立位,压缩的中心区在髋臼顶部内缘,骨折为横行、"T"形或双柱。而当髋外展 $60°$ 时,膝部受力,外力沿骨干向上传导者,其结果与之相同。

(2)一定程度的内收时,顶部受撞击最大,多呈横断骨折。

(3)外展时,撞击点渐下移,形成横断骨折,于顶部关节缘之下渐呈水平向。

（二）膝部屈曲受力

膝部屈曲受力,经股骨干向上传导,髋关节处于任何旋转位均与造成骨折的部位关系不大,而主要是不同的屈伸位及不同的展-收位关系更为显著。

1.屈膝 90°位

当膝部受力时,或发生股骨颈骨折,或出现髋臼骨折。

(1)外展-内收中立位,后壁骨折。

(2)15°外展位时,单纯后柱骨折。

(3)外展 50°时,后内向撞击,后柱骨折,合并横行骨折。

(4)极度外展时,可能涉及臼顶,而前柱则仅仅在发生横断骨折时才会涉及。

(5)股骨内收时,撞击达到髋臼的后缘,继之后脱位,合并或不合并臼缘骨折。

2.不同程度的屈髋

(1)随着屈髋度的增大(>90°),髋臼后壁最下缘受到撞击,乃至骨折,骨折线可延伸至坐骨结节的上极。

(2)屈髋不足 90°,髋臼上缘受撞击。例如人坐于小汽车内,撞车时,人冲向前,膝部顶于仪表板上,髋关节发生后脱位,合并或不合并后缘骨折。此为典型的仪表板损伤。若髋关节外展,屈曲<90°时发生撞击,则可能是后脱位合并横行骨折。

（三）膝伸直位,足部受力

1.屈髋

一足踏刹车上,呈伸膝屈髋位,出现迎面而来的冲击。如当时髋关节处于旋转中立位并外展,髋臼后上壁受到撞击,发生横行骨折。

2.伸髋

其典型成因为自高处坠落,身体呈直立姿势,足着地。如轻度外展时,主要撞击区为髋臼顶的内缘,造成横行的穿透骨折。

（四）腰骶部受力

腰骶部受力:当俯身而立,髋屈曲 90°,重力打击腰背部,髋臼后壁骨折。多为井下工人俯身施工时塌方所致。

四、影像学表现

（一）X 线表现

对于髋臼骨折,常规应拍摄 4 张 X 线平片:骨盆前后位,患髋前后位,以及髂骨斜位和闭孔斜位片。在拍摄斜位片时,对因疼痛难以配合的患者可考虑在麻醉下拍摄,以确保 X 线片的质量。

1.骨盆前后位片

患者取仰卧位,X 线球管中心对准耻骨联合,在骨盆前后位片上主要观察以下内容:①少见的双侧髋臼骨折;②骨盆环其他部位的骨折脱位,如髂骨翼骨折、骶骨骨折。

2.髋臼前后位片

将 X 线球管中心对准患侧髋臼中心,摄损伤的标准髋臼前后位片,应注意观察以下改变。

(1)髂耻线:为前柱的内缘线,如中断或错位,表示前柱骨折。

(2)髂坐线:为后柱的后外缘线,如该线中断或髋臼前后位片错位,则表示后柱骨折。

(3)泪滴:呈"U"形,外半圆线相当于髋臼的壁,长而直的内缘相当于小骨盆侧壁,短而连接的弓形线,相当于髋臼切迹半圆形的皮质,形成闭孔上缘。

(4)后唇线:在平片上位于最外侧,为臼后缘的游离缘构成,如该线中断或大部分缺如,提示后唇或后壁骨折。

(5)前唇线:位于后唇线内侧,为臼前缘的游离缘构成,如该线中断或大部分缺如,提示臼前唇或前壁骨折。

(6)臼顶线和臼内壁线:为臼顶和臼底构成,如该线中断,表示臼顶骨折;如臼顶线和后唇线均破坏,表示后壁骨折;如臼顶线和前唇线均破坏,表示前壁骨折;臼底线中断,则表臼心骨折。

3.闭孔斜位片(OOV)

患者向健侧倾斜,患侧抬高 45°,将 X 线球管中心对准患侧髋臼中心,在闭孔斜位上主要观察到:①骨盆入口缘(前柱的基本线)或髂耻线;②髋臼后缘;③整个闭孔环;④前壁及前缘。

4.髂骨斜位片(IOV)

患者向患侧倾斜,健侧抬高 45°,将 X 线球管中心对准患侧髋臼中心,在髂骨斜位上主要观察以下内容:①髂骨后缘(后柱)或髂坐线;②髋臼的前缘;③髂骨翼。该片可以鉴别后柱及后壁骨折,如为后壁骨折,髂坐线仍完整;如为后柱骨折,则该线中断或错位。

(二)CT 表现

CT 可更详细地显示髋臼骨折的某一层面,其有以下优点:可显示前后壁骨折块的大小及粉碎程度;发现是否存在边缘压缩骨折;隐匿的股骨头骨折;关节腔内游离骨折;是否合并髋关节脱位;骶髂关节损伤情况。

另外,根据 CT 扫描骨折线的方向还可判断骨折类型:①在髋臼顶水平,1 个前后方向(矢状面)的骨折线表示横断骨折;②在髋臼顶水平,1 个冠状面分离的骨折表示 1 个或 2 个骨折;③1 个由外向前方向的骨折线表示后壁骨折。近年来,CT 的三维重建技术已被用于髋臼骨折的诊断,这对于 X 线和 CT 扫描无疑是一种补充,有助于对髋臼骨折进行全面评价。

五、分型

关于髋臼骨折的分类已有多种方法,其中以 Letournel-Judet 分型最为常用。现重点对 Letournel-Judet 分型及 AO 分型作一介绍:

(一)Letournel-Judet 分型

1.单一骨折

即涉及 1 个柱或 1 个壁的骨折,或 1 个单一骨折线的骨折(横断骨折),共有 5 个单一的骨折类型:

（1）后壁骨折：多见髋关节后脱位，髋臼后方发生骨折并有移位，但髋臼后柱主要部分未受累及。后壁骨折最常见，约占髋臼骨折的 23%。其放射学上有如下特点：前后位，可见一骨块影，与脱位股骨头重叠，臼后缘线缺如。其余 5 个放射学标记均完整。这种骨折与髋关节后脱位伴髋臼骨折不同：前者骨块大，多在 3.5cm×1.5cm 以上，后者骨块小；前者无弹性固定，只需将伤肢伸直外展即可复位，但屈曲内收，可再脱位，后者手法复位后较稳定。闭孔斜位，对于后壁骨折最为重要：①可显示后壁骨折的大小；②股骨头可能处于正常位置，或处于半脱位及脱位；③前柱和闭孔环是完整的。髂骨斜位：①显示髋骨后缘、髋臼前缘及髂骨翼完整；②后壁骨折块和髂骨翼相重叠。CT 扫描检查：①可判断骨折块的大小、移位程度；②显示股骨头的位置；③最重要的是显示有无边缘压缩骨折；④关节内有无游离骨折块。

（2）后柱骨折：多见于髋关节中心性脱位，少数见于髋关节后脱位，其骨折发生率约为3%。骨折始于坐骨大切迹顶部附近，于髋臼顶后方进入髋臼关节面，向下至髋臼窝、闭孔及耻骨支，但并不累及髋臼顶。后柱骨折的放射学特点如下：前后位，髂坐线、后缘线断裂，髋臼顶、髂耻线、前缘及泪滴完整；股骨头随骨块向内移位。闭孔斜位，显示前柱完整，偶尔可看到股骨头后脱位。髂骨斜位，清楚地显示后柱骨折移位程度，而前缘完整。CT 扫描检查：①在髋臼顶部的骨折线为冠状面；②显示股骨头伴随后柱骨折的移位程度；③通常可看到后柱向内旋转。

（3）前壁骨折：见于髋关节前脱位，其发生率最低，约为 2%。骨折线通常从髂前下棘的下缘始，穿过髋臼窝底，达闭孔上缘的耻骨上支。其放射学上有如下表现：前后位，前缘出现断裂；髂耻线在其中部断裂。闭孔斜位，完整地显示斜方形的前壁骨折块；后缘完整；显示闭孔环断裂的部位——坐耻骨切迹处，髂骨斜位，显示髋骨后缘及髂骨翼完整；可见前壁骨折面。CT扫描检查：显示前壁骨折的大小及移位程度。

（4）前柱骨折：前柱骨折的发生率为 4%～5%。骨折线常起于髂嵴，终于耻骨支，使髋臼前壁与髋臼顶前部分离，也可起于髂前上棘与髂前下棘之间的切迹而向耻骨角延伸。此外，当骨折线位置较低时则由髂腰肌沟向耻、坐骨支移行部延伸并累及前柱下部。其典型的放射学表现为：前后位，髂耻线和前缘断裂；泪滴常常向内移位；闭孔环在耻骨支处断裂。闭孔斜位，对前柱骨折很重要，可看到股骨头随前柱骨折的移位程度、闭孔环断裂的部位；髋后臼缘完整。髂骨斜位，髋骨后缘完整；可看到竖起的骨块的截面。CT 扫描检查：显示前柱有移位程度和方向；可看到后柱是完整的。

（5）横断骨折：典型的横断骨折系骨折线横行离断髋臼，将髋骨分为上方的髂骨和下方的坐、耻骨。骨折可横穿髋臼的任何位置，通常位于髋臼顶与髋臼窝的交界处，称为顶旁骨折；有时骨折线也可经髋臼顶，称为经顶骨折；偶尔骨折线也可经过髋臼窝下方，称为顶下骨折。发生横断骨折其坐、耻骨部分常向内侧移位而股骨头向中央脱位。横断骨折占整个髋臼骨折的7%～8%。其放射学表现为：前后位，4 个垂直的放射学标记（髂耻线、髂坐线、前缘和后缘）均断裂；闭孔环完整，股骨头随远折端向内移位。闭孔斜位，为显示横断骨折的最佳位置，可看到完整的骨折线；闭孔环完整；显示骨折向前或后移位的程度。髂骨斜位，显示后柱骨折的移位程度及后柱骨折在坐骨大切迹的位置。CT 扫描检查：可判断骨折线的方向，在矢状面骨折线呈前后走向。

2.复合骨折

至少由 2 个单一骨折组合起来的骨折为复合骨折。

(1)"T"形骨折:系在横行骨折基础上合并下方坐、耻骨的纵行骨折,这一纵行骨折垂直向下劈开闭孔环或斜向前方或后方,当纵行骨折线通过坐骨时闭孔可保持完整。与横行骨折相似的是,发生"T"形骨折时髋臼顶多不累及。"T"形骨折约占髋臼骨折的 7%。其放射学表现复杂,主要表现是在横行骨折的基础上存在着远端前后柱的分离,所以,除横行骨折的所有放射学表现外,还有以下特点:前后位片上远端的前后柱有重叠,泪滴和髂耻线分离;闭孔斜位上看到通过闭孔环的垂直骨折线;髂骨斜位上可能发现通过四边体的垂直骨折线。CT 扫描检查:前后方向骨折线的基础上,有一横行骨折线将内侧部分分为前后 2 部分。

(2)后柱合并后壁骨折:此类型骨折的发生率为 4%~5%。其放射学表现如下:前后位,髂耻线和前缘完整,髂坐线断裂并向骨盆入口缘的内侧移位,可发现有股骨头的后脱位及后壁骨折块。闭孔斜位,可清楚地显示后壁骨折的大小及闭孔环的破裂;髂耻线完整。髂骨斜位,显示后柱骨折的部位及移位程度;证实前壁骨折完整。CT 扫描检查:所见同后壁骨折及后柱骨折。

(3)横断合并后壁骨折:约占 19%,在所有复合骨折中,仅次于双柱骨折而排在第 2 位。其放射学表现为:前后位,常见股骨头后脱位,有时可见股骨头中心脱位;4 个垂直的放射学标记(髂耻线、髂坐线、前缘和后缘)均断裂;泪滴和髂坐线的关系正常,闭孔环完整。闭孔斜位,可清晰显示后壁骨折的形状和大小;显示横断骨折的骨折线及移位闭孔环完整。髂骨斜位,可显示后柱骨折部位及移位程度;髂骨翼和髋臼顶完整。CT 扫描检查:所见同后壁骨折及横断骨折。

(4)前壁或前柱合并后半横行骨折:指在前壁和(或)前柱骨折的基础上伴有 1 个横断的后柱骨折,其发生率为 6%~7%。前后位及闭孔斜位,可显示骨折线的前半部分,髂耻线中断并随股骨头移位,髂坐线及髋臼后缘线则因横断骨折而中断。髂骨斜位,显示横断骨折位于髂骨后缘。

(5)完全双柱骨折:2 个柱完全分离,表现为围绕中心脱位股骨头的髋臼粉碎骨折。其发生率高,约占 23%。前后位,股骨头中心脱位,髂耻线、髂坐线断裂,髋臼顶倾斜,髂骨翼骨折,闭孔环断裂。闭孔斜位,可清楚地显示分离移位的前柱骨折,移位的髋臼顶上方可见形如"骨刺"的髂骨翼骨折断端,此为双柱骨折的典型特征。髂骨斜位,显示后柱骨折的移位及髂骨的骨折线。CT 扫描检查:可显示髂骨翼骨折;在髋臼顶水平,前后柱被一冠状面骨折线分开。

现将髋臼骨折的 X 线表现总结于表 3-1。

表 3-1　髋臼骨折的 X 线表现

骨折类型	髂耻线	髂坐线	髋臼顶	髋臼前缘	髋臼后缘	闭孔
后壁	-	-	-	-	+	-
后柱	-	+	-	-	+	±
前壁	+	-	-	+	-	±
前柱	+	-	±	+	-	±

续表

骨折类型	髂耻线	髂坐线	髋臼顶	髋臼前缘	髋臼后缘	闭孔
横行	＋	＋	－	＋	＋	＋
"T"形	＋	＋	－	＋	＋	＋
后柱＋后壁	－	＋	－	－	＋	±
横行＋后壁	＋	＋	－	＋	＋	－
前＋后半横行	＋	＋	±	＋	＋	±
两柱	＋	＋	±	＋	＋	±

（二）AO 分型

AO 组织根据骨折的严重程度将髋臼骨折分为 A、B、C 3 型。

A 型：骨折仅波及髋臼的 1 个柱。

  A_1：后壁骨折。

  A_2：后柱骨折。

  A_3：前壁和前柱骨折。

B 型：骨折波及 2 个柱，髋臼顶部保持与完整的髂骨成一体。

  B_1：横断骨折及横断伴后壁骨折。

  B_2："T"形骨折。

  B_3：前壁或前柱骨折伴后柱半横形骨折。

C 型：骨折波及 2 柱，髋臼顶部与完整的髂骨不相连。

  C_1：前柱骨折线延伸到髂骨嵴。

  C_2：前柱骨折线延伸到髂骨前缘。

  C_3：骨折线波及骶髂关节。

六、临床表现

主要表现为髋关节局部疼痛及活动受限，如并发股骨头脱位则表现为相应的下肢畸形与弹性固定。当发生髋关节中心脱位时，其疼痛及功能障碍均不如髋关节前、后脱位，体征也不明显，脱位严重者可表现患肢短缩。同时应注意有无合并大出血、尿道或神经损伤，以及其他部位有无骨折。

七、治疗

对于髋臼骨折，在治疗前应对患者进行全面、详细的评估，这些评估包括：患者的一般状况、年龄、是否合并其他损伤及疾病、骨折的情况、是否合并血管神经的损伤等。髋臼骨折多为高能量损伤，合并胸腹脏器损伤以及其他部位的骨折比例较高，常因大出血导致休克，在治疗上应特别强调优先处理那些对于生命威胁更大的损伤及并发症。关于髋臼骨折的治疗目前意见尚未完全统一,多数意见主张对骨折块无移位或较小移位者应行下肢牵引,对骨折块移位较大或股骨头脱位者则先行闭合复位及下肢牵引,对效果不满意者则应尽早行手术复位及内固定治疗,对无法行早期手术治疗者可非手术治疗,后期视病情行关节重建手术。

(一)非手术治疗

1.适应证

(1)年老体弱合并全身多脏器疾病,不能耐受手术者。

(2)伴有严重骨质疏松者。

(3)手术区域局部有感染者。

(4)无移位或移位<3mm 的髋臼骨折。

2.非手术治疗的方法

患者取平卧位,采用股骨髁上或胫骨结节牵引,牵引重量不可太大,以使股骨头和髋臼不发生分离为宜。牵引时间一般为 6～8 周,去牵引后不负重做关节功能锻炼;8 周后渐开始负重行走。

(二)手术治疗

1.适应证

对髋臼骨折移位明显、骨折累及髋臼顶负重区或股骨头与髋臼对合不佳者,应手术复位及内固定。髋臼骨折的移位程度较难掌握,目前多数意见将 3mm 作为标准,当骨折移位超过 3mm 时一般应手术治疗。如骨折线位于髋臼顶负重区,尽管髋臼骨折移位较轻,但髋关节的稳定性较差,此时仍应考虑手术治疗。

按照 Matta 等提出的顶弧角标准,当前顶弧角≥30°、内顶弧角≥40°或后顶弧角≥50°,为非手术适应证;而当前顶弧角≤20°、内顶弧角≤30°时,为手术治疗适应证。其顶弧角的具体测量方法为:在 X 线平片上作一通过髋臼几何中心(非股骨头中心)的垂线,在由髋臼顶骨折处作一该几何中心连线,两条线夹角即为顶弧角。前后位测得角度为内顶弧角,OOV 和 IOV 测得角度分别为前弧顶角和后顶弧角。

在正常情况下前后位片髋臼顶弧与股骨头的几何中心重合,当两中心不重合时提示股骨头与髋臼对合不佳。Pecorelli 和 DellaTorre 指出髋臼骨折时两中心间距离<5mm 时则疗效满意。但多数意见认为当髋臼顶弧与股骨头中心间距离超过 3mm 时即应手术治疗。关节腔内的游离骨块常常影响股骨头的解剖复位,也是股骨头与髋臼对合不佳的主要原因。

2.手术时机

除开放性损伤或股骨头脱位不能复位外,对髋臼骨折一般不做急诊手术。Letournel 根据从髋臼受伤到接受手术治疗的时间,将髋臼骨折、手术治疗分为 3 个时间段(从受伤当天至伤后 21d,从伤后 21d 至 120d,伤后超过 120d)进行临床对比研究认为,内固定在 2 周内完成的髋臼骨折,其治疗效果优良率超过 80%;如果时间超过 21d,由于有明确的病理改变出现在髋臼的周围软组织中,增加了手术显露、复位和固定的难度,影响术后效果。因此,多数学者认为,最佳手术时机一般为伤后 5～7d。

3.术前准备

术前应对患者进行全面、细致的检查,对影像学资料应周密分析,根据骨折类型,确定手术方案,做到对手术途径、步骤以及术中可能遇到的困难心中有数。术前患者应常规备皮及清洁肠道,留置导尿,术前应用抗生素。

4.手术入路

Letournel 认为任何手术入路都无法满足所有类型髋臼骨折的需要,如果手术入路不当,则可能无法对骨折进行复位的固定,对于一特定类型的髋臼骨折而言,总有一个合适的手术入路。常用的主要手术入路有:Kcher-Langenbeck 入路;髂腹股沟入路;延长的髂股入路等。

一般来说,髋臼骨折类型是选择手术入路的基础。手术入路选择如下:

(1)对于后壁骨折、后柱骨折及后柱合并后壁骨折,一定选择后方的 Kocher-Langenbeck 入路。

(2)对于前壁骨折、前柱骨折及前壁或前柱合并后半横行骨折,应选择前方的髂腹股沟入路。

(3)对于横断骨折,大部分可选用 Kocher-Langenbeck 入路,如果前方骨折线高且移位大时,可选髂腹沟入路。

(4)对于横断伴后壁骨折,大部分可选用 Kocher-Langenbeck 入路,如果前方骨折线高且移位大时,可选前后联合入路。

(5)对于"T"形骨折和双柱骨折,则应进行具体分析,大部分"T"形骨折可经 Kocher-Langenbeck 入路完成,大部分双柱骨折可经髂腹股沟入路完成。

①Kocher-Langenbeck 入路:患者取俯卧位,切口起于髂后上棘下外 4～5cm 沿臀大肌纤维走行,再经大粗隆外侧垂直向下延长 15～20cm。沿臀大肌纤维方向切开臀筋膜,沿股骨方向切开阔筋膜,顺切口分开臀大肌,于转子间窝处将外旋肌群附着点切断。由此,可显露后柱自坐骨切迹至坐骨上缘以及髋臼顶的后部,术中注意保护坐骨神经及臀上神经。可沿髋臼缘切开关节囊以暴露关节内。对于后壁的骨折块要尽可能少剥离,附着在骨块上的关节囊不能切断。

②髂腹股沟入路:患者取仰卧位,切口起自前 2/3 髂嵴,沿髂嵴向内下方至耻骨联合上方 2 横指处切开,自髂嵴切开并剥离腹肌和髂肌的附着点,显露髂窝直至骶髂关节和骨盆上缘。于髂前上棘处沿切口切开腹外斜肌腱膜及腹直肌鞘直至腹股沟处环上方 2cm 处,打开腹股沟管并用皮片对精索或圆韧带加以牵引保护。确认腹内斜肌及腹直肌在腹股沟韧带的附着点,并用第 2 根皮片对髂腰肌、股神经和股外侧皮神经等加以牵引保护,在股血管内侧切开腹内斜肌和腹横肌的联合腱,进入耻骨后间隙,用第 3 根皮片牵引保护血管和淋巴管。必要时可将腹直肌肌腱在耻骨附着部切断以扩大显露。由此可显露整个髂骨翼的内侧面、前柱和耻骨联合,并可有限地显露后柱。通过对皮片进行不同方向的牵引,可进行不同部位的显露:最外侧可显露髂窝、前柱和骶骨外侧,而在髂腰肌和血管之间可于前壁水平显露前柱以及方形区、坐骨大切迹等,最内侧可在血管内侧显露耻骨上支,甚至耻骨联合。手术后应在耻骨后间隙和髂窝分别放置引流管。

③延长的髂股入路:患者取侧卧位,切口起自髂后上棘,沿髂嵴向前至髂前上棘沿大腿前

外侧向下,止于大腿中段。切开臀筋膜并于髂骨翼外侧剥离臀肌至髂前上棘,注意勿损伤股侧皮神经,然后纵行劈开阔筋膜,显露髋关节囊及股骨大粗隆,自大粗隆外侧剥离臀小肌和臀中肌。最终将包括臀肌、阔筋膜张肌以及神经血管束等在内所有皮瓣牵向后方,在切断髋外旋肌群后即可显露整个后柱直至坐骨结节。此入路可同时暴露髋臼的2个柱。但对肌肉的损伤较大,关闭切口时对切断的肌腱应原位缝合。

以上3个入路较为常用,有时1个入路对骨折不能完成复位的固定时,可采用前后联合入路。前后联合入路就是后方的 Kocher-Langenbeck 入路和前方的髂腹股沟入路相结合。对于前后联合入路来说,最重要的是选择第1个切口,即先前入路还是后入路,一般原则是选择骨折移位大、粉碎程度严重的一侧作为第1切口,因为往往通过第1切口就能将对侧的骨折复位和固定,这样就不需要再做第2个切口,这也是前后联合入路的优点。

5.术中复位与内固定

髋臼解剖复杂,骨折固定困难。需要专用的复位器械和内固定物。最常用的器械包括各种型号的复位钳和带有柄的 Schanz 螺钉等。复位钳主要用于控制骨折块的复位,Schanz 螺钉拧入坐骨结节可控制后柱或横行骨块的旋转移位。而内固定材料为各种规格的重建钢板和螺钉。髋臼骨折的复位没有固定的原则,每一具体的骨折类型采取不同的方法。一般应先复位并固定单一骨折块,然后再将其他骨折块与已固定的骨折块固定到解剖复位。钢板放置前一定要准确塑形,以减少骨折端的应力。在完成固定后,检查髋关节的活动,同时注意异常声音或摩擦感,如有异常,可能有螺钉进入关节内。术中应行 C 臂透视以检查骨折复位及内固定情况。

术后伤口常规负压引流24~72h。如果复位和固定牢靠,术后一般不需牵引。尽早开始髋关节功能锻炼,有条件者应使用连续性被动运动(CPM)器械进行锻炼,注意预防深静脉血栓形成(DVT)及肺栓塞。术后应定期复查 X 线片,以了解骨折愈合情况。开始负重时间应视骨折严重程度及内固定情况而定,但完全负重时间不应早于2个月。

第二节　骨盆骨折

一、概述

骨盆位于躯干与下肢之间,是负重的主要结构;同时盆腔内有许多重要脏器,骨盆对之起保护作用。骨盆骨折可造成躯干与下肢的桥梁失去作用,同时可造成盆腔内脏器的损伤。随着现代工农业的发展和交通的发达,各种意外和交通事故迅猛增加,骨盆骨折的发生率也迅速增高,在所有骨折中,骨盆骨折占1%~3%,其病死率在10%以上,是目前造成交通事故死亡的主要因素之一。

二、应用解剖

（一）骨盆的构成

骨盆环由 2 块髋骨和 1 块骶骨组成。后方由左右骶髂关节连接，前方由耻骨联合连接。骨盆借界线分为大骨盆和小骨盆 2 部分。界线呈环形，由岬及其两侧的骶骨、弓状线、耻骨梳和耻骨嵴以及耻骨联合上缘构成。大骨盆位于界线的前上方，较宽大；小骨盆位于界线的后下方。小骨盆具有上、下 2 口：骨盆上口由界线围成；骨盆下口高低不齐，由尾骨、骶结节韧带、坐骨结节、耻骨下支和耻骨联合下缘围成。

1.骶骨

正位观，上宽下窄，呈倒三角形；侧位观，向后隆突，呈弧形。中上部两侧，各有宽大的关节软骨面，为"耳状"关节面。骶骨上面，中央为一平坦卵圆形骨面。借纤维软骨与腰 5 椎体相连，构成腰骶关节。骶骨前面，光滑略凹，其上缘中份隆凸，称为岬。其有 4 对骶前孔与椎管相连，骶神经前支由此穿入骨盆。骶骨后面，粗糙隆突，有 4 对骶后孔，骶神经后支由此穿出。骶骨尖，前后扁平，借骶尾联合与尾骨相连。

2.髋骨

为大而不规则之扁骨。由 3 个基本部分——髂骨、坐骨和耻骨组成。在幼年时期，此三骨各为独立骨。16 岁以后，三骨逐渐融合为一体。在三骨融合处之外侧面，即髋臼，与股骨头共同构成髋关节。在髂骨后端有一耳状关节软骨面，与骶骨耳状关节面相连接构成骶髂关节。在耻骨上下支移行处的内侧有一粗糙骨面，名为耻骨联合面。借纤维软骨板与对侧同名面构成耻骨联合。

3.骶髂关节

由骶骨与髂骨之耳状面连接而成。此关节具有一般关节结构，但较特殊，不是一个运动关节，其关节面方向是由后内侧斜向前外侧；而且在髂骨侧关节面上有一纵行曲嵴；骶骨侧关节面上有一对应的曲沟。关节面凹凸不平，但彼此嵌合紧密。关节囊紧贴关节面，极为坚韧。关节韧带也很坚强。关节周围共有 6 条韧带纵横交错、坚韧有力的韧带加固，使关节更加稳定。前侧有扁平坚韧的骶髂前韧带，横越骶骨与髂骨前面，并将其紧密地连接在一起，以阻挡髂骨外旋和垂直式应力；在关节的后面，有骶髂后长韧带、后短韧带，其主要作用是阻挡剪应力及髂骨内旋；关节的后上方，骶骨粗隆间的大骨缝内有骶髂间韧带。此韧带为许多短而极为坚韧的纤维，将骶骨与髂骨紧密地连接一起，形成关节后侧主要的力学稳定结构。人体除卧位状态外，所承受的大部分体重不单纯靠滑膜关节本身，而主要靠骶髂关节的纤维部分，即骶髂间韧带。因此骶髂关节是一个双重结构，即由滑膜关节部分及纤维连接（骶髂间韧带）2 部分组成。在骶髂关节下部两侧还有 2 条重要的辅助韧带，即骶棘韧带及骶结节韧带。前者从骶骨外侧至坐骨棘，为一条坚韧纤维带，其作用是限制髂骨内旋；后者从骶髂关节后面至坐骨结节垂直于骶棘韧带，其主要作用是限制垂直剪力作用于半侧骨盆。在骶髂关节上部被后上方的骶髂间韧带稳定后，此二韧带的共同作用可防止负重时骶骨下端向后翘起，有助于骶髂关节稳定，对抗骶骨在矢状面上向前旋转。而负重越大，越保持紧张，使关节形成一个自锁系统。另外，骶髂关节的骨性结构也很特殊,骶骨上宽下窄,犹如一个楔子,并与二髂骨之间,负重越大越保持紧密。总之,骶髂关节由于结构上的特殊,非常稳固,活动范围极微,仅有很小的旋转活动,以缓冲由脊柱到下肢或由下肢至脊柱的冲击力及震荡。由于关节韧带极为坚强有力,故临床上单纯骶髂关节脱位极为少见。

4.耻骨联合

耻骨联合由两侧耻骨之联合面借纤维骨板连接而成,形似关节,并非关节,其结构如同一个椎间关节。两侧耻骨联合面表面粗糙,被覆一薄层透明软骨。其间由纤维软骨板将两骨紧密连接在一起。在纤维软骨板之内部,有一矢状位狭窄的腔,称为耻骨联合腔,但无关节滑膜衬于其内。除纤维软骨外,其周围还有坚强的弓状韧带连接。将耻骨联合上、下方及两侧的耻骨紧密地连接在一起。使耻骨联合更加坚强,以适应负重时承受之张力、压力及剪式应力,除女性分娩过程外中可有轻微的分离外,一般没有活动。故当遭受外力作用时,常可引起耻骨支骨折,而不易发生耻骨联合分离。

(二)盆腔及其脏器

盆腔系小骨盆上下口之间的腔隙。前壁为耻骨联合及邻近的耻骨部分;后壁为骶、尾骨及梨状肌,两侧壁为髋臼、坐骨上支与骶棘韧带、骶结节韧带。腔的骨部有成对有肛提肌及尾骨肌及其上下筋膜,形如吊床横越盆腔,张于盆腔之间,向下形成漏斗状腔。而此肌及其上下筋膜层,即盆膈;盆膈封闭骨盆下口,形成盆底。盆膈前方并不完全合拢,有一三角形盆膈裂孔,另由会阴部尿生殖膈将其封闭加固。盆膈的功能是在直立位时承托与固定其上方之盆内脏器,并与腹内压、排便等功能动作有密切关系。穿过盆膈至会阴开口于外界的结构为直肠。穿过尿生殖膈的结构,男性为尿道,女性为尿道和阴道。

1.盆腔内脏器

由盆腹膜腔、盆腹膜下腔和盆皮下腔3层组成。

(1)盆腹膜腔:是腹膜腔向下延续,下突至小骨盆内部分。容纳腹膜内直肠和进入盆腔内的一部分小肠、结肠等。女性还有子宫颈及附件和阴道的最上部。

(2)盆腹膜下腔:是腹膜以下,盆膈筋膜以上的腔隙。内纳膀胱与直肠的腹膜外部分,有前列腺、精囊、输精管、输尿管的盆部。女性还有子宫颈和阴道的上部。此外,还有血管、神经、淋巴管、淋巴结等。

(3)盆皮下腔:在盆膈筋膜以下和皮肤之间,相当于会阴部。前为尿生殖器官,男性为尿道,女性为尿道及阴道。后部为直肠末端。

2.盆腔内血管

主要为髂内动静脉及其分支。

(1)动脉:髂内动脉在骶髂关节处自髂总动脉分出后,循骨盆内向下入骨盆腔,在坐骨大孔(或梨状肌)上缘先分成前、后2干。后干为壁支,前干除分出壁支外,还有供应盆内脏器及外生殖器的脏支。

①后干:较短,分支有髂腰动脉、骶外侧动脉和臀上动脉。

a.髂腰动脉:从后干发出后朝外上方行走,经闭孔神经与髂腰干之间,穿行于腰大肌内侧缘至该肌深面分支。分支供应腰方肌、髂腰肌、髋骨和脊髓等。

b.骶外侧动脉:从髂内动脉后干发出后,沿骶骨盆面经骶前孔的骨侧下降,分布于梨状肌、肛提肌、臀肌和脊髓等。

c.臀上动脉:为后干最大的分支,该动脉经腰骶干第一骶神经之间,穿梨状肌上孔进入臀部。臀上动脉分浅深2支,浅支分布至臀大肌;深支伴臀上神经走行于臀中肌、臀小肌之间,分布至臀中肌、臀小肌。

②前干:在骶丛及梨状肌前方向梨状肌下缘发出若干分支。

a.脐动脉:发自髂内动脉前干,走向下内方,其内段闭锁延续为脐内侧韧带,其近段发出数条小支,称为膀胱上动脉,分布于膀胱尖及膀胱体。

b.闭孔动脉:沿骨盆侧壁向前下行走,在行径中与闭孔神经伴行,穿闭膜管出盆腔,至股内侧部。分支营养内收肌群、股方肌和髋关节等。闭孔动脉在穿闭膜管之前可发出一耻骨支,可与腹壁下动脉的闭孔吻合,形成异常的闭孔动脉。

c.膀胱下动脉:分支分布于膀胱底、精囊腺、前列腺和输尿管下段,在女性有分支至阴道壁。

d.直肠下动脉:主要分布于直肠下部,在男性还发出分支至精囊腺和前列腺,在女性则有分支至阴道。

e.子宫动脉:沿盆腔侧壁向下方行走,进入子宫阔韧带两层之间,跨过输尿管的前上方,近子宫颈处发出阴道支分布于阴道,其本干沿子宫侧缘向上行至子宫底,分支分布于子宫、输卵管和卵巢,并与卵巢动脉吻合。

f.阴部内动脉:从前干发出后,朝向后下方沿臀下动脉的前方下降,穿梨状肌下孔出盆腔,又经坐骨小孔入坐骨直肠窝。在坐骨直肠窝的侧壁发出分支至肛门、会阴和外生殖器。

g.臀下动脉:是前干发出的最大分支。沿梨状肌下方和坐骨神经骨侧下行,其分支除了发出分支供应臀大肌外,还发出分支与股深动脉的旋股骨侧动脉、旋股外侧动脉及股深动脉的第1穿支构成"十"字吻合。

盆部的动脉除髂内动脉各分支外,尚有来自腹主动脉末端的骶中动脉、肠系膜下动脉的终末支——直肠上动脉以及来自腹主动脉的精索内动脉,女性为卵巢动脉。

(2)静脉:盆腔静脉在坐骨大孔的稍上方汇合成髂内静脉。伴随同名动脉的后内侧上行至骶髂关节的前面与髂外静脉汇合成髂总静脉。髂内静脉的属支分为壁支和脏支。

①壁支:包括臀上静脉、臀下静脉、骶外侧静脉和骶正中静脉,主要收集同名动脉分布区的静脉血。

②脏支:多在内脏周围形成静脉丛,包括膀胱静脉丛、子宫阴道静脉丛、阴部内静脉丛和直肠静脉丛。各静脉丛间互相交通,但丛内缺乏静脉。

(3)盆腔的神经:包括骶丛、腰丛的分支闭孔神经以及盆部的自主神经。

①骶丛:是人体最大的神经丛,位于骨盆后壁、盆筋膜后面、梨状肌的前方。由第4腰神经前支一部分与第5腰神经前支合成腰骶干,腰骶干再与第1至第5骶神经前支和尾神经的前支在梨状肌前方合成。骶丛略呈三角形,尖向坐骨大孔下部集中形成2条终末支——坐骨神经及阴部神经,它们穿出孔后支配会阴及下肢。

由骶丛根发出的分支：

a.肌支：支配梨状肌、肛提肌、尾骨肌。

b.盆内脏神经：由随第 2 至第 4 骶神经前支出来的副交感神经纤维参加盆丛，支配盆腔脏器。

由骶丛盆面发出的分支：

①闭孔内肌神经：在坐骨神经与阴部神经之间经梨状肌下孔出盆。

②股方肌神经：先行于坐骨神经的盆面，然后随坐骨神经出盆。

由骶丛向背面发出的分支：

a.臀上神经(L_5 至 S_1)：从梨状肌上孔出盆后支配臀中肌、臀小肌和阔筋膜张肌。

b.臀下神经(L_5 至 S_2)：从梨状肌下孔出盆，主要支配臀大肌。

c.股后皮神经(S_1 至 S_2)：与臀下神经共同经坐骨神经后方出盆，主要支配股后区皮肤和臀区皮肤。

d.坐骨神经(L_4 至 S_3)：自梨状肌下方出盆。

骶丛由于位置关系，损伤机会较少，但可能由于脊髓及马尾的病变、骨盆骨折、骶髂关节脱位、骨盆肿瘤等因素可引起骶丛损伤。

②闭孔神经：盆腔躯体神经除骶、尾丛外，还有来自腰丛的闭孔神经。该神经起自第 2 至第 4 腰神经的前支，自腰大肌内缘下行入盆，沿盆壁在闭孔血管的上方向前，穿闭膜管至股部，支配股内收肌群及股内侧的皮肤。闭孔神经可因脊髓和腰丛的病变、盆腔肿瘤等原因而损伤。该神经损伤可引起内收肌群瘫痪、大腿不能内收、外旋无力等症状。

③自主神经：盆腔交感干位于骶前孔内侧，每侧有 3～4 个骶交感干神经节。左右交感干在尾椎前方相互汇合终于奇神经节。骶交感神经节后纤维加入盆丛，伴随髂内动脉的分支形成许多小丛，分布至盆腔脏器。盆腔的副交感神经位于脊髓的第 2 至第 4 骶节内，发出的节前纤维伴随相应的骶神经前孔，然后离开骶神经构成盆内脏神经。

三、骨盆生物力学

骨盆上与腰椎相连，下借髋臼与下肢骨骼相连，是躯干与下肢间的桥梁。其功能除作为骨盆内外诸肌的起点和保护盆腔外，主要是借其弓形结构，在站立或坐位时支持重量。我们把骨性骨盆结构设想为拱顶结构，此拱顶由骶骨与双侧髂骨形成，而股骨及坐骨在地上作为拱脚，两脚在耻骨联合处相连接。以髋臼为界可将骨盆环分为前后 2 部。

1.骨盆前部

两侧耻骨上下支与耻骨联合构成联结弓，与两侧承重之主弓相联结。其主要作用是稳定和加强承重主弓，防止人体负重时承重的主弓的中线靠拢和向两侧分离。

2.骨盆后部

承重弓是支持体重的主要部分。其通过 2 个负重的主弓来完成。骶骨是 2 个主弓的汇合点。立位时，来自躯干的重力，向下传递等量分布至两侧骶髂关节、髂骨后部增厚部分，再向下传递至髋臼及股骨形成立位时的股骶弓(图 3-1)。

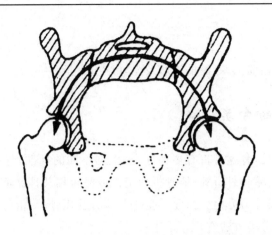

图 3-1　站立位体重在骨盆结构中的传导

3.坐骶弓

坐位时重力由骶骨经骶髂关节,向下传递至髂骨后部,再向下经坐骨上支,抵坐骨结节形成坐位时负重的坐骶弓(图 3-2)。

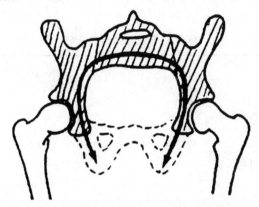

图 3-2　坐立位体重在骨盆结构中的传导

骨盆骨骼的分布与排列适应其生物力学特点。骨盆后侧,骨质增厚坚强,不易骨折;而前侧弓比较薄弱,远不如承重弓坚强,因此,当遭受外力作用时,前面的联合副弓先骨折,然后波及主弓。主弓骨折时,副弓多同时骨折。

骨盆环的稳定除依赖于骨结构外,同时也依赖于坚强的韧带结构。

四、骨盆骨折的创伤机制

引起骨盆骨折的暴力主要有以下 3 种方式:

1.直接暴力

由于压砸、碾轧、撞挤或高处坠落等损伤所致骨盆骨折,多系闭合伤,且伤势多较严重,易并发腹腔脏器损伤及大量出血、休克。

2.间接暴力

由下肢向上传导抵达骨盆的暴力,因其作用点集中于髋臼处,故主要引起髋臼中心脱位及耻、坐骨骨折。

3.肌肉牵拉

肌肉突然收缩致使髂前上棘、髂前下棘及坐骨结节骨折。

五、骨盆骨折的分类

由于解剖上的复杂性,骨盆骨折有多种分类,依据不同的标准,可有不同的分法。如依骨折的部位分为坐骨骨折、髂骨骨折等;依骨折稳定性或是否累及骨盆负重部位而分为稳定与不稳定骨折;依致伤机制及外力方向分为前后受压及侧方受压骨折;依骨折是否开放分为开放或闭合骨折。目前主要的分类方法有:

1.Tile 分型

Pennal 等于 1980 年提出了一种力学分型系统,将骨盆骨折分为前后压缩伤、侧方压缩伤和垂直剪切伤。Tile 于 1988 年在 Pennal 分型的基础上提出了稳定性概念,将骨盆骨折分为:A 型(稳定)、B 型(旋转不稳定但垂直稳定)、C 型(旋转、垂直均不稳定),见表 3-2。这一分型系统目前被广泛应用。

表 3-2　骨盆环损伤的分型

A 型:稳定型(后方弓完整)
A1:撕脱损伤
A2:直接暴力引起的髂骨翼或前弓骨折
A3:骶骨部横行骨折
B 型:部分稳定型(后弓不完全损伤)
B1:翻书样损伤(外旋)
B2:侧方加压损伤(内旋)
B2-1:同侧前方或后方损伤
B2-2:对侧(桶柄状)损伤
B3:双侧
C 型:不稳定(后弓完全损伤)
C1:单侧
C1-1:髂骨骨折
C1-2:骶髂关节骨折-脱位
C1-3:骶骨骨折
C2:双侧,一侧为 B 型,一侧为 C 型
C3:双侧

A 型:可进一步分为 2 组。A1 型骨折为未累及骨盆环的骨折,如髂棘或坐骨结节的撕脱骨折和髂骨翼的孤立骨折;A2 型骨折为骨盆环轻微移位的稳定骨折,如老年人中通常由低能

量坠落引起的骨折。

B型:表现为旋转不稳定。B1型骨折包括"翻书样"骨折或前方压缩损伤,此时前骨盆通过耻骨联合分离或前骨盆环骨折而开放,后骶髂的骨间韧带保持完整。Tile描述了这种损伤的分期。第一期,耻骨联合分离小于2.5cm,骶棘韧带保持完整;第二期,耻骨联合分离>2.5cm,伴骶棘韧带和前骶髂韧带破裂;第三期,双侧受损,产生B3型损伤;B2-1型骨折为有同侧骨折的侧方加压损伤;B2-2型骨折有侧方加压损伤,但骨折在对侧,即"桶柄状"损伤,韧带结构通常不因伴骨盆内旋而遭到破坏。

C型:旋转和垂直均不稳定。包括垂直剪切损伤和造成后方韧带复合体破坏的前方压缩损伤。C1型骨折包括单侧的前后复合骨折,且依后方骨折的位置再分为亚型;C2型骨折包括双侧损伤,一侧部分不稳定,另一侧不稳定;C3型骨折为垂直旋转均不稳定的双侧骨折。Tile分型直接与治疗选择和损伤的预后有关。

2.Burgess分类

Burgess和Young在总结Pennal和Tile分类的基础上,提出了一个更全面的分类方案,将骨盆骨折分为侧方压缩型(LC)、前后压缩型(APC)、垂直压缩型(VS)、混合型(CM)。APC与LC每型有3种损伤程度。APC-Ⅰ型为稳定型损伤,单纯耻骨联合或耻骨支损伤。APC-Ⅱ型损伤为旋转不稳定合并耻骨联合分离或少见的耻骨支骨折,骶结节、骶棘韧带及骶髂前韧带损伤。APC-Ⅲ型损伤常合并骶髂后韧带断裂,发生旋转与垂直不稳定。LC-Ⅰ型损伤产生于前环的耻坐骨水平骨折以及骶骨压缩骨折。所有骨盆的韧带完整,骨盆环相当稳定。LC-Ⅱ型损伤常合并骶后韧带断裂或后部髂嵴撕脱。由于后环损伤不是稳定的嵌插,产生旋转不稳定。骨盆底韧带仍然完整,故相对垂直稳定。LC-Ⅲ型损伤又称为"风卷样"骨盆。典型的滚筒机制造成的损伤首先是受累侧骨盆因承受内旋移位而产生LC-Ⅱ型损伤。当车轮碾过骨盆对侧半骨盆时其产生外旋应力(或APC)损伤。损伤方式不同,典型的损伤方式为重物使骨盆滚动所造成。垂直剪切损伤(VC)为轴向暴力作用于骨盆,骨盆的前后韧带与骨的复合全部撕裂。髂骨翼无明显外旋,但其向上和向后移位常见。混合暴力损伤(CMI)为由多种机制造成的损伤。此分类系统对临床处理上有3点意义:①提醒临床医师注意勿漏诊,特别是后环骨折;②注意受伤局部与其他合并伤的存在并预见性地采取相应的复苏手段;③能使得临床医师根据伤员总体情况和血流动力学状况以及对病情准确认识,选择最适合的治疗措施,从而降低病死率。

3.Letournel分类

Letournel将骨盆环分为前、后2区域。前环损伤包括单纯耻骨联合分离、垂直骨折线波及闭孔环或邻近耻骨支、髋臼骨折。后环损伤的特征为:

(1)经髂骨骨折未波及骶髂关节。

(2)骶髂关节骨折脱位伴有骶骨或髂骨翼骨折。

(3)单纯骶髂关节脱位。

(4)经骶骨骨折。

4.Dennis骶骨解剖区域分类

Ⅰ区:从骶骨翼外侧至骶孔,骨折不波及骶孔或骶骨体。

Ⅱ区：骨折波及骶孔，可从骶骨翼延伸到骶孔。

Ⅲ区：骨折波及骶骨中央体部，可为垂直、斜形、横形等任何类型，全部类型均波及骶骨及骶管。

此种分类对合并神经损伤的骶骨骨折很有意义。Ⅲ区骶骨骨折其神经损伤发生率最高。

六、临床表现和诊断

（一）临床表现

1.全身表现

主要因受伤情况、合并伤、骨折本身的严重程度及所致的并发症等的不同而不尽相同。

低能量致伤的骨盆骨折，如髂前上棘撕脱骨折、单纯髂骨翼骨折等，由于外力轻、无合并重要脏器损伤、骨折程度轻及无并发症的发生，全身情况平稳。高能量致伤的骨盆骨折，特别是交通事故中，由于暴力大，受伤当时可能合并颅脑、胸腹脏器损伤，且骨折常呈不稳定型，并发血管、盆腔脏器、泌尿生殖道、神经等损伤，可出现全身多系统损伤的症状体征。严重的骨盆骨折可造成大出血，此时主要是出血性休克的表现。

2.局部表现

不同部位的骨折有不同的症状和体征。

（1）骨盆前部骨折的症状和体征：骨盆前部骨折包括耻骨上、下支骨折，耻骨联合分离，坐骨支骨折，坐骨结节撕脱骨折。此部骨折时腹股沟、会阴部耻骨联合部及坐骨结节部疼痛明显，活动受限，会阴部、下腹部可出现瘀斑，伤侧髋关节活动受限，可触及异常活动及听到骨擦音。骨盆分离、挤压试验呈阳性。

（2）骨盆外侧部骨折的症状和体征：包括髂骨骨折，髂前上、下棘撕脱骨折。骨折部局部肿胀、疼痛、伤侧下肢因疼痛而活动受限，被动活动伤侧肢可使疼痛加重，局部压痛明显，可触及骨折异常活动及听到骨擦音。髂骨骨折时骨盆分离、挤压试验呈阳性，髂前下棘撕脱骨折可有"逆行性"运动，即不能向前移动行走，但能向后倒退行走。

（3）骨盆后部骨折的症状和体征：包括骶关节脱位、骶骨骨折、尾骨骨折脱位。症状和体征有骶髂关节及骶骨处肿胀、疼痛，活动受限，不能坐立翻身，严重疼痛剧烈，局部皮下瘀血明显。"4"字试验、骨盆分离挤压试验呈阳性（尾、骶骨骨折者可阴性）。骶髂关节完全脱位时脐棘距不等。骶骨横断及尾骨骨折者肛门指诊可触及尾、骶骨异常活动。

（二）诊断

1.外伤史

询问病史时应注意受伤时间、方式及受伤原因、伤后处理方式、液体摄入情况、大小便情况。对女性应询问月经史、是否妊娠等。

2.症状。

3.体格检查

（1）一般检查：仔细检查患者全身情况，确明是否存在出血性休克、盆腔内脏器损伤，是否合并颅脑、胸腹脏器损伤。

（2）骨盆部检查：①视诊：伤员活动受限，局部皮肤挫裂及皮下瘀血存在，可看到骨盆变形、肢体不等长等。②触诊：正常解剖标志发生改变，如耻骨联合、髂嵴、髂前上棘、坐骨结节、骶髂关节、骶尾骨背侧可发现其存在触痛、位置发生变化或本身碎裂及异常活动，可存在骨擦音，肛门指诊可发现尾骶骨有凹凸不平的骨折线或存在异常活动的碎骨片，合并直肠破裂时，可有指套染血。

（3）特殊试验：骨盆分离、挤压试验阳性，表明骨盆环完整性破坏；"4"字试验阳性，表明该侧骶髂关节损伤。特殊体征：Destot 征——腹股沟韧带上方下腹部、会阴部及大腿根部出现皮下血肿，表明存在骨盆骨折，Ruox 征——大转子至耻骨结节距离缩短，表明存在侧方压缩骨折，Earle 征——直肠检查时触及骨性突起或大血肿且沿骨折线有压痛存在，表明存在尾骶骨骨折。

4.X 线检查

X 线是诊断骨盆骨折的主要手段，不仅可明确诊断，更重要的是能观察到骨盆骨折的部位、骨折类型，并根据骨折移位的程度判断骨折为稳定或不稳定及可能发生的并发症。一般来说，90%的骨盆骨折仅摄骨盆前后位 X 线片即可诊断，然而单独依靠正位 X 线片可造成错误判断，因为骨盆的前后移位不能从正位 X 线片上识别。在仰卧位骨盆与身体纵轴成 40°～60°角倾斜，因此骨盆的正位片对骨盆缘来讲实际上是斜位。为了多方位了解骨盆的移位情况，Pennal 建议加摄入口位及出口位 X 线片。

（1）正位：正位的解剖标志有耻骨联合、耻坐骨支、髂前上、下支、髂骨嵴、骶骨棘、骶髂关节、骶前孔、骶骨岬及 L$_5$ 横突等，阅片时应注意这些标志的改变。耻骨联合分离＞2.5cm，说明骶棘韧带断裂和骨盆旋转不稳；骶骨外侧和坐骨棘撕脱骨折同样为旋转不稳的征象；L$_5$ 横突骨折为垂直不稳的又一表现。除此之外，亦可见其他骨性标志，如髂耻线、髂坐线、泪滴、髋臼顶及髋臼前后缘。

（2）出口位：患者取仰卧位，X 线球管从足侧指向骨盆部并与垂直线成 40°角投射，有助于显示骨盆在水平面的上移及矢状面的旋转。此位置可判断后骨盆环无移位时存在前骨盆环向上移位的情况。出口位是真正的骶骨正位，骶骨孔在此位置为一个完整的圆，如存在骶骨孔骨折则可清楚地看到。通过骶骨的横形骨折，L$_5$ 横突骨折及骶骨外缘的撕脱骨折亦可在此位置观察到（图 3-3）。

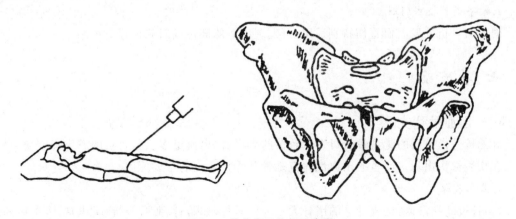

图 3-3　骨盆出口位相示意图

(3)入口位:患者取仰卧位,球管从头侧指向骨盆部并与垂直线成 40°角,入口位显示骨盆的前后移位优于其他投射位置。近来研究表明,后骨盆环的最大移位总出现在入口位中。外侧挤压型损伤造成的髂骨内旋、前后挤压造成的髂骨翼外旋以及剪切损伤都可以在入口位中显示。同时入口位对判断骶骨压缩骨折或骶骨翼骨折也有帮助(图 3-4)。

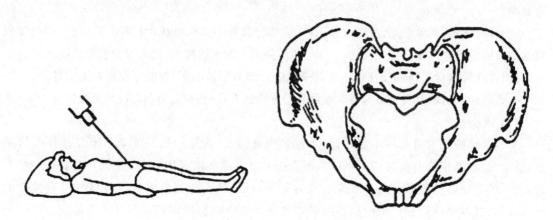

图 3-4　骨盆入口位相示意图

对于低能量外力造成的稳定的骨盆骨折的 X 线表现一般比较易于辨认。而对于高能量外力造成的不稳定骨盆骨折,需综合不同体位的 X 线以了解骨折的移位情况,如果发现骨盆环有一处骨折且骨折移位,则必定存在另一处骨折,应仔细辨认。

5.骨盆骨折CT 扫描

能对骨盆骨及软组织损伤,特别是骨盆环后部损伤提供连续的横断面扫描,能发现一些 X 线平片不能显示的骨折和韧带结构损伤。对于判断旋转畸形和半侧骨盆移位有重要意义,对耻骨支骨折并伴有髋臼骨折特别适用。此外,对骨盆骨折内固定,CT 能准确显示骨折复位情况、内固定物位置是否恰当以及骨折愈合情况。CT 在显示旋转和前后移位方面明显优于普通 X 线片,但在垂直移位的诊断上,X 线片要优于轴位 CT 片。

6.MRI

适用于骨盆骨折的并发损伤,如盆内血管的损伤、脏器的破裂等,骨盆骨折急性期则少用。

7.数字减影技术(DSA)

对骨盆骨折并发大血管伤特别适用,可发现出血的部位同时确认血管栓塞。

七、并发症

(一)出血性休克

高能量外力致伤的骨盆骨折可发生致命的大出血,出血量多少与骨折的严重程度相一致,休克在伤后很快出现。严重的出血性休克是骨盆骨折死亡的主要原因。

1.出血来源

(1)骨折断端渗血:构成骨盆的诸骨大多为松质骨,如髂骨、骶骨等,血运丰富,骨折后断端可大量渗血,其出血量多少与骨折的严重度成正比,这种出血不易止住,是发生出血性休克的一个重要出血源。

(2)盆腔内脏破裂出血:盆腔内脏器如膀胱、直肠、女性的子宫和阴道被骨折端刺伤撕裂可引起严重的出血。

(3)骨盆壁及邻近软组织撕裂出血:这也是重要的出血源。

(4)骨盆内血管损伤出血:骨盆前部骨折可伤及闭孔动静脉、阴部动静脉、耻骨动静脉、髂外动静脉分支,有时甚至伤及髂外动静脉主干;骨盆侧部骨折可伤及闭孔动静脉;骨盆后部骨折可伤及腰动静脉、髂腰动静脉、骶外侧动静脉、骶中动静脉、骶正中动静脉、臀上动静脉。高能量致伤中,骨盆可同时有多处骨折,故可能造成上述几组血管同时受损,发生大出血。

(5)盆腔内静脉丛损伤出血:盆腔内有丰富的静脉丛,且静脉丛血管壁薄,弹性差,周围又多为疏松组织,无压迫止血作用,当骨盆骨折时,极易伤及静脉丛,引起大出血。

2.诊断

(1)病史:有明确的外伤史,患者除主诉骨折部位疼痛外,还有腹部、腰部疼痛等。

(2)体征:

①一般状况:患者可有面色苍白、出冷汗、躁动不安、肢体发冷、口渴、脉快、少尿或无尿、收缩压下降、脉压减小等。

②局部体征:下腹部、腰部、会阴部及大腿中上段可见皮肤青肿、皮下瘀斑,有时可触及明显的皮下血肿。

③腹膜刺激征:出现腹痛、腹胀、腹部压痛、反跳痛、腹部肌紧张,并有肠蠕动减弱等现象。注意与腹腔内脏器破裂相鉴别。

3.X线表现

可见骨盆环有 2 处以上骨折,或骨盆后部骨折脱位或骨盆粉碎骨折。

(二)泌尿道损伤

泌尿道损伤是骨盆前环骨折的常见并发症,关于发生率各家报道不一,一般在 3.5%～28.8%。其与骨折类型密切关系,在一侧耻骨支骨折伤员中其发生率为 15.5%,而双侧者则可高达 40.8%。

1.前尿道损伤

骨盆骨折并发前尿道损伤不常见,在所谓"桶柄状"骨盆骨折中可见到,机制是受伤时前尿道被外力挤压于耻骨两弓之下,外力造成耻骨骨折而损伤前尿道,可分为部分或完全断裂。

根据外伤史、体检、尿道逆行造影不难诊断。询问病史可发现有上述特征性受伤机制,患者主诉有尿急,但排不出尿,出现尿潴留,阴茎及阴囊部肿痛。体检可发现会阴部有血迹,深阴茎筋膜完整者可见阴茎部尿液外渗,深阴茎筋膜被穿破则可见下腹、阴囊、会阴部尿液外渗,试插导尿管失败或肛门指诊发现前列腺移位者为尿道完全断裂。通过尿道逆行造影可明确。

2.后尿道损伤

尿生殖膈及其以上部后尿道损伤是耻骨联合严重分离及耻骨支骨折最常见的并发症。尿道膜部比前列腺部更易受损。患者主诉会阴部及下腹部胀痛,有尿意但不能排尿,如为不完全断裂则有血尿,尿道口流血或有血迹。体检发现会阴部、下腹部、阴囊部的尿液外渗,试插导尿管受阻,肛门指诊发现前列腺向上回缩,可触及柔软有波动肿块。通过尿道膀胱逆行造影可明确诊断。

3.膀胱破裂

在骨盆骨折中的发生率约为4%,致伤机制在于骨折端刺破膀胱或充盈的膀胱突然受外力的压迫而破裂。膀胱充盈较之空虚时更易破裂,空虚的膀胱除了外骨盆环完整性遭受严重破坏,否则不易受损;而充盈的膀胱在下腹部突然受压,可发生腹膜内破裂,而与骨盆骨折严重度无关。膀胱破裂可以是腹膜内或腹膜外,或两处同时存在。诊断可根据外伤史、下腹部痛、伤前较长时间未排尿而伤后有尿意但排不出、有血尿或尿道口有血迹。早期可无腹膜刺激征,但稍后出现明显的腹膜刺激征,上腹部有明显压痛、反跳痛、肌紧张,此点可与其他器官破裂鉴别,腹腔内其他器官破裂早期即可出现腹膜刺激征。下腹部未触及充盈的膀胱,试插导尿管顺利,但无尿液或只有少量血尿导出,此时向内注射少量无菌生理盐水,而后若未能回抽出或回抽量明显少于注入量,则表明膀胱破裂,可行膀胱造影确诊。

(三)女性生殖道损伤

女性由于骨盆结构较男性短而宽,其骨盆内器官拥挤固定,子宫及阴道位置隐蔽,前有膀胱、尿道及耻骨联合,后有直肠及骶尾部,当直接暴力作用于骨盆,骨盆被碾压而粉碎或严重变形时,易发生子宫阴道及周围脏器联合伤。诊断上有明确的外伤史,X线片示严重骨盆骨折,下腹部、会阴部疼痛,非月经期流血,体检发现下部、会阴部皮下瘀血、局部血肿,阴道指诊触痛明显、触及骨折端及阴道破裂口,直肠指诊触及骨端。B超下腹部有时可发现子宫破裂、下腹部血肿。

(四)直肠损伤

骨盆骨折合并直肠损伤并不多见,多由骶骨骨折端直接刺伤直肠所致,少数也可因骶骨、坐骨骨折移位使之撕裂。临床上骨盆骨折后出现肛门出血为主要症状,可有下腹痛及里急后重感,可为腹膜被骨折端刺破所致。

(五)神经损伤

比较少见,且常为当时骨及软组织的严重损伤所掩盖,而不能及时诊断。损伤多由于神经行经部位的骨折脱位所致。如对骶骨骨折应考虑骶1、2神经损伤;对严重的半骨盆移位者应考虑腰丛或骶丛损伤;对髂骨或坐骨骨折应想到坐骨神经损伤可能性,髋臼骨折、耻骨骨折有损伤闭孔神经可能。神经损伤后出现该神经支配区运动、感觉障碍。该种损伤多系牵拉伤或血肿压迫致伤,多数采用保守治疗,症状多可逐渐好转或消失。少数情况下需手术解除对神经的牵拉和压迫,以及早促进神经的恢复。

八、骨盆骨折的治疗

(一)急救

骨盆骨折多为交通事故、高处坠落、重物压砸等高能量暴力致伤,骨盆骨折患者的病死率为10%~25%。除了骨折本身可造成出血性休克及实质脏器破裂外,常合并全身其他系统的危及生命的损伤,如脑外伤、胸外伤及腹部外伤等。对骨盆骨折患者的急救除了紧急处理骨折及其并发症外,很重要的一点是正确处理合并伤。

1.院前急救

据报道严重创伤后发生死亡有 3 个高峰时间:第 1 个高峰发生在伤后 1h 内,多因严重的脑外伤或心血管血管损伤致死;第 2 个高峰发生在伤后 1~4h,死因多为不可控制的大出血;第 3 个高峰发生在伤后数周内,多因严重的并发症致死。急救主要是抢救第 1、2 高峰内的伤员。

抢救人员在到达事故现场后,首先应解脱伤员,去除压在伤员身上的一切物体,随后应快速检测伤员情况并做出应急处理。一般按以下顺序进行:①气道情况:判断气道是否通畅、有无呼吸梗阻,气道不畅或梗阻常由舌后坠或气道异物引起,应予以解除,保持气道通畅,有条件时行气管插管以保持通气;②呼吸情况:如果伤员气道通畅仍不能正常呼吸,则应注意胸部的损伤,特别注意有无张力性气胸及连枷胸存在,可对存在的伤口加压包扎及固定,条件允许时可给予穿刺抽气减压;③循环情况:判断心跳是否存在,必要时行胸外心脏按压,判明大出血部位压迫止血,有条件者可应用抗休克裤加压止血;④骨折情况:初步判定骨盆骨折的严重程度,以被单或骨盆止血兜固定骨盆,双膝、双踝之间夹以软枕,把两腿捆在一起,然后将患者抬到担架上,并用布带将膝上下部捆住,固定在硬担架上,如发现开放伤口,应用干净敷料覆盖;⑤后送伤员:一般现场抢救要求在 10min 之内完成,而后将伤员送到附近有一定抢救条件的医院。

2.急诊室内抢救

在急诊室内抢救时间可以说是抢救的黄金时间,如果措施得力、复苏有效,往往能挽救患者的生命。患者被送入急诊室后,首先必须详细了解病情,仔细全面地进行检查,及时做出正确的诊断,然后按顺序处理。McMurray 倡导一个处理顺序的方案,称 A-F 方案,即:

A——呼吸道处理。

B——输血、输液及出血处理。

C——中枢神经系统损伤处理。

D——消化系统损伤处理。

E——排泄或泌尿系统损伤处理。

F——骨折及脱位的处理。

其核心是:优先处理危及生命的损伤及并发症;其次,及时进行对骨折的妥善处理。这种全面治疗的观点具有重要的指导意义。

(1)低血容量休克的救治:由于骨盆骨折最严重的并发症是大出血所致的低血容量休克,所以对骨盆骨折的急救主要是抗休克。

①尽可能迅速控制内外出血:对于外出血用敷料压迫止血;对于腹膜后及盆腔内出血用抗休克裤压迫止血;对于不稳定骨盆骨折的患者,经早期的大量输液后仍有血流动力学不稳,应行急症外固定以减少骨盆静脉出血及骨折端出血。有条件者可在充分输血、输液并控制血压在 90mmHg 以上时行数控减影血管造影术(DSA)下双侧髂内动脉栓塞。

②快速、有效补充血容量:初期可快速输入 2000~3000ml 平衡液,而后迅速补充全血,另外可加血浆、右旋糖酐等,经过快速、有效的输血、输液,如果患者的血压稳定、中心静脉压(CVP)正常、神志清楚、脉搏有力、心率减慢,说明扩容有效,维持一定的液体即可。如果经输血、输液后仍不能维持血压或血压上升但液体减慢后又下降,说明仍有活动性出血,应继续输

液特别是胶体液。必要时行手术止血。

③通气与氧合：足量的通气及充分的血氧饱和度是抗低血容量休克的关键辅助措施之一。应尽快给予高浓度、高流量面罩吸氧。必要时行气管插管，使用加压通气以改善气体交换，提高血氧饱和度。

④纠正酸中毒及电解质紊乱：休克时常伴有代谢性酸中毒。碳酸氢钠的使用最初可给予每千克 1mmol/L，以后在血气分析结果指导下决定用量。

⑤应用血管活性药物：一般可应用多巴胺，最初剂量为 $2\sim5\mu g/(kg \cdot min)$，最大可加至 $50\mu g/(kg \cdot min)$。

(2)骨盆骨折的临时固定：Moreno 等报道，在不稳定骨盆骨折患者中，即刻给予外固定较之不行外固定，输液量明显减少；而 Riemer 等的研究表明，即刻外固定可明显降低骨盆骨折患者的病死率。骨盆外固定有多种方法，简单的外固定架主要用于翻书样不稳定骨折；对于垂直不稳定骨折由于其不能控制后方骶髂关节复合体的活动，则不适用，应用 Ganz C 型骨盆钳可解决上述问题。学者单位在不稳定骨盆骨折的急救中应用自行创制的骨盆止血兜，可明显降低骨盆骨折的病死率，其主要作用是通过对骨折的有效固定，减少骨折的活动、出血，更有效地促进血凝块形成；对下腹部进行压迫止血；其独特的结构便于搬动患者。

(二)进一步治疗

1.非手术治疗

(1)卧床休息：大多数骨盆骨折患者通过卧床休息数周可痊愈。如单纯髂骨翼骨折患者，只需卧床至疼痛消失即可下地活动；稳定的耻骨支骨折及耻骨联合轻度分离者卧床休息至疼痛消失可逐步负重活动。

(2)牵引：牵引可解痉止痛、改善静脉回流、减少局部刺激、纠正畸形、固定肢体、促进骨折愈合，并方便护理。骨盆骨折中应用牵引治疗一般牵引重量较大，占体重的 $1/7\sim1/5$，牵引时间较长，一般 6 周内不应减重，时间在 $8\sim12$ 周，过早去掉牵引或减重可引起骨折再移位。牵引方法一般采用双侧或单侧下肢股骨髁上牵引或胫骨结节牵引。对垂直压缩型骨折可先用双侧股骨髁上或胫骨结节牵引，以固定骨盆骨折，并纠正上、下移位，向上移位的可加大重量，3天后摄片复查，待上、下移位纠正后，加骨盆兜带交叉牵引以矫正侧向移位，维持牵引 $8\sim12$ 周。对前后压缩型骨折基本处理方法同上，但须注意防止过度向中线挤压骨盆，造成相反的畸形。对侧方压缩型骨折，应行双下肢牵引，加用手法整复，即用手掌自髂骨嵴内缘向外按压，以矫正髂骨内旋畸形，然后再行骨牵引。如为半骨盆单纯外旋，同时后移位，可采用 3 个 90°牵引法，即在双侧股骨髁上牵引，将髋、膝、距小腿 3 个关节皆置于 90°位，垂直牵引。利用臀肌做兜带，使骨折复位。

(3)石膏外固定：一般用双侧短髋"人"字形石膏，固定时间为 $10\sim12$ 周。

2.手术治疗

(1)骨盆骨折的外固定术：外固定术最适用于移位不明显、不需要复位的垂直稳定而旋转不稳的骨折。而对垂直剪切型骨折常需配合牵引、内固定等。如单侧或双侧垂直剪切型骨折，可先行双侧股骨髁上牵引，待骨折复位后行外固定，可缩短牵引住院时间。对耻骨联合分离或耻骨支、坐骨支粉碎骨折并发一侧髋臼骨折及中心脱位者，可先安装骨盆外固定器，然后在伤侧股骨大粗隆处行侧方牵引。6周后摄X线片证实股骨头已复位即可去牵引,带外固定下地,患肢不负重,8周后除去外固定器。对一些旋转及垂直均不稳的骨折一般后部行切开复位内固定,骶髂关节用1～2枚螺钉或钢板加螺钉固定,前部用外固定架固定耻骨联合分离或耻骨支骨折。术后3～4周可带外固定架下床活动。骨盆外固定有多种方法,较常用的方法有:

①Slätis外固定:在全麻下先做骨折初步复位,并摸清髂前上棘和髂嵴等骨性标志。触及髂骨翼后,经皮沿髂骨外板按照髂嵴的倾斜度打入克氏针,于髂前上棘后方1横指处正对髂嵴最高点做1cm长的横切口,用克氏针探针作为粗略的导向器,仅穿过外侧皮质,然后向内和远端正对着髂骨较厚且坚硬的髋臼部位打入1个5mm的半螺纹针,深度为4～5cm。在该针上安放外固定导向器,然后在较后部位髂骨翼上另做切口,分别穿入另2个半螺纹针,在对侧髂嵴上同样方法拧入3个半螺纹针,然后将不带杆的万向球形轴安至每一组针上。为使外固定架获得最大程度的牢固固定,万向球形轴应尽可能接近皮肤。当针组和万向球形轴于两侧安放妥当并拧紧后,可通过调节针组进行牵引,用手法对不稳定的骨盆骨折块行挤压或分离并进行旋转,以便使骨折块获得更为准确的复位。X线片示骨折复位满意后通过每一万向球形轴部位安装350mm的连接杆,并于连接杆靠近中央部安装一个旋转接头,杆的每一端再安放一个关节接头,最后将连接杆安在2对关节接头内,在位于中央部的2对旋转接头上安装连续加压杆或可调节的连接杆,拧紧外固定架,并置于与身体中轴成约70°的位置。术后应避免针眼周围皮肤压迫坏死,预防针道感染。

②Ganz外固定:患者取仰卧位,双侧髂后上棘与髂前上棘连线上旁开髂后上棘3～4指处为进针点,注意勿偏离以免伤及臀部血管、坐骨神经。于双侧进针点分别击入斯氏针,并确定外固定架上两侧臂能自由滑动,将斯氏针击入约1cm深,将两侧臂向中间滑动至螺栓顶端,沿着斯氏针一直接触到骨质,拧紧双侧螺栓,对不稳定半骨盆起加压作用,从而纠正骨盆分离并稳定后环。此外,固定也可倾斜放置。将一斯氏针置于稳定侧半骨盆的髂前上棘,当拧紧螺栓时,不稳定侧产生一个直接向前的力量,可促进后侧骨盆复位。安装外固定后,其他治疗措施可照样施行。

(2)骨盆骨折的内固定:对于不稳定型骨盆骨折的非手术治疗,文献报道后遗症达50%以上,近年来随着对骨盆骨折的深入研究,多主张切开复位,其优点是可以使不稳定的骨折迅速获得稳定。

①骨盆骨折内固定手术适应证:Tile提出内固定的指征为:a.垂直不稳定骨折为绝对手术适应证;b.合并髋臼骨折;c.外固定后残存移位;d.韧带损伤导致骨盆不稳定,如单纯骶髂后韧带损伤;e.闭合复位失败,耻骨联合分离>2.5cm;f.无会阴部污染的开放性后环损伤。Matta等认为骨盆后部结构损伤移位>1cm者或耻骨移位合并骨盆后侧不失稳,患肢短缩1.5cm以上者应采用手术治疗。

②手术时机:骨盆骨折内固定手术时机取决于患者的一般情况,一般来说应等待患者一般情况改善后,即伤后5～7天行手术复位为宜。14天以后手术复位的难度明显加大。如患者行急诊剖腹探查,则一部分耻骨支骨折或耻骨联合分离可同时进行。

③手术内固定方式的选择:内固定是骨盆骨折最稳定的固定方式。固定方法有多种,关键在于解剖复位。目前,能被多数学者认同的治疗方法主要有:

a.耻骨联合分离的钢板内固定术(Webb 术式):沿耻骨联合部做一横切口,显露耻骨联合分离处,行骨膜下分离,显露耻骨上部及内侧面,直视下压迫双侧髂骨复位分离的耻骨联合,复位时用手触摸耻骨联合盆腔侧,确认无膀胱颈与尿道挤压,用骨折复位钳固定。如果耻骨联合分离是稳定型"翻书样损伤"(B1 型)的一部分时,可用 2 孔,直径为 4.5mm 或 3.5mm 的动力加压钢板或重建钢板,置于耻骨联合上面,以全螺纹松质骨螺钉固定即可。如耻骨联合分离是垂直不稳 C 型损伤的一部分,而且后方损伤又不能固定时,则建议在耻骨联合上方及前方使用双钢板固定,前方钢板为 3.5mm 或 4.5mm 重建钢板,经塑形后用适当全螺纹松质骨螺纹钉固定。如果要固定耻骨支骨折,尤其骨折偏外侧时,则须通过髂腹股沟入路进入,注意防止螺钉进入髋关节。

b.骶骨骨折的内固定:采用骨盆后侧入路。患者取俯卧位,在髂嵴至髂后上棘做 2 个纵切口,长约 6cm,经皮下组织剥离至外展肌在髂嵴上的附着处,并将肌肉向外侧剥离,显露髂骨,然后将钉插入髂后上棘,用股骨拉钩整复骨盆移位,经 C 臂透视显示复位后,用导针做两侧髂骨临时固定。如为垂直不稳定损伤(C 型),最安全固定骶骨骨折的方法是使用骶骨棒,将骶骨棒从一侧髂后上棘穿向另一侧。因此不需要拉力螺钉固定,两侧骶骨棒可防止旋转。骶骨棒必须从骶骨后方通过,以免进入骶管内。同时可将手指通过坐骨大切迹伸到骶骨前方触诊前方骶骨孔,直观骶后孔,了解骨折复位情况。另一种方法是使用拉力螺钉固定,将拉力螺钉通过骨折固定到 S1 骨体上,骶骨孔和骶骨翼部可直视,同时也需 C 臂透视检查,以防螺钉穿入椎管及第一骶孔。也可采用经皮穿入,使用中空螺钉,使上述技术大大简化。

c.骶髂关节脱位的内固定:对于新鲜骶髂关节脱位,可采用前方或后方入路。选择入路取决于以下因素:皮肤及软组织情况,有无髂骨及骶骨骨折,以及骨折类型。前方入路(Simpson术式):患者取仰卧位,沿髂骨前嵴做 Smith-Peterson 的一半切口,向前延长至髂嵴的最上部,向下达髂前下棘。骨膜下分离髂肌,向内侧牵开髂肌和腹腔脏器,暴露骶髂关节。注意不要损伤关节内侧 2～3cm 的 L_5 神经根,将 2 个尖 Hohmann 拉钩插入骶骨翼,向内侧牵开腹腔脏器,仔细操作,间断性牵拉,避免髂腹股沟神经和腰骶神经损伤。当骶髂关节通过筋膜后显露后,助手控制腿部,用髂嵴上的大骨钳复位半骨盆。复位时通常需要一边向远端牵引腿部,一边内旋半侧骨盆,不可剥离关节软骨面。复位后用 2 个双孔动力加压钢板和 4.5cm 螺钉将骶骨翼固定于髂骨上,放置引流后关闭软组织。后方入路:自骶髂关节上缘至下缘,显露骶髂关节及髂骨翼,检查骶髂关节,自关节内移除分离前后韧带的软组织残留部分。在直视下整复骨折,自骶骨置放一尖复位钳至髂骨翼上以整复。沿骶髂关节下缘用手触摸,以确认整复。骶髂关节应是平滑而连续的曲线,以此可知半骨盆向上的变位已被矫正。用拉钩作为引导使螺钉穿入两拉钩间,这样可正确进入骶骨,避免伤及骶前神经根,用 3～4 根 6.5mm 松质骨螺钉(40～45mm 长),或用 1 块短钢板可合适地固定骶髂关节。如果骨折延伸至骶髂关节,可使用 45～60mm 长螺钉。若骨折自骶髂关节延伸至髂骨,在髂骨翼上再加 1 块钢板。

d.髂骨骨折的内固定:经前侧腹膜后切口入路进入,如此可避免内收肌肌肉止点剥离。用尖复位钳进行整复,用 3.5mm 重建钢板及全螺纹松质骨螺钉固定骨折。放置钢板应靠近髂嵴,因为髂骨中央部位骨质非常薄。

第四章　下肢骨折

第一节　股骨头骨折

单纯股骨头骨折比较少见,常为髋关节损伤的一部分,例如髋关节后脱位并发股骨头骨折。

一、损伤机制

摔跌时髋关节处于屈曲内收位,膝部着地,外力沿股骨干传向股骨头,可冲破后侧关节囊向后脱位。如冲击时髋关节屈曲仅 60°或更小,股骨头更多地与髋臼后上方坚固的骨质碰撞,则将引起髋臼骨折或股骨头部骨折。上述头部骨折系由剪切、压缩暴力引起。此外尚可能是圆韧带撕脱骨折。

如膝部着地时股骨处于外展和外旋位,股骨上端有如一根杠杆,将股骨头向前撬出髋臼窝,并可能并发髋臼前缘或股骨头骨折。

由于致伤机制不同,其骨折类型差别甚大,并可伴有股骨颈骨折,甚至同时有髋臼骨折者。

二、诊断

外伤暴力大且伴典型的受伤姿势有助于诊断。所有髋关节脱位的患者均应考虑合并股骨头骨折的可能。髋关节正位片有助于明确诊断。侧位片能较好地显示股骨头和髋臼的前后缘,但在髋关节后脱位时常难以拍摄,应在复位后再摄正侧位片以排除股骨头骨折。必要时,应加做 CT 及三维图像重建,以明确骨折片的移位情况。

引起股骨头骨折的暴力往往较大,应注意检查有无其他部位的复合伤,以及周围神经和血管情况。

三、分类

(一)髋关节后脱位伴股骨头骨折

对于髋关节后脱位伴股骨头骨折分类,最常使用 Pipkin 分类法:

1.Ⅰ型

股骨头骨折伴后脱位,骨折部位于中央凹的远侧。

2.Ⅱ型

股骨头骨折伴后脱位,骨折部位于中央凹的近侧。

3.Ⅲ型

Ⅰ型或Ⅱ型损伤伴股骨颈骨折。

4.Ⅳ型

Ⅰ型或Ⅱ型损伤伴髋臼边缘骨折。

(二)Giebel分类法

包括了所有的股骨头骨折:

1.Ⅰ型

骨折不伴脱位。

(1)头部压缩骨折。

(2)多块或粉碎性骨折。

2.Ⅱ型

骨折伴髋脱位。

(1)骨折伴前脱位。

(2)骨折伴后脱位(PipkinⅠ-Ⅳ型)。

四、治疗

1.非手术治疗

不伴有髋脱位的骨折患者,若骨折块没有明显移位或压缩,可行非手术治疗。患者卧床休息3周后,用双拐下地,伤肢不负重。Giebel认为应避免长期牵引,否则易导致关节软骨的缺血性坏死和关节僵硬。伴有脱位的骨折,应立即复位。复位时麻醉应充分,避免使用暴力,力争一次复位成功。如连续两次失败,即应考虑手术。复位后摄片了解复位情况,做CT检查以明确骨折块位置、大小和移位情况。

2.手术治疗

骨折块明显塌陷、移位、嵌入关节间隙、伴脱位而手法复位失败或合并神经损伤时,应立即行切开复位。

根据骨折块位置选择前外侧或后外侧入路,显露髋关节并使股骨头脱出髋臼。若骨片较小,可予切除。如骨折块较大,应予复位并做螺丝钉固定。骨折块较大、较厚时,可经股骨头的关节外部分逆行置入松质骨拉力螺钉。如有困难只能顺行钻入可吸收螺钉,并使螺钉头低于软骨面。骨折部塌陷者,应将其撬起,并以自体松质骨衬垫。如塌陷范围超过关节负重面一半、粉碎性骨折难以施行内固定或合并股骨颈骨折时,应考虑关节置换术。术毕缝合前应反复冲洗,避免遗留软骨或骨碎片,留置负压引流24～48小时。

五、并发症

（1）股骨头或骨折片缺血性坏死。

（2）继发性骨关节炎。

上述并发症发生后可做对症处理，如导致明显疼痛或功能障碍，则需考虑全髋关节置换术，年轻的骨关节炎患者可考虑先做表面置换术。

第二节　股骨颈骨折

股骨颈骨折系指由股骨头下至股骨颈基底部之间的骨折。股骨颈骨折对骨科医师一直是一个巨大的挑战。

一、股骨颈应用解剖

股骨头呈圆形，约占一圆球的 2/3，完全为关节软骨所覆盖，在其顶部后下有一小窝，称为股骨头凹，为股骨头韧带附着处，股骨头可由此获得少量血供。股骨颈微向前凸，中部较细。自股骨头中点，沿股骨颈画一条轴线与股骨下端两髁间的连线，并不在同一平面上，正常情况下，前者在后者之前，形成的角度，叫前倾角，平均 13.14°，其中男性 12.20°，女性 13.22°。股骨颈与股骨干之间成一角度，称颈干角，成人为 125°，其范围在 110°～140°之间。

（一）骨小梁系统

股骨颈内部承受张应力，压应力，弯曲应力和剪应力，骨小梁的分布方向和密集程度也因受外力的不同而不同，股骨头颈部有 2 种不同排列的骨小梁系统，一种自股骨干上端内侧骨皮质，向股骨颈上侧做放射状分布，最后终于股骨头外上方 1/4 的软骨下方，此为承受压力的内侧骨小梁系统；另一系统起自股骨颈外侧皮质，沿股骨颈外侧上行与内侧骨小梁系统交叉，止于股骨头内下方 1/4 处软骨下方，此为承受张力的外侧骨小梁系统。在上述 2 种骨小梁系统在股骨颈交叉的中心区形成一三角形脆弱区域，即 Ward 三角区，在老年人骨质疏松时，该处仅有脂肪充填其间，更加脆弱。从股骨干后面粗线上端内侧的骨密质起，由很多骨小梁结合成相当致密的一片骨板，向外侧放射至大转子，向上通过小转子前方，与股骨颈后侧皮质衔接，向内侧与股骨头后内方骨质融合，以增强股干颈的连接与支持力，称为股骨距，也称为"真性股骨颈"。Giffin 通过研究指出它的存在不仅加强了颈干连接部对应力的承受能力，而且还明显加强了抗压力与抗张力两组骨小梁最大受力处的连接，在股骨上段形成一个完整合理的负重系统。股骨上端的力学结构是典型力学体系，自重轻而负重大，应力分布合理，受力性能极佳，骨小梁的排列能最大限度的抵抗弯曲应力。股骨距在股骨颈骨折时内植入物放置位置方面及股骨头假体的置换技术方面，均具有重要意义。

（二）股骨头及颈的血供

成人股骨头的血运主要是来自股深动脉的旋股动脉，外侧和内侧旋股动脉通过股骨的前后方在转子的水平相吻合，从这些动脉特别是旋股内侧动脉分出上、下支持带动脉。上支持带动脉又分出上干骺动脉和外骺动脉，而下支持带动脉变成下干骺动脉。闭孔动脉通过髋臼支分出圆韧带动脉，其终端为骨骺内动脉。自股骨干和转子部的动脉穿进股骨皮质下，终止于股骨颈近端，外骺动脉和内骺动脉分别供应股骨头外 2/3 和内 1/3 的血运，而下干骺动脉主要供应股骨颈的血供。上支持血管是股骨头的最重要的血运来源，而下支持带血管则仅营养股骨头和颈的一小部分，圆韧带血管对股骨头血供的重要性各家意见不一，作用尚不明确。

股骨颈骨折后，进入股骨头上方的外侧骺动脉因骨折而中断，骨折移位使支持带血管撕裂，髓内出血，髋关节囊内压增高压迫支持带血管等因素，使股骨头的血供遭受损害。骨折后股骨头坏死与否主要与其残存血供的代偿能力有关。股骨颈骨折通常位于整个关节囊内，关节液可能妨碍骨折的愈合过程。因为股骨颈上基本无外骨膜层，所有愈合必须来自于内骨膜，滑液内的血管抑制因子也可抑制骨折的修复。这些因素连同股骨头无稳定的血液供应便使得愈合无法预测。因此，股骨颈骨折应早期复位及内固定，以利于骨折后扭曲的支持带血管重新开放，坚固的内固定有利于重建一些血管的连续性。

二、股骨颈骨折伤因和损伤机制

老年患者骨量明显下降和松质骨结构异常，最终导致骨的力学强度下降，以致股骨颈成为骨质疏松性骨折的好发部位之一。另外，老年人髋周肌群退变，反应迟钝，不能有效的抵消髋部有害应力，加之髋部受到应力较大（体重 2～6 倍），因此当遭受轻微外力，如平地滑倒或绊倒，由床上或座椅上跌伤，均可形成骨折。

青壮年股骨颈骨折，往往由于严重损伤如车祸或高处跌落，损伤机制有 2 种解释：一是外力从侧方对大转子的直接撞击，二是躯干倒地时下肢旋转，而股骨头卡在髋臼窝内不能随同旋转，股骨颈抵于髋臼缘，正常股骨颈部骨小梁的方向呈狭长卵圆形分布，长轴线与股骨头、颈的轴线一致，有利于在正常生理情况下承受垂直载荷，但难以对抗上述横向水平应力而易于发生断裂。

因过度过久负重劳动或行走等极限应力作用于股骨头，使股骨颈的骨小梁发生显微骨折，可最终导致疲劳骨折。

三、股骨颈骨折分类

股骨颈骨折有多种不同的分型方法。

（一）按骨折部位分类

1.头下型

骨折线完全在股骨头下，整个股骨颈在骨折远段。显然这类骨折对血供损伤严重，临床多见。

2.头颈型

骨折线的一部分在股骨头下,另一部分则经过股骨颈,由于遭受剪应力,此型临床最常见。

3.经颈型

全部骨折线均通过股骨颈中部,此型临床甚为少见。

4.基底型

骨折线位于股骨颈基底部,其后部已在关节囊外,此型血供保留最好。

(二)按骨折移位程度分类(Garden 分型)

见图 4-1。

Ⅰ型:不完全性的嵌插骨折,股骨头斜向后外侧。

Ⅱ型:完全的无移位骨折。

Ⅲ型:完全骨折并有部分移位,可通过股骨头向骨小梁方向做出判断,但两骨折块尚保持相互间的接触。

Ⅳ型:骨折块完全移位。

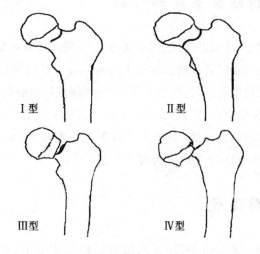

Ⅰ型 Ⅱ型 Ⅲ型 Ⅳ型

图 4-1 股骨颈骨折 Garden 分型

(三)AO 分型系统

股骨颈骨折被分为股骨头下无或微移位型(B1 型),经颈型(B2 型),或移位的头下骨折(B3 型),这些类型又可进一步分型,B1 型骨折又有外翻 15°及以上的嵌插(B1.1),外翻小于15°(B1.2),无嵌插(B1.3);经颈型(B2 型)骨折又分颈基底部(B2.1 型),伴内收的颈中型(B2.2型),伴剪切的颈中型(B2.3 型);有移位的股骨头下骨折(B3 型)又分为中度外翻合并外旋(B3.1 型),中度垂直翻转及外旋移位(B3.2 型),或显著移位(B3.3 型)。B3 型骨折的预后最差。见图 4-2。

目前临床上 Garden 的分型系统应用最为广泛,但无论应用哪一种分型系统,均应把嵌插骨折从无移位的股骨颈骨折中区分开来。这类骨折具有明显的稳定性,可行保守治疗或非手术治疗,因为几乎 100%的嵌插骨折均可愈合,但有 15%以上可发生再移位,因此对这类病人可选用闭合多枚螺钉固定,防止再移位的发生。对 GardenⅡ型,由于无嵌插,也就骨折本身没有固有的稳定性,如不行内固定,则几乎所有骨折均发生移位。

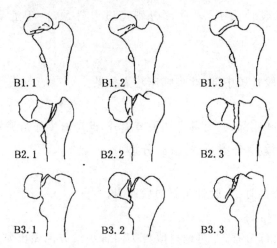

图 4-2　股骨颈骨折 AO 分型

四、股骨颈骨折临床表现和诊断

对老年人摔跌后诉髋部或膝部疼痛者,应考虑股骨颈骨折的可能。对移位明显的股骨颈骨折诊断并无困难,体格检查时可发现大转子上移至髂前上棘与坐骨结节连线以上,腹股沟韧带中点下方有压痛;患肢轻度屈曲,内收并有外旋,短缩畸形,但肿胀可不明显;叩击病人足跟时可致髋部疼痛加重。X 线检查可明确诊断,并进一步判断类型。多数病人伤后即不能站立和行走,部分骨折端嵌插的病人症状很轻,下肢畸形也不明显,极易漏诊,对此类病人,应 CT 或 MRI 检查,也可嘱卧床休息,2 周后再次摄片复查。

五、股骨颈骨折治疗

稳定的嵌插型骨折即 Garden Ⅰ 型,可根据情况使用非手术治疗,如外展位牵引或穿用"⊥"形鞋保持伤肢于外展、旋转中立位等。但由于患者多为老年人,为避免长期卧床所引起的多种并发症,并且有约 15％移位率,也可选经皮螺钉固定,对 Garden Ⅱ 型因缺乏稳定,均应闭合复位内固定。

复位和内固定是治疗移位型股骨颈骨折的基本原则,多用 Garden 对线指数判断复位程度。正常正位片上股骨干内缘与股骨头内侧压力骨小梁呈 160°,侧位片上股骨头轴线与股骨颈轴线呈一直线(180°),Garden 证实,如果前后位上股骨头的压力骨小梁和股骨内侧皮质的夹角在 155°～180°,则骨愈合的比率增高,而缺血性坏死的发生率较低;在侧位上虽然应尽量争取矫正前倾角,但复位后 155°～180°也可接受。同时证实,无论在哪一平面上对线指数小于 155°或大于 180°时,缺血性坏死的发生率从 7％增至 65％。

股骨颈骨折内固定的装置已研制出很多,实验证明加压单钉抗旋转强度较差。加压多钉类为目前较受欢迎的治疗方法。Kyle 和 Asnis 提出用空心螺钉 3～4 根固定骨折效果好,Van

用生物力学方法比较4种内固定物即三翼钉、滑移式钉板、加压单钉及加压多钉后认为,3枚加压螺纹钉的抗压、抗张强度及抗扭转能均在其他3种固定物之上。Mecutchen等报告加压螺纹钉治疗股骨颈骨折不愈合率仅为1.8%,术后股骨头坏死率为11%,螺纹钉治疗效果明显优于其他治疗方法。Bout等通过研究指出由于空心螺钉直径小,故对骨质及髓内血管损伤小,3枚钉呈三角形立体固定,故稳定性好,能有效防止股骨头旋转及下沉,而且其手术适应证比较广。我们最常使用空心螺丝钉固定股骨颈骨折。假若外侧皮质骨质疏松或粉碎相当严重,也可考虑侧方小钢板固定。

准确良好的复位是内固定成功的必要条件,一般对股骨颈骨折选择闭合复位,切开复位仅适用于闭合方法无法复位的患者。

1.闭合复位方法

Whitman法,牵引患肢,同时在大腿根部加反牵引,待肢体原长度恢复后,行内旋外展复位。Leadbetler改良了Whitman法,主要是屈髋屈膝90°位牵引。牵引复位采用胫骨结节骨牵引(1/7体重),在1～2日内致骨折复位,牵引的方向一般为屈曲,外展各30°,如有向后成角,可在髋伸直位做外展30°。目前多采用先用缓慢的皮牵引或骨牵引数日,等患者可手术后,在麻醉下在骨科牵引床上先将伤肢外展、外旋位牵引到骨折端有分离后,再内旋患肢,稍放松牵引,一般可获得良好复位。

2.切开复位

病人取仰卧位,一般选择Watson-Jones入路,可向近端和前侧延伸,切开关节囊后,直视下复位操作。在牵引床上切开复位,因关节囊紧张,影响暴露,增加手术操作难度。在复位时应注意股骨颈的旋转问题,建议在复位及克氏针临时固定后,拍片和透视检查。

3.闭合复位空心螺钉内固定(AO)

患者于骨折复位床上牵引复位满意后,通过外侧切口显露大转子和股骨上端长约8cm,切开皮肤、皮下组织和阔筋膜,剥离股外侧肌起点和后方,并向前牵开。首先在股骨颈前方打入1根螺纹导针,以确定股骨颈前倾角,并通过透视证实导针的位置,将平行导向器斜面紧贴于股骨大转子下外侧,通过中心孔向股骨头内钻入第2根导针,进针方向应平行于第1根导针,透视下位置良好后,拔去第1枚导针。通过平行导向器边缘3个孔分别钻入3根导针,经透视3根导针位置适当,且深达股骨头软骨面下方,即拔除第2枚导针,完成导针的定位,使用直接的测量装置确定3根导针进入的深度,计算钻孔的深度,使用中空钻头及中空丝锥钻孔和攻丝,选择螺丝钉,螺纹部分最好位于对侧骨折块,拧入中空螺丝钉后松动牵引,加压旋紧。透视下证实骨折、螺钉位置良好。必要时可应用垫圈以防止螺丝钉头沉入近侧皮质内。

术后处理:术后第1天,病人可坐起,是否负重取决于骨结构的稳定性,不主张患者在床上做直腿抬高运动,以免增加股骨颈的剪力。大多数患者允许术后扶双拐保护下立即部分负重,至骨愈合,始可完全负重。

4.股骨颈骨折的人工假体置换

关节置换术的出现,无疑对股骨颈骨折的治疗产生一次很大的冲击。虽然术式较传统内固定术为大,但术后早期恢复关节功能,避免了卧床所引发的褥疮、肺部感染,使其一度为很多医生所热衷。对年老、骨质疏松、骨折不愈合及股骨头坏死变形的病例,它确实是恢复关节功能的有效办法。人工关节置换术治疗股骨颈骨折的优点为：①避免了股骨颈骨折不愈合及股骨头坏死问题。②降低并发症的发生率。③治疗时间短。④提高患者的生活质量。但另一方面，假体置换的并发症，如松动、感染、假体断裂、髋臼磨损、关节周围异位骨化等也暴露出来。特别对于中青年患者，因关节活动强度较大，使髋关节置换术出现较高的手术失败率。Colles曾对43例(51髋)50岁以下股骨颈骨折患者行全髋置换术，随访3~15年，41%做了返修术，有的病人甚至进行了多次返修术。Rogmar发现关节置换组2年后失败率达6%，25%的患者有行走障碍，1.5%则有严重的髋部疼痛。另外，近年来，多钉内固定技术的应用，良好的复位和坚强的内固定已解决早期下床活动和负重的问题。

基于以上的优点和缺点，不同学者提出针对有移位的关节囊内骨折应选择假体置换的治疗应符合下列条件：

(1)生理年龄应在65岁以上。

(2)髋关节原伴发疾病，如骨性关节炎，强直性脊柱炎，股骨头无菌性坏死等。

(3)恶性肿瘤病理性骨折。

(4)陈旧性股骨颈骨折。

(5)伴有股骨头脱位的股骨颈骨折，因为这种损伤环境下，必定会发生缺血性坏死。

假体的选择：人工假体有单极股骨头、双极股骨头和全髋置换术。单极半髋假体置换可产生持续性疼痛和突破髋臼的并发症。随着双极假体的发展，单极假体使用日渐减少。Hasan等通过随访认为双极人工股骨头置换在平均6.1年随访后虽无髋臼的破坏，但远期疗效仍不及全髋置换。对体质较弱的高龄(大于80岁)病人，估计存活期较短，采取全髋关节置换术的耐受性差可选用双极人工股骨头置换。由于第4代骨水泥技术(髓腔冲洗，负压下搅拌骨水泥，使用髓腔塞，骨水泥由骨水泥枪加压注入及中置器使用)，使股骨骨水泥柄假体松动与非骨水泥柄无差别，因此老年患者股骨颈骨折仍采用骨水泥固定为主；而髋臼侧，Kavanagh等报道术后15年骨水泥翻修为14%，Poss等报道非骨水泥术后11年翻修为3.1%，因此，对骨质疏松不是非常明显者，仍主张选用非骨水泥。

六、儿童股骨颈骨折的特点

临床上儿童股骨颈骨折并不多见，在所有儿童骨折中发生率低于1%，小儿股骨颈骨折易发生股骨头缺血性坏死，髋内翻畸形以及骨骺早闭合，与儿童股骨颈的解剖特点有关。新生儿至3岁幼儿股骨头深入髋臼中，股骨头、颈、大转子是一片软骨，因而只有大暴力直接打击股骨颈才引起骨折。由于骨折时暴力易导致动脉供血不足，静脉瘀血，关节囊内压增高。对儿童股骨颈骨折的治疗，有其自身特点，因为骨折后移位较重，复位较困难，而反复整复是造成血运障碍的主要原因之一，使用空心钉等较大的内固定时，常不易穿入坚韧和窄细的股骨颈，鉴于上述原因，目前大多学者主张：无移位者采用髋人字石膏固定或皮牵引治疗；有移位者牵引手法复位后采用经皮克氏针内固定。

第三节 股骨转子间骨折

股骨转子间骨折是指股骨颈基底以下、小转子下缘水平以上部位的骨折,是老年人的常见损伤,患者平均年龄较股骨颈骨折高。老年人的转子间骨折常在骨质疏松基础上发生,股骨上端的结构变化对骨折的发生与骨折的固定有较大影响。转子部血运丰富,骨折时出血多,但愈合好,很少有骨不连发生。

一、损伤机制

身体失去平衡而跌倒时,负重侧下肢将承受过度外旋、内旋或内翻的传导暴力,或于跌地时大转子直接受力而导致股骨转子间骨折。老年人的股骨上端因骨质疏松而力学强度下降,骨折危险性明显增加。转子部受到内翻及向前成角的复合应力时,往往在小转子部形成高应力区,导致小转子或包括股骨距的蝶形骨折,或该部的压缩骨折——骨折近端嵌入远端,而将远骨折片内侧松质骨压缩,复位后可在远骨折端留下三角形骨缺损。小转子区的蝶形或嵌插骨折,均可显著减弱股骨后内侧支柱的稳定性,复位后有明显的髋内翻倾向。

二、诊断

老年人跌倒后髋部疼痛,不能站立或行走。局部肿胀压痛,伤肢外旋一般较股骨颈骨折明显,可伴短缩内收畸形。由于系囊外骨折且局部血供较丰富,伤后出血较多,加以患者多是老年人,应注意发生创伤性休克的可能。

三、分类

(一)Evans 分类法(图 4-3)

1.第一大类

指骨折线从股骨大粗隆的外上方斜向内下方(小粗隆)。该类又分为以下 4 型:

(1)第Ⅰ型:指通过大小粗隆之间的裂缝骨折,或骨折间移位不超过 3mm 者。此型不仅稳定,且愈合快、预后好。

(2)第Ⅱ型:指大粗隆上方开口,而小粗隆处无嵌顿或稍许嵌顿(不超过 5mm)者,伴有轻度髋内翻畸形。此型经牵引后易达到解剖对位,且骨折端稳定、预后好。

(3)第Ⅲ型:于小粗隆部有明显嵌顿,多为近侧断端内侧缘嵌插至远侧端松质骨内。不仅髋内翻畸形明显,牵出后,被嵌顿处残留骨缺损,以致很容易再次髋内翻,甚至持续牵引达 4 个月以上,也仍然无法消除这一缺损。因此属于不稳定型。此种特点在临床上常不被初学者所注意。

（4）第Ⅳ型：指粉碎性骨折，与前者同样属于不稳定型骨折，主要问题是因小粗隆部骨皮质碎裂、缺损或嵌入等而易继发髋内翻畸形。因此，在治疗上问题较多。

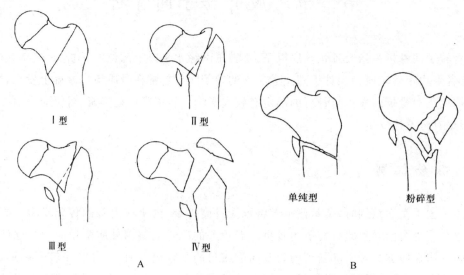

图 4-3　股骨粗隆间骨折 Evans 分类示意图

A.第一大类；B.第二大类

2.第二大类

指骨折线由内上方（小粗隆处）斜向外下方（股骨干上端），实际上是粗隆下骨折，易引起变位。主要是近侧端外展、外旋及前屈，而远侧端短缩及内收，这类骨折多需手术治疗。本型又可分为两型，即单纯型与粉碎性骨折。

（二）改良 Boyd 分类法

1.Ⅰ型

无移位骨折，稳定。

2.Ⅱ型

有移位，伴小转子小块骨折，近骨折段内翻，稳定。

3.Ⅲ型

有移位，伴后内侧粉碎性骨折和大转子骨折，近骨折段内翻，不稳定。

4.Ⅳ型

转子间及后内侧皮质粉碎骨折，伴转子下骨折，不稳定。

Ⅰ、Ⅱ型骨折的后内侧支柱和股骨距保持较好的整体性，骨折面整复对合后能够支撑股骨上端的偏心载荷而不易发生塌陷。Ⅲ、Ⅳ型骨折后，转子部后内侧支持结构失去完整性，受载时骨折端内后侧易塌陷而内翻。

四、治疗

（一）Evans 第一类骨折

治疗的基本要求是充分纠正和防止内翻移位。稳定的转子间骨折可采用牵引治疗。但老年患者可因长期卧床引起较多并发症,甚至导致死亡。因此,许多学者建议即使骨折稳定也应采用内固定,使患者能早期坐起和下床活动。不稳定的转子间骨折特别是后内侧支撑结构有严重损伤时,牵引治疗常难以防止髋内翻畸形,应选用较可靠的内固定治疗。

稳定的 Evan I 型骨折,或 Boyd I、II 型骨折,若做内固定治疗可考虑较简单的经皮三枚螺纹钉内固定。手术创伤很小,尤其是前者,进钉的戳孔无需缝合,手术次日患者可坐起,2~3周后可用双拐下床做不负重活动。

不稳定的 Evan I 型骨折,或 Boyd III、IV 型骨折,应选用更加坚强的内固定,主要有以下两类。

1.钉-板类

以动力性髋关节螺钉(DHS)为代表。

动力性髋关节螺钉是专门为股骨转子间骨折设计的内固定装置。贯穿骨折段的螺钉与安放在股骨上段外侧的钢板籍套筒相连,加上股骨头上的载荷可分解为促使近骨折段内翻和沿螺钉轴线下压的两个分力,钉-板的特殊连接方式可有效地抵抗内翻分力而保留使骨折线加压的轴向分力,从而保持骨折部的稳定性。理想的螺钉位置应在拉力骨小梁和压力骨小梁的交界处和股骨头的中心,并偏向股骨颈的内侧。如局部有严重骨质疏松,螺钉易于失稳而导致内固定失败。

2.髓内固定装置

如 Ender 钉、Gamma 钉、PFN 钉、PFNA 钉等。

髓内固定装置的主要优点是降低了弯曲力臂的长度,因而降低了作用于固定装置上的弯矩,提高了装置的稳定性。

(1)Ender 钉:Ender 钉需在 X 线片透视指引下,将几枚(一般为 3 枚)可弯曲成弧形的钢针从股骨内髁打入髓腔,穿过骨折线到达股骨头部。优点为不需切开骨折部、创伤小、操作比较简便、手术时间短。但 Ender 钉控制旋转的能力不完全可靠。

(2)Gamma 钉:Gamma 钉是由 Zickel 钉演化而来。它由一根近侧粗、远侧细的髓内针和一枚通过髓内针插入股骨颈部的拉力螺钉组成。根据髓内针远端有无交锁螺钉,又可分为动力型和静力型。Gamma 钉控制旋转的能力比较强。

(3)PFN 钉:PFN 钉是由国际内固定研究学会(AOIASIF)设计的,其具备 Gamma 钉力臂短,弯矩小及动力加压的优点,同时还增加了防旋的髋螺钉,颈内双钉承重,增加了防旋、抗拉、抗压能力,远端的凹槽设计减少了应力集中造成的再骨折。但对于严重骨质疏松患者,愈合过程中可能出现髋内翻,承重的拉力钉可能出现退钉,防旋钉也可能切割入关节腔。因此在手术时需要获得更好的复位,对两枚螺钉的位置分布也有很高的要求。

(4)PFNA 钉:PFNA 钉是在 PFN 基础上改进而来的,主钉顶端 6°的外翻弧度使主钉可以顺利插入髓腔,近端部分由螺旋刀片替代了传统的拉力螺钉,可同时达到抗旋和稳定支撑的作用。近年来,推出的二代 PFNA 则更适合亚洲人股骨近端解剖特点。

(二)Evans 第二类骨折

远骨折片有向上内移位的强烈倾向,牵引或一般的钢钉固定均较难控制。如患者全身情况允许,以切开复位内固定为宜。

术前可先做胫骨结节牵引,全身情况稳定后尽早手术。内固定可选择钉-板固定(包括各种角钢板)、Zickel钉固定或长短2枚相对重叠的梅花形髓内钉固定。后者安放较简易,可在显露骨折线后先向近骨折段逆行击入一枚较长的梅花形髓内针,然后整复骨折,将上述髓内针向远骨折段顺行击入。再用一枚较短的梅花形髓内针与第一枚髓内针对合后击入以充满股骨近段髓腔。术后可做皮肤牵引或穿用"⊥"形鞋,以防止肢体旋转。3～6周后持双拐下地做不负重活动。

五、并发症

1.全身并发症

伤后应注意防止创伤性休克,老年患者应加强预防肺炎、压疮、尿路感染等因长期卧床所致的并发症。如手术治疗,术后应尽早坐起和下床做不负重锻炼。

2.局部并发症

转子间骨折很少发生骨不连,但髋内翻畸形的发病率很高。如果内固定欠坚固,不稳定型转子间骨折再移位的可能也较大,因此应重视内固定的选择。一旦发生较严重的髋内翻畸形且明显影响行走功能时,需考虑截骨矫正手术。

第四节　股骨转子下骨折

一、病因及发病机制

股骨转子下骨折是转子周围骨折的一个特殊类型,大多数学者将这一骨折定义为发生于小转子至股骨干峡部之间的骨折,约占所有髋部骨折的$10\%\sim30\%$。患者年龄呈双峰分布、损伤机制不同。老年患者大多由低速损伤引起,而年轻病人多因车祸等高能创伤所致。

二、分类

股骨转子下骨折有多种分型系统。

Seinsheimer根据骨折块的数量、位置及骨折线的形态提出了下面的分型系统:

Ⅰ型:骨折无移位的或移位小于2mm。

Ⅱ型:二分骨折。

Ⅱa型:横行骨折。

Ⅱb型:螺旋形骨折,小转子位于近端骨折块。

Ⅱc型:螺旋形骨折,小转子位于远端骨折块。

Ⅲ型:三分骨折。

Ⅲa型:三分螺旋形骨折,小转子是第三个骨折块的一部分。

Ⅲb型:三分螺旋形骨折,第三个骨折块为蝶形骨折块。

Ⅳ型:具有4个或4个以上骨折块的粉碎性骨折。

Ⅴ型:转子下-转子间骨折。

Johnson在1988年提出按区域分型概念,并建议根据骨折的部位选择适当的治疗方案。

Russell和Taylor根据影响骨折治疗的2个主要因素,即小转子的连续性、骨折线向后方在大转子上的延伸是否累及梨状窝,提出了一种分型系统:

Ⅰ型:骨折其骨折线未延伸至梨状窝。

ⅠA型:骨折小转子完整。

ⅠB型:骨小转子发生骨折。

Ⅱ型:骨折累及梨状窝。

ⅡA型:骨折自小转子经股骨峡部延伸至梨状窝,但小转子无显著的粉碎或较大的骨折块。

ⅡB型:骨折,骨折线延伸至梨状窝,同时股骨内侧皮质有明显的粉碎,小转子的连续性丧失。

三、临床表现

股骨转子下骨折患者多有明显的外伤史,老年患者往往只是一个轻微的外伤史,比如摔倒,年轻人常合并伤,需仔细排除。患肢肿胀明显伴有剧烈疼痛,股骨上段有反常活动,可闻及骨擦音,不能行走,患肢短缩畸形。

四、诊断

病人多有明显的外伤史,大腿上段剧烈疼痛,活动受限,不能负重行走或站立。患肢短缩畸形,多伴有下肢的外旋畸形。体检时可见大腿上段反常活动,局部肿胀明显,可见瘀斑,局部压痛明显,纵向叩击患肢大腿上段疼痛明显。拍片可见股骨转子下骨折线,可以根据X线片分型。

五、治疗

1.非手术治疗

非手术治疗,包括骨牵引、夹板固定、石膏固定等,适用于一些转子下不全骨折,或无法耐受手术者。非手术治疗者,患肢需长期制动,会出现患肢肌肉萎缩、髋膝关节僵硬、褥疮、尿路感染等并发症;若骨折复位不佳,会出现畸形愈合,下肢短缩或外旋畸形。

2.手术治疗

由于非手术治疗治疗效果不佳,并发症多,对于完全性转子下骨折患肢,只要条件允许,均主张手术内固定治疗。手术内固定现包括2大类:钢板系统和髓内钉系统。钢板固定属于偏心固定,应力分布于一侧,失败率较高。但钢板内固定具有操作简便,可以对骨折端加压的优点,然而有创伤大,手术出血多,骨折端血供破坏多的缺点。而髓内系统的优点在于保留了骨折块的血运、减少手术失血、对骨折处周围组织破坏小。且髓内钉在股骨髓腔内应力均匀分布,对骨折端很少产生应力遮挡,可以促进骨折愈合。若对于一些合并有梨状窝严重粉碎骨折患者,髓内钉固定失败率也不低。

钢板系统包括:动力髋螺钉,解剖钢板,角钢板等。动力髋螺钉适于治疗合并股骨内侧皮质能稳定的转子下骨折,但骨折线向远端不能延伸过长。这样,动力髋螺钉系统可以提供坚强内固定。若动力髋螺钉用于合并有内侧不稳及逆转子骨折的转子下骨折,会出现髋内翻畸形,进而导致内固定失败。解剖钢板和角钢板都属于侧方固定,对于不合并转子间骨折患者都可以提供坚强固定,具有操作简便的优点,对骨折块可以加压。但不适宜用于合并有严重转子间骨折的患者。

现代的重建钉大大提高了疗效、简化了转子下骨折的治疗。手术指征也从以前的位置较高的转子下骨折以及延伸至转子下区域的转子间骨折,扩展到了低位转子下骨折或股骨近端骨折。这些系统的一个潜在的并发症是晚期在内固定器的尾端发生股骨骨折,但当髓内钉的远端已达到股骨远侧干骺端则可减少此问题出现。梨状窝是该系统的入口处,即使受累也不是手术的禁忌证,但给植入加大了难度。转子下区的病理性骨折病人最好使用 Gamma 钉或 PFN、PFNA,它能保证整个股骨的稳定。

3.外固定支架固定

对于一些内固定术后感染的,或有严重污染的开放性骨折可选择外固定支架固定。Ilizarov 外固定支架可以提供一定的骨折端的稳定,并可以很好的控制颈干角,防止髋内翻畸形。长期外固定支架固定会出现钉道感染、松动等并发症,需加强护理。

总之,股骨转子下骨折治疗方案的选择是基于梨状窝是否受累。当大、小转子均完整时,可选用常规的交锁髓内钉。当骨折累及小转子时,可以使用闭合穿钉、Gamma 钉及或 PFN、PFNA(一些老年骨质疏松的患者选用 PFNA)固定。从股骨远端 1/5 至小转子稍远处的大多数股骨骨折可用常规交锁髓内钉固定,骨折延伸至小转子时,可选用 Gamma 钉或 PFN、PFNA 的加长型。在伴有大转子粉碎的转子下骨折中,带锁定套筒的加压髋螺钉可有效地控制股骨头旋转,但不应通过钢板再拧入螺钉固定近端骨折块,否则顶端的螺钉仅起中立位钢板的作用。钢板螺丝钉内固定可能最适用于股骨近端存在畸形、有内固定(如髋关节融合或髋关节置换术后的病人)骨折病人。对于一些内固定术后感染的,或有严重污染的开放性骨折可选择外固定支架固定。

4.PFNA 手术方法

术前对健侧股骨摄 X 线片,以估计合适的髓内钉直径、和所需髓内钉的长度。PFNA 的直径为 9～12mm,颈干角 125°和 130° 2 种,PFNA 标准型长度 240mm,PFNA 小型 200mm,PFNA 超小型 170mm,PFNA 长型有 340mm、380mm、420mm 3 种型号。髓内针的长度应满足近端与大转子平齐或位于其下方 1cm 以内、远端超过骨折线 10cm 以上。通常采用全身麻醉,必要时亦可行腰麻或硬膜外麻醉。

病人取仰卧位,健肢外展,躯干和患肢内收,患髋屈曲 15°,保持"脚跟对脚尖"样姿势,通过骨牵引针或特殊的足固定器牵引。旋转患肢足部,恢复正常旋转对线,此时在影像增强 C 臂机透视下应可见髋部前倾角恢复正常。常规方法铺单及准备影像增强 C 臂机。手术步骤如下:

(1)患者体位:将患者仰卧于牵引床或透光手术台,未受伤的腿固定在支架上,并且尽可能远离,以方便术中检查,患肢与躯干保持 10°～15°内收并固定,以暴露髓腔。

(2)测量颈干角:术前健康肢体摄正位片,用模板测量颈干角。

(3)骨折复位:在摄片帮助下,闭合复位,如果效果不满意则切开复位,切口常采用股骨上段外侧切口。

注意:准确解剖复位及将患者安全固定在手术台上能使复位操作简便且效果理想。

(4)测量所需 PFNA 的直径:术前将模板在正位 X 光下,在 C 型臂机帮助下选择合适长度的髓内钉,将标尺上的方框置于峡部。如果髓腔过于狭窄,可以选择小一个型号的 PFNA,或者通过扩髓,使髓腔至少比所选用的大 1mm。

注意:如果选用的 PFNA 型号太大,则可能导致复位丢失或医源性骨折。

(5)手术入路:在大转子顶端以上约 5～10cm 做一个 5cm 切口,平行切开筋膜,钝性按肌纤维方向分离臀中肌。如果使用 PFN 插入把手,则需要适当向远端延长切口。

(6)选择 PFNA 进钉点并插入导引钢针:在前后位上,PFNA 进钉点通常位于大转子顶点或稍外侧,插入导引钢针。主钉 6°外偏角的设计可以很好匹配髓腔的构型。这也意味着要将 3.2mm 导针插入后向髓腔延伸时也需要保持 6°的外偏。在侧位片上,明确导针是否位于髓腔中央并且没有发生弯曲。

经皮微创技术:在插入点安放 20.0/17.0mm 保护套筒及 17.0/3.2mm 钻头套筒。经保护套筒及钻头套筒插入导针。移除钻头套筒。

注意:正确的插入点及角度,对于手术效果非常关键。

(7)打开股骨皮质:沿导针通过 20.0/17.0mm 保护套筒插入 17.0mm 空心钻头。使用带 T 型手柄的通用接口钻至保护套筒上的限深处,移除保护套筒及导针。

注意:建议使用动力工具高速打开股骨皮质,为了避免骨折块的移位,不要过分轴向加压和外偏。

(8)安装 PFNA 工具并插入 PFNA:将连接螺丝通过插入手柄拧入合适直径的 PFNA 尾端,用六角形扳手拧紧。在 X 光设备辅助下,插下 PFNA,轻微摆动手柄可以更好插入。可以用锤子轻轻击打插入手柄上的保护片,帮助插入 PFNA。透视下预计 PFNA 螺旋刀片可以插入股骨颈的下半部分时,PFNA 插入的深度就足够了。否则会导致 PFNA 螺旋刀片位置不正确。

注意:确认连接螺丝,插入手柄及 PFNA 三者紧固一体,避免在 PFNA 螺旋刀片插入时分离。暂不要安装瞄准臂。

(9)插入导针:安装 130°瞄准臂,将其和插入手柄牢固连接。用电钻钻入导针,如果是非常不稳定的骨折,可以再插入一个导针防止旋转。使用 C 臂机可更好控制在股骨头内插入的 3.2mm 导针的位置。将金色 16.0/11.0mm 支持螺母牢固安装在 PFNA 螺旋刀片保护套筒上。准备插入时先将支持螺母旋至标记处,将金色 11.0/3.2mm 钻头套筒经保护套筒插入。如果在股骨头内需要再插入防旋针,步骤相同。

注意:轴向观察,防旋针只能接近螺旋刀片尖端但不能接触。防旋针仅临时固定股骨头,在插入螺旋刀片后需移除。

(10)测量所需 PFNA 螺旋刀片长度:测量前应正侧位确定导针的位置,将 3.2mm 导针测量器沿导针插至保护套筒,并且选择所需要的螺旋刀片长度。测量装置所显示的是导针在骨内的准确长度,确保 PFNA 螺旋刀片和导针尾端平齐。PFNA 螺旋刀片的正确放置位置是关节面下 5~10mm,保证 PFNA 螺旋刀片位置正确。

(11)钻孔:小心移除金色 11.0/3.2mm 钻头套筒,但不要改变导针的位置。沿 3.2mm 导针推动 11.0mm 空心钻头。钻至限深处,此时就打开了外侧皮质。

(12)安装 PFNA 螺旋刀片(插入 PFNA 螺旋片刀):PFNA 螺旋刀片是锁定状态下包装的。可以逆时针轻轻旋转将插入器插入选定的 PFNA 螺旋刀片,确认固定牢靠。这一过程同时也解锁了 PFNA 螺旋刀片,现在刀片可以自由旋转,使 PFNA 螺旋刀片处于插入的准备状态。沿 3.2mm 导针将螺旋刀片及插入器一起经保护套筒插入。由于 PFNA 螺旋刀片的特殊设计只能由特定方向通过保护套筒(见保护套筒上的标记)。同时按动保护套筒上的按钮。握住插入器的金色把手,沿导针尽可能深的将螺旋刀片插入股骨头。然后用锤子轻轻敲击插入器底部直至限深处。用 C 臂机检查 PFNA 螺旋刀片的位置。

注意:将螺旋刀片插入至限深处很重要。当插入器和保护套筒卡住发出咔声后即可,插入时不应使用过大的力。

(13)锁定 PFNA 螺旋刀片:顺时针旋转插入器(按<lock>标记方向)。现在 PFNA 螺旋刀片处于锁定状态。确认 PFNA 螺旋刀片术中已被锁定。当间隙都关闭时 PFNA 螺旋刀片即被锁定。如果 PFNA 螺旋刀片不能锁定,可将其移出用一个新的 PFNA 螺旋刀片代替。按动保护套筒上的按钮,移出插入器。移出并且妥善处理导针。

注意:需保证 PFNA 螺旋刀片表面光滑。

(14)远端锁定:在远端皮肤刺一小口。插入预装好的远端锁定钻头套筒,包括绿色 11.0/8.0mm 保护套筒、绿色 8.0/4.0mm 钻头套筒及绿色 8.0mm 套管针,经瞄准臂上标记为的孔插至骨皮质。移除绿色套管针,使用 4.0mm 钻头钻穿两层皮质。钻头尖端应突出 2~4mm,以及保护套筒应该和骨直接接触。根据钻头上的读数直接选择所需要的交锁钉长度。拧入锁定螺钉。

注意:始终确保术中进行远端锁定时没有出现皮质分离。否则会导致延期愈合。始终需确保 PFNA、插入手柄及瞄准臂三者连接牢靠,否则远端交锁钉钻孔时会损坏 PFNA。

(15)插入尾帽:如果主钉尾端已经位于大转子顶部则可选择 0mm 延长尾帽。将带钩导针穿过选定的尾帽,经导针在尾帽上插入 4/11mm 六角形改锥杆。尾帽和改锥杆为自持式。将空心尾帽安放在主钉尾端。使用 11mm 扳手旋紧尾帽,将尾帽完全置入主钉内。最后几圈旋紧时阻力增大,继续旋紧直至尾帽上的限深装置接触到主钉的尾端。这样可以防止尾帽松脱。移除六角改锥杆,扳手及导针。

六、并发症

转子下骨折早期并发症主要有股动脉损伤、坐骨神经损伤或并发其他部位的骨折。转子下局部血运丰富，大腿又有丰富的肌肉，在遭受较大暴力后所致的骨折，常出血量较大，闭合骨折出血在 1000～1500mL，开放骨折更多，故有创伤性休克可能。骨折后髓腔开放，股骨周围的静脉破裂，髓内脂肪有进入静脉可能，早期应注意脂肪栓塞综合征可能。

在治疗过程中，不同的术式并发症不尽相同。动力髋螺钉固定系统治疗股骨转子下骨时，当植入物放置的位置不当时可导致固定失败并发生髋内翻。在骨质疏松的患者中由于对植入物不能旋转而存在失败的危险。若病人过早的负重活动，可由于转子下的应力高度集中而导致内固定的断裂。与技术有关的最常见并发症是骨折内翻对线不良，股骨颈穿透以及肢体外旋和短缩畸形。有报道骨不连率高达 16％。而采用髓内钉固定的方法并发症主要有骨折复位不良，近端交锁螺丝钉放置错误，内固定物断裂，以及髓内钉远端股骨骨折可能，骨不连和感染发生率都较钢板固定发生率低。转子下骨折后伴发的髌骨和膝关节旁骨折，以及软组织损伤可以导致膝关节功能丧失，而髋关节周围的异位骨化则会导致髋关节活动功能的丢失。

转子下骨折晚期并发症主要有股骨延迟愈合和骨不连，再骨折。股骨转子下骨折延迟愈合通常与骨折未能得到稳定的固定和创伤或手术造成的局部血运障碍有关。治疗时必须改善固定方式，以维持骨折端的稳定，并鼓励病人做肌肉收缩活动来改善局部血液循环。若有骨缺损，则需植骨。

转子下骨折治疗中，并发感染患者也会出现。对于具有窦道的感染，使用敏感抗生素的同时，进行局部扩创，并予以持续灌洗是必要的，有时感染严重需拆除内固定，改为外固定支架固定。引流管需放置时间尽量延长，一般确信感染骨创面不再有新的脓液生成，一般引流量在每天 10mL 以下时，可考虑拔除引流管。若培养细菌为金黄色葡萄球菌时，可以在不关闭窦道的情况下，暂不拆除内固定，等骨痂明显生长后再拆除内固定，并行局部扩创加持续灌洗。

第五节　股骨干骨折

一、股骨干骨折的应用解剖、致伤机制、临床表现及诊断

（一）应用解剖特点
1.股骨干的解剖定位

股骨干的解剖范围为：股骨小粗隆下缘至股骨髁上部的解剖段。

2.外形结构特点

股骨干是人体中最坚固和最长的管状骨，当人体直立时，其向内向下倾斜；女性的骨盆相对较宽，其倾斜度更大一些。股骨干本身还有一个向前的凸度，其外形上部呈圆柱形，下部逐

渐移行呈三棱柱形,在其后面有一条纵形骨嵴称为股骨嵴或股骨粗线。向近端逐渐分为两唇,外侧唇终于臀肌粗隆,为臀大肌的附丽部;内侧唇一部分终于耻骨线,为耻骨肌附丽部,另一部分止于转子间线;股骨嵴向远端也分为两唇,分别移行至股骨内、外上髁。股骨干远端逐渐变扁增宽,在横切面上呈卵圆形。股骨干骨皮质的厚薄不一,一般中间厚,两端逐渐变薄,向远端至髁部仅为一薄层。前后面对应点的皮质厚度除股骨嵴最厚外基本一致。股骨骨髓腔横断面呈圆形,长度自小粗隆底部起至股骨下端关节面上一手掌处止,骨髓腔狭窄不一。一般自股骨大粗隆至外上髁连线上 1/4 处开始狭窄,最狭窄处在此连线中点近端 2~3cm 处。以此连线中点远近端 4cm 连线代表股骨干髓腔的中线,并沿髓内钉进入方向引线,两线的交点在近端 4~5cm 处,夹角为 5°~7°,进行股骨髓内钉固定时应注意这些解剖特点(图 4-4)。

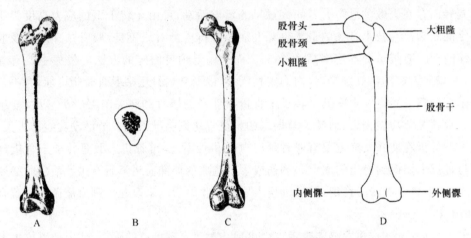

图 4-4 股骨的解剖特点示意图

A.前面观;B.横断面(中部);C.后面观;D.各主要部位

3.血液供应特点

股骨干滋养孔 一般有 1~3 个,大部分为双孔,多位于股骨的中段及中上段。一般开口于股骨嵴上或股骨嵴的内外侧,上滋养孔大多位于股骨干上、中 1/3 交界处稍下方,下孔则位于上、下1/2 交界处稍上方。滋养孔道多斜向近侧端,与股骨轴线成 45°角(图 4-5)。股骨滋养孔也有单孔,多集中于股骨中 1/3 处。双滋养动脉的上滋养动脉一般发自第一穿动脉,而下滋养动脉则发自其余穿动脉。滋养动脉进入皮质后其行程可长可短,入髓腔后再向上、下分支做树枝状,血流呈远心方向,供应皮质内侧2/3~3/4。骨膜动脉为众多横形细支,来自周围肌支,呈阶梯状,只供应皮质外侧 1/4~1/3,平时作用不大。股骨干骨折后,如果主要滋养动脉缺如,骨骺动脉和骨膜动脉不能代偿股骨干远侧断端的血供,新骨形成将受到影响。如骨折发生在上中 1/3 交界处,远骨折段近侧将缺乏血供。如骨折发生在中下 1/3 交界处,同时该股骨只有 1 个滋养动脉,在皮质内行程又较长,则近断段远端的血供将发生障碍,影响愈合。

股骨干骨折后采用髓内钉固定,将有可能损伤滋养动脉的髓支。另一方面,由于滋养动脉在股骨嵴处进入的较多,手术时应尽量不要剥离此处,采用钢板固定时,钢板不宜放在前面,因为螺丝钉可能穿入后部股骨嵴,从而损伤滋养动脉而影响骨折的愈合。

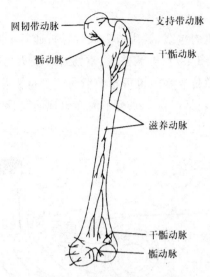

图 4-5 股骨滋养血管示意图

4.周围相关结构的解剖特点

围绕股骨有较多的肌肉,特别集中于上部及后部,因而通常从体表不易摸到股骨(图4-6)。由于股骨外侧无重要血管及神经等结构,且肌肉较薄,显露股骨以外侧最为适宜。股骨中段1/3的全部、上1/3的大部以及下1/3的一部分全为股内侧肌、股外侧肌及股中间肌所包围,股骨干任何部分的骨折都或多或少地引起股四头肌的损伤。由于出血、水肿、渗液进而机化,如果再给予较长时间的固定,缺少必要的肌肉功能锻炼,时间一长,必然引起挛缩或纤维增生,造成粘连,特别是骨折位于股骨下部或由于渗液向下流注更易引起肌肉及膝关节囊的粘连,严重影响膝关节的活动,使得屈曲范围大受限制。

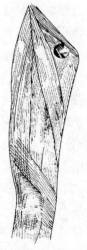

图 4-6 股骨周围肌肉丰富,不易触及示意图

(二)致伤机制

1.概述

股骨干骨折的发生率略低于粗隆部骨折和股骨颈骨折,约占全身骨折的3%,但其伤情严重,好发于20～40岁的青壮年,对社会造成的影响较大。10岁以下的儿童及老年人也时有发生。

2.致伤机制

由于股骨被丰富的大腿肌肉包绕,健康成人股骨骨折通常由高强度的直接暴力所致,例如机动车辆的直接碾压或撞击(图4-7)、机械挤压、重物打击及火器伤等均可引起。高处坠落到不平地面所产生的杠杆及扭曲传导暴力也可导致股骨干骨折。儿童股骨干骨折通常由直接暴力引起且多为闭合性损伤,也包括产伤。暴力不大而出现的股骨干骨折者除老年骨质疏松外,应警惕病理性因素。

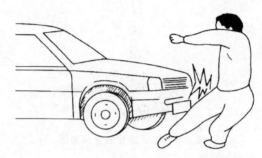

图4-7　股骨干骨折致伤机转示意图

3.骨折移位

股骨周围肌群丰富,且大多较厚,力量强大,以致股骨干完全骨折时断端移位距离较大,尤其是横形骨折更明显。骨折后断端移位的方向部分取决于肌肉收缩的合力方向,另外则根据外力的强度与方向以及骨折线所处的位置而定。整个股骨干可以被看成1个坚固的弓弦,正常情况下受内收肌群、伸膝肌群及股后肌群强力牵引固定。股骨干骨折后该3组肌肉强力牵引使弓弦两端接近,使得骨折端向上、向后移位,结果造成重叠畸形或成角畸形,其顶端常朝前方或前外方。具体按照骨折不同部位,其移位的规律如下。

(1)股骨干上1/3骨折:近侧断端因髂腰肌及耻骨肌的收缩向前屈曲,同时受附着于股骨大转子的肌肉,如阔筋膜张肌、臀中肌及臀小肌的影响而外展外旋;近侧骨折断端越短,移位越明显;远侧断端因股后肌及内收肌群的收缩向上,并在近侧断端的后侧。由于远侧断端将近侧断端推向前,使后者更朝前移位(图4-8)。

(2)股骨干中1/3骨折:骨折断端移位情况大致与上部骨折相似,只是重叠现象较轻。远侧断端受内收肌及股后肌收缩的作用向上向后内移位,在骨折断端之间形成向外的成角畸形,但如骨折位于内收肌下方,则成角畸形较轻(图4-9)。除此以外,成角或移位的方向还取决于暴力的作用方向。这一部位骨折还常常由于起自髋部止于小腿的长肌的作用而将股骨远断端和小腿一起牵向上方,导致肢体短缩,Nelaton线变形,大粗隆的最高点比股骨颈骨折更位于髂前上棘与坐骨结节连线的上方。其另一个特点是,足的位置由于重力的作用呈外旋位。

(3)股骨干下1/3骨折:除纵向短缩移位外,腓肠肌的作用可使骨折远端向后移位,其危险是锐利的骨折端易伤及腘后部的血管和神经。

(三)临床表现

股骨干骨折多因强暴力所致,因此应注意全身情况及相邻部位的损伤。

1.全身表现

股骨干骨折多由于严重的外伤引起,出血量可达1000～1500mL。如果是开放性或粉碎性骨折,出血量可能更大,患者可伴有血压下降、面色苍白等出血性休克的表现;如合并其他部位脏器的损伤,休克的表现可能更明显。因此,对于此类情况,应首先测量血压并严密动态观察,并注意末梢血液循环。

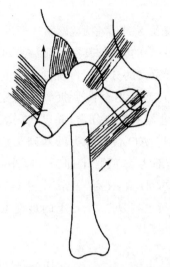

图 4-8　股骨干上 1/3 骨折移位情况示意图

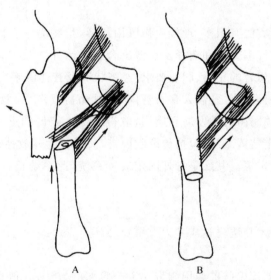

A　　　　　　　　B

图 4-9　股骨干中 1/3 骨折移位情况示意图

A.内收肌处;B.内收肌下方

2.局部表现

可具有一般骨折的共性症状,包括疼痛、局部肿胀、成角畸形、异常活动、肢体功能受限及纵向叩击痛或骨擦音。除此以外,应根据肢体的外部畸形情况初步判断骨折的部位,特别是下肢远端外旋位时,注意勿与粗隆间骨折等髋部损伤的表现相混淆,有时可能是 2 种损伤同时存在。如合并有神经血管损伤,足背动脉可无搏动或搏动轻微,伤肢有循环异常的表现,可有浅感觉异常或远端被支配肌肉肌力异常。

3.X 线片表现

一般在 X 线正侧位片上能够显示骨折的类型、特点及骨折移位方向,值得注意的是,如果导致骨折的力量不是十分剧烈,而骨折情况严重,应注意骨质有无病理改变的 X 线片征象。

(四)诊断

根据受伤史再结合临床表现及 X 线片显示,诊断一般并不复杂。但对于股骨干骨折诊断的第一步,应是有无休克和休克趋势的判断;其次还应注意对合并伤的诊断。对于股骨干骨折本身的诊断应做出对临床处理有意义的分类。传统的分类包括开放性或闭合性骨折;稳定型或不稳定型骨折,其中横形、嵌入型及不全性骨折属于稳定型骨折。国际内固定研究协会(AO/ASIF)对于长管状骨骨折进行了综合分类,并以代码表示,用来表示骨骼损伤的严重程度并作为治疗及疗效评价的基础。AO 代码分类的基础是解剖部位和骨折类型,解剖部位以阿拉伯数字表示,股骨为 3、骨干部为 2,股骨干即为 32,骨干骨折类型分为"简单"(A 型)及"多段",多段骨折既有"楔形"骨折(B 型)又有"复杂"骨折(C 型),再进一步分亚组。其英文字母序列数及阿拉伯数字越大,骨折也越复杂,治疗上的难度也越高。其分类简图见肱骨干骨折内容。

二、股骨干骨折的治疗

股骨干骨折的治疗方法有很多,现代生物医用材料、生物力学及医疗工程学的发展,为股骨干骨折的治疗提供了许多方便和选择。在做出合适的治疗决策前,必须综合考虑到骨折的类型、部位、粉碎程度和患者的年龄、职业要求、经济状况及其他因素后,再酌情选择最佳疗法。保守治疗的方法包括:闭合复位及髋人字石膏固定、骨骼持续牵引、股骨石膏支架等。近十年来,手术疗法随着内交锁髓内钉的发展和应用,取得了令人鼓舞的进步。但总的来说,不外乎以下方法:首先是内固定装置系统,包括传统髓内钉,又可分为开放性插钉和闭合性插钉、内交锁髓内钉和加压钢板固定等。其次是骨外固定装置系统,此系统仍在不断改进及完善中。现从临床治疗角度进行分述。

(一)非手术治疗

以下病例选择非手术疗法已达成共识。

1.新生儿股骨干骨折

常因产伤导致,可采用患肢前屈用绷带固定至腹部的方法,一般愈合较快,即使有轻度的畸形愈合也不会造成明显的不良后果。

2.4 岁以下小儿

不论何种类型的股骨干骨折均可采用 Bryant 悬吊牵引,牵引重量以使臀部抬高离床一拳为度,两腿相距应大于两肩的距离,以防骨折端内收成角畸形,一般 3~4 周可获骨性连接。

3.5~12 岁的患儿

按以下步骤处理:

(1)骨牵引:Kirshner 针胫骨结节牵引,用张力牵引弓,置于儿童用 Braunes 架或 Thomas 架上牵引,重量 3~4kg,时间 10~14 天。

（2）髋人字石膏固定：牵引中床边摄片，骨折对位满意有纤维连接后，可在牵引下行髋人字石膏固定。再摄片示骨折对位满意即可拔除克氏针。

（3）复查：石膏固定期间应定时摄片观察，发现成角畸形时应及时采取石膏楔形切开的方法纠正。

（4）拆除石膏：一般 4～6 周可拆除石膏，如愈合欠佳可改用超髋关节的下肢石膏固定。

（5）功能锻炼拆除石膏后积极进行下肢功能训练，尽快恢复肌力及膝关节的功能。

4.13～18 岁的青少年及成人

方法与前述基本相似，多采用胫骨结节持续骨牵引，初期（1～3 天）牵引重量可采用体重的 1/8～1/7，摄片显示骨折复位后可改用体重的 1/10～1/9；在牵引过程中应训练患者每日 3 次引体向上活动，每次不少于 50 下。牵引维持 4～6 周，再换髋人字石膏固定 3 个月，摄片证明骨折牢固愈合后方能下地负重。

（二）手术治疗

保守疗法对于儿童骨折的治疗比较满意。因为股骨周围骨膜较厚，血供丰富，且有强大的肌肉包绕；成人股骨干骨折极少能被手法整复和石膏维持对位的。持续牵引由于需要长期卧床易导致严重的并发症，加重经济负担，目前已成为不切实际的做法。现代骨科对股骨干骨折的治疗，在无禁忌证的情况下，多主张积极手术处理。

1.髓内钉固定术

（1）概述：1940 年，Kuntscher 介绍髓内钉内固定用于股骨干骨折，创立了髓内夹板的生物力学原则。目前，关于股骨髓内钉的设计和改进的种类很多，但最主要集中在以下几方面。

①开放复位髓内钉固定或闭合插钉髓内钉固定。

②扩大髓腔或不扩髓穿钉。

③是否应用交锁。

④动力或静力型交锁髓内钉。

为了便于权衡考虑和适当选择，有必要对这几方面进行阐述。

（2）开放插钉的优点：与闭合插钉比较：

①不需要特殊的设备和手术器械。

②不需要骨科专用手术床及影像增强透视机。

③不需早期牵引使断端初步分离对位。

④直视下复位，易发现影像上所不能显示的骨折块及无移位的粉碎性骨折，更易于达到解剖复位及改善旋转的稳定性。

④易于观察处理陈旧性骨折及可能的病理因素。

（3）与闭合复位相比不足之处：

①骨折部位的皮肤表面留有瘢痕，影响外观。

②术中失血相对较多。

③对骨折愈合有用的局部血肿被清除。

④由于复位时的操作破坏了血供等骨折愈合条件，并增加了感染的可能性。

（4）扩髓与否：一般认为，扩髓后髓内钉与骨接触点的增加提高了骨折固定的稳定性，髓腔的增大便于采用直径较大的髓内钉,钉的强度增大自然提高了骨折的固定强度。扩髓可引起髓内血液循环的破坏,但由于骨膜周围未受到破坏,骨痂生长迅速,骨折愈合可能较快。因此对于股骨干骨折,多数学者主张扩髓,扩髓后的骨碎屑可以诱导新骨的形成,有利于骨折的愈合。对于开放骨折,由于有感染的危险性,应慎用或不用。有文献报道,由于扩髓及髓内压力的增加,可导致肺栓塞或成人呼吸窘迫综合征,因此对多发损伤或肺挫伤的患者不宜采用。

(5)内交锁髓内钉:内交锁髓内钉是通过交锁的螺钉横形穿过髓内钉而固定于两侧皮质上,目的是防止骨折旋转、短缩及成角等畸形的发生。但是髓内钉上的内锁孔是应力集中且薄弱的部分,易因强度减弱而发生折断。因此,应采用直径较大的髓内钉,螺钉尽可能远离骨折部位,螺钉充满螺孔,延迟负重时间。不带锁髓内钉以 Ender 钉、Rush 钉及膨胀髓内钉为代表,临床上也有一定的适应证。内交锁髓内钉通过安置锁钉防止了骨折的短缩和旋转,分别形成静力固定和动力固定;由于静力型固定的髓内钉可使远、近端均用锁钉锁住,适宜于粉碎、有短缩倾向及旋转移位的骨折。静力型固定要求术后不宜早期负重,以免引起髓内钉或锁钉的折断导致内固定失败。动力型固定是将髓内钉的远端或近端一端用锁钉锁住,适用于横形、短斜形骨折及骨折不愈合者,方法为一端锁定,骨折沿髓内钉纵向移动使骨折端产生压力,因而称为动力固定。静力固定可在术后 6~8 周短缩及旋转趋势消除后拔除一端的锁钉,改为动力型固定,利于骨折愈合。总之,由于影像增强设备、弹性扩髓器等的应用,扩大了内交锁髓内钉的应用范围。股骨内交锁髓内钉的设计较多,比较多见的有 Grosse-Kempf 交锁髓内钉、Russell-Taylor 交锁髓内钉及 AO 通用股骨交锁髓内钉,这几种髓内钉基本原理及手术应用是相似的。

现就交锁髓内钉在股骨干骨折的应用作一介绍。

①手术适应证

a.一般病例:股骨干部小粗隆以下距膝关节间隙 9cm 以上之间的各种类型的骨折,包括单纯骨折、粉碎性骨折、多段骨折及含有骨缺损的骨折;但 16 岁以下儿童的股骨干骨折原则上不宜施术。

b.同侧损伤:包含有股骨干骨折的同侧肢体的多段骨折,如浮膝(股骨远端骨折合并同侧胫骨近端骨折)。

c.多发骨折:包括单侧或双侧股骨干骨折或合并其他部位骨折,在纠正休克,等呼吸循环稳定后应积极创造条件手术,可减少并发症,便于护理及早期的康复治疗。

d.多发损伤:指股骨干骨折合并其他脏器损伤,在积极治疗危及生命的器官损伤之同时,尽早选用手术创伤小、失血少的髓内钉固定。

e.开放骨折:对一般类型损伤,大多无需选择髓内钉固定;粉碎型者,可酌情延期施行髓内钉固定或采用骨外固定方法。

f.其他:对病理骨折、骨折不愈合、畸形愈合及股骨延长等情况也可采用髓内钉固定。

②术前准备

a.拍片:拍股骨全长正侧位 X 线片(各含一侧关节),必要时拍摄髋关节及膝关节的 X 线片,以免遗漏相关部位。

b.判定:仔细研究 X 线片,分析骨折类型,初步判断骨折片再移位及复位的可能性和趋势,估计髓内钉固定后的稳定程度,决定采用静力型固定或动力型固定。同时应了解患者患侧髋关节及膝关节的活动度,有无影响手术操作的骨性关节病变,尤其是髋关节的僵硬会影响手术的进行。

c.选钉:根据术前患肢 X 线片,必要时拍摄健侧照片,初步选择长度及直径合适的髓内钉及螺钉,一般而言,中国人男性成年患者常用钉的长度为 38~42cm,直径 11~13mm;女性常用钉的长度为 36~38cm,直径 10~12mm。在预备不同规格的髓内钉及锁钉的同时,尚需准备拔钉器械及不同规格的髓腔锉等。此外,必须具备骨科手术床及 X 线片影像增强设备。

d.术前预防性抗生素:术前 1 天开始应用,并于手术当日再给 1 次剂量。

③麻醉方法:常用连续硬膜外麻醉,也可采用气管插管全身麻醉。

④手术体位:一般采取患侧略垫高的仰卧位,或将其固定于"铁马"(骨科手术床)上,后者的优点包括:

a.为麻醉师提供合适的位置,特别是对严重损伤的患者,巡回护士、器械护士及 X 线片技术员也满意用此位置。

b.对患者呼吸及循环系统的影响较小。

c.复位对线便于掌握,特别是易于纠正旋转移位及侧方成角畸形。

d.便于导针的插入及髓内钉的打入,尤其适用于股骨中下段骨折。

仰卧位的缺点是,对于近端股骨要取得正确进路比较困难,尤其是对于一些肥胖患者。此时为了使大粗隆的突出易于显露,需将患肢尽量内收,健髋外展。

侧卧位的优点是,容易取得手术进路,多用于肥胖患者及股骨近端骨折。缺点是放置体位比较困难,对麻醉师、巡回护士、器械护士及 X 线片技术员都不适用;术中骨折对线不易控制,远端锁钉的置入也比较困难。

无论是采用哪种体位,均应将患者妥善安置在骨科专用手术床上,防止会阴部压伤及坐骨神经等的牵拉伤等。

⑤手术操作步骤

a.手术切口及导针入点:在大粗隆顶点近侧做一个 2cm 长的切口,再沿此切口向近侧、内侧延长 8~10cm,按皮肤切口切开臀大肌筋膜,再沿肌纤维方向做钝性分离;识别臀大肌筋膜下组织,触诊确定大粗隆顶点,在其稍偏内后侧为梨状窝,此即为进针点,选好后用骨锥钻透骨皮质。

正确选择进针点非常重要,太靠内侧易导致医源性股骨颈骨折或股骨头坏死,甚至引起髋关节感染;此外可造成钉的打入困难,引起骨折近端外侧皮质骨折。进针点太靠外,则可能导致髓内钉打入受阻或引起内侧骨皮质粉碎性骨折。

b.骨折的复位:骨折初步满意的复位是手术顺利完成的重要步骤,手术开始前即通过牵引手法复位;一般多采用轻度过牵的方法,便于复位和导针的插入。应根据不同节段骨折移位成角的机制来行闭合复位,特别是近端骨折仰卧位复位困难时,可采取在近端先插入一根细钢钉作杠杆复位,复位后再打入导针。非不得已,一般不应做骨折部位切开复位。

对于粉碎性骨折无需强求粉碎性骨块的复位,只要通过牵引,恢复肢体长度,纠正旋转及成角,采用静力型固定是可以取得骨折的功能愈合的。

c.放置导针、扩大髓腔：通过进针点插入圆头导针，不断旋转进入，并保持导针位于髓腔的中央部分，确定其已达骨折远端后，以直径 8mm 弹性髓腔锉开始扩髓，每次增加 1mm，扩大好的髓腔应比插入的髓内钉粗 1mm。扩髓过程中遇到阻力可能是将通过髓腔的狭窄部，通过困难时可改用小一号的髓腔锉，直到顺利完成为止。要防止扩髓过程中对一侧皮质锉得过多引起骨皮质劈裂造成骨折。

d.髓内钉的选择和置入：合适的髓内钉的长度应是钉的近端与大粗隆顶点平齐远端距股骨髁 2～4cm，直径应比最终用的髓腔锉直径小 1mm。此时，将选择好的髓内钉与打入器牢固连接，钉的弧度向前，沿导针打入髓腔；当钉尾距大粗隆 5cm 时，需更换导向器，继续打入直至与大粗隆顶平齐。打入过程中应注意不能旋转髓内钉，以免此后锁钉放置困难，遇打入困难时不能强行，必要时重新扩髓或改小一号髓内钉。

e.锁钉的置入：近端锁钉在导向器的引导下一般比较容易，只要按照操作步骤进行即可，所要注意的是导向器与髓内钉的连接必须牢固，松动将会影响近端钉的置入位置。远端锁钉的置入也可采用定位器，临床实际中依靠定位器往往效果并不理想，这可能是由于髓内钉在打入后的轻微变形影响了其准确性，一般采用影像增强透视结合徒手技术置入远端锁钉，为减少放射线的照射，需要训练熟练的操作技巧。

（6）Kuntscher 钉：Kuntscher 钉是标准的动力髓内钉，其稳定性取决于骨折的完整程度及钉和骨内膜间的阻力，但适应证有所限制：一般只适宜于股骨干中 1/3、中上 1/3 及中下 1/3 的横断或短斜形骨折。此项技术在半个世纪以来，其有效性和实用性已被数以万计的病例证实一方面，其具有动力压缩作用，有利于骨折早日愈合；另一方面，由于交锁髓内钉需要在 C 形臂 X 线机透视下进行，部分医院仍不具备该设备，加上锁定孔处易引起金属疲劳断裂及操作复杂等问题，因此传统的 KUntscher 钉技术仍为大众所选用。现将这项技术简述如下：

①适应证：适用于成年人，骨折线位于中 1/3、中上 1/3 及中下 1/3 的横断形、闭合性骨折，微斜形、螺旋形者属相对适应证，开放性者只要能控制感染也可考虑。该术式的优点是：操作简便，疗效确实，患者可以早日下地。

②操作步骤

a.先行胫骨结节史氏钉骨牵：持续 3～5 天，以缓解及消除早期的创伤反应，并使骨折复位。

b.选择长短、粗细相适合的髓内钉：梅花形髓内钉最好，一般在术前根据 X 线片显示的股骨长度及髓内腔直径选择相应长短与粗细的髓内钉，并用胶布固定于大腿中部再拍 X 线片，以观察其实际直径与长度是否合适，并及时加以修正。

c.闭合插钉：骨折端复位良好的，可在大粗隆顶部将皮肤做一个 2cm 长切口，使髓内钉由大粗隆内侧凹处直接打入，并在 C 形臂 X 线机透视下进行，其操作要领与前者相似，不赘述。

d.开放复位及引导逆行插钉：牵引后未获理想对位者，可自大腿外侧切口暴露骨折端，在直视下开放复位及酌情扩大髓腔；然后将导针自近折端髓腔逆行插入，直达大粗隆内侧穿出骨皮质、皮下及皮肤，再扩大开口，将所选髓内钉顺着导针尾部引入髓腔并穿过两处断端，使钉头部达股骨干的下 1/3 处为止。中下 1/3 骨折患者，应超过骨折线 10cm。钉尾部留置于大粗隆外方不可太长，一般为 1.5cm 左右，否则易使髋关节外展活动受阻。一般在 1 年后将钉子拔出,操作一般无困难,原则上由施术打钉者负责拔钉为妥。

e.扩大髓腔插钉术:有条件的也可选用髓腔钻,将髓腔内径扩大,然后插入直径较粗的髓内钉以引起确实固定和早期下地负重。但学者认为如此操作会对骨组织的正常结构破坏太多,拔钉后所带来的问题也多。因此在选择时应慎重,既要考虑到内固定后的早期效果,又要考虑到拔除髓内钉后的远期问题。

f.术后:可以下肢石膏托保护2～3周,并鼓励早期下地负重,尤其是对于中1/3的横形骨折;但对中下1/3者,或是斜度较大者则不宜过早下地,以防变位。

有资料显示,欧美等发达国家近年对长管状骨骨折,又重新恢复了以髓内钉治疗为主流的趋势,其中包括交锁髓内钉等也日益受到重视。但就股骨干骨折而言,还有其他的一些可选用的手术方法。

2.接骨板螺钉内固定术

既往认为接骨板螺钉固定术的适应证为手术复位髓内钉固定不适合的患者,如股骨上1/3或下1/3骨折者,最近对股骨干骨折切开复位接骨板螺钉固定的观点已有所不同。由于传统髓内钉满意的疗效,以及当前闭合性髓内钉手术、特别是交锁髓内钉技术的发展,人们看到更多的是接骨板螺钉内固定的缺点。没有经验的骨科医师可能会造成一些力学上的错误,如钢板选择不当、太薄或太短、操作中螺钉仅穿过一层皮质、骨片的分离等,尤其是当固定失败、发生感染时,重建就成了大问题,并且接骨板的强度不足以允许患者早期活动。此外,由于钢板的应力遮挡导致的骨质疏松,使得在拆除内固定后仍应注意保护骨组织,逐步增加应力才能避免再骨折。这些方面严重地影响了接骨板螺钉内固定术在股骨干骨折中的应用和推广,学者建议应慎重选择。

3.Ender钉技术

Ender钉治疗股骨干骨折曾风行多年,操作简便,颇受患者欢迎。但其易引起膝关节病废而不如选用髓内钉。因此,近年来已较少采用。

4.外固定支架固定术

关于外固定支架,国内外有多种设计,其应用的范围适用于股骨干各段、各种类型的骨折,对开放性骨折、伤口感染需定期换药者尤其适用。应用外固定支架患者可早期下地活动,有益于关节功能的恢复。应注意防止穿针孔的感染和手术操作中误伤血管神经。由于大腿部肌肉力量强大,宜选用环形或半环形的支架,单侧支架很难维持对位对线,除非伴有其他损伤需卧床休养的病例。

三、股骨干骨折各种并发症的诊断与治疗

(一)术中并发症

术中并发症的发生均与操作不当有关,例如术中发生新的骨折。髓内钉固定时造成新的骨折主要与髓内钉规格尺寸选择不当、进针点太偏外或偏内、髓腔扩大过度皮质偏薄有关,手术时加以注意是可以避免的。髓内钉打入一部分后处于进退不能的与术前估计不足及术中粗暴强行打入有关,应采取相应的策略防患于未然。

（二）术后并发症

1.延迟愈合和不愈合

延迟愈合多发生在开放性骨折及粉碎性骨折,主要原因大多与处理措施不当有关,可通过改进不恰当的措施、延迟固定时间、局部确实制动和外加电磁场刺激等辅助手段,大部分能取得完全愈合。不愈合通常由于感染、严重骨缺损等引起,采用交锁髓内钉辅以自体植骨可以在取得骨愈合的同时照顾到膝关节功能的恢复。

2.畸形愈合

畸形愈合和内固定不当及活动过早有关,股骨干骨折成角畸形大于 15°、旋转畸形大于 20°或短缩畸形超过 2.0cm 者,均应设法矫正,小儿及老年病例可放宽标准。一般可采用人工制造骨折重新固定的方法,固定时除矫正旋转成角外,应注意维持合适的肢体长度,必要时可考虑植骨。

3.再骨折

再骨折一般多发生在钢板固定拆除后。由于钢板的应力遮挡,局部骨质疏松,拆除后应暂缓负重,或外加石膏固定一段时间,逐步增加负重,预防应力损伤。对于已发生的再骨折,宜采用交锁髓内钉等较可靠的方法固定,一般愈合时间都较原骨折短。

4.内植物折断

内固定植入物的断裂并不鲜见,其原因一方面与材料的质量有关,另一方面与固定不当、过早负重有关,发生在骨折愈合前的折断应视骨折对位对线情况及愈合趋势酌情处理。原则上应予去除,但技术操作困难,这种情况下如果强行取出,可能带来不良后果。

5.膝关节功能障碍

大多由于长期固定引起股中间肌的粘连、股中间肌本身的损伤与瘢痕化,以及膝关节内和髌骨两侧囊壁的病变而引起。主张在确实固定的基础上早期活动可预防膝关节功能障碍的发生。轻者可通过理疗、加强功能锻炼得以恢复。重则行股四头肌成形术,手术松解膝关节及髌韧带下方粘连,切除已瘢痕化的股中间肌,并酌情行股四头肌延长术等。术后早期行 CPM 锻炼,疗效多较满意。

第六节　股骨髁间骨折

一、发病机制

股骨髁间骨折是关节内骨折,其骨折机制多系沿股骨纵轴的垂直暴力,向下压股骨髁部,遭受胫骨髁间脊的向上反力,如一楔子致股骨内外块骨折并向两侧分离。股骨髁间骨折多由高能损伤所致,骨折块多粉碎。有时骨折块向后移位损及腘动脉、腓总神经、胫神经,伤后应注意观察肢端感觉血循,以便及时发现血管神经损伤。

二、分类

股骨髁间按骨折线的形状可以分为"Y"形和"T"形,亦可为粉碎性。AO 分类中属于股骨下段骨折中的 C 型:C1,完全关节内骨折,关节及干骺端简单骨折;C2,完全关节内骨折,关节内简单骨折,干骺端粉碎骨折;C3,关节内粉碎骨折。

三、临床表现及诊断

伤后膝部肿胀疼痛,不能活动,关节内积血。X 线检查可显示髁部骨折移位情况,如单髁骨折多向后移位,双髁"Y"形骨折,髁向两侧分离,股骨干如一楔子,插入两髁之间。CT 平扫及三维重建可明确骨折块形态及移位情况。如伴有腘动脉损伤,膝关节肿胀严重,并伴有剧烈疼痛,足背动脉搏动减弱或消失,行血管 B 超检查可以明确动脉血循。仔细检查肢端感觉可以早期发现有无神经损伤。

四、治疗

髁间骨折属于关节内骨折,若治疗效果不佳,会导致膝关节功能障碍。主要原因如下:

(1)行牵引治疗或闭合复位者,较难以达到解剖复位,从而遗留发生创伤性关节炎的解剖基础。

(2)骨折移位及出血,发生在膝关节髌上囊或股四头肌与股骨之间的滑动装置,经牵引或石膏固定治疗者,易发生关节内外的粘连,导致膝关节活动功能障碍。

(3)行切开复位者,如无坚强内固定,则仍需外固定,不能得到早期锻炼活动膝关节,而发生膝关节粘连。

(4)长期外固定后,会发生膝关节软骨退变,而发生膝关节疼痛、功能障碍。

由此可见,关节面的未解剖复位与关节内外粘连是股骨髁间骨折疗效不佳的主要原因。因此,股骨髁间骨折的治疗要求是,早期手术予以关节面的解剖复位,清除关节内积血及碎骨块,适当坚强内固定,恢复完整的关节面及正常的关节关系。术后负压引流,防止关节内积血。术后镇痛,以利早期膝关节屈伸活动功能锻炼,防止关节粘连及僵直。

(一)非手术治疗

非手术治疗包括石膏托外固定、骨牵引等,仅适用于无明显移位(关节面移位小于 2mm)的且稳定的股骨髁间骨折,或无法耐受手术的患者。但长期的牵引或外固定会导致膝关节粘连、膝关节活动功能障碍。没有解剖复位的关节面会导致创伤性关节炎的发生。

(二)外固定支架治疗

外固定支架是一种介于手术与非手术治疗之间的半侵入固定方法,由于它具有操作简便,创伤小,并且可牵引、复位、固定、调整骨折端紧密度、便于早期功能活动等优点而受到青睐。特别是近年来,众多学者在增加灵活性和稳定性方面对外固定进行了改进后,应用于高能损伤或火器损伤所致的股骨髁间开放粉碎骨折,加上抗生素的使用,感染率有了明显的下降。然而,股骨髁间粉碎骨折使用外固定支架其膝关节内骨折难以解剖复位,往往需要固定膝关节,加上股骨髁间穿针不便且易松动、针道感染率较高等限制了外固定支架广泛的应用。因此,现代创伤学者更趋向于积极的手术内固定,除非合并其他部位或脏器的严重损伤需以抢救生命为首要目的或战伤骨折的早期救治时,方考虑采用外固定支架临时固定、暂时治疗或与有限的内固定结合使用。

(三)手术治疗

股骨髁间骨折手术治疗的目的是关节面的解剖结构的重建、旋转和轴线的恢复、将髁部稳定的固定到股骨干上,以及术后的早期功能活动锻炼。现在的手术治疗技术已转变为微创接骨术(MIO),MIO 包括:① 治疗关节内骨折的经关节的关节重建和逆行钢板接骨术(TARPO),这项技术获得了更好的手术显露、关节内碎骨块的妥善处理、骨折的加速愈合和更好的功能恢复结果;②治疗关节外骨折的微创经皮钢板接骨术(LISS),骨折部位不予广泛暴露,只需皮肤的小切口。

随着内固定器材的发展和完善,AO 角钢板、动力髁螺钉(DCS)、锁定钢板、AO 股骨髁上髓内钉(DFN)的相继出现,并得到广泛的应用,股骨髁间骨折的疗效有了较大的提高。

1.经关节的关节重建和逆行钢板接骨术

TARPO 技术由 Krettek 等于 1996 年首先提出,在治疗股骨髁间骨折时,该技术着力解决了两个问题:①完全的关节面显露(和复位、固定)的困难;②因大手术切口所致的干骺端失活,以及感染、植骨需要和潜在的骨不连等问题。TARPO 技术采用髌旁侧方入路,将髌骨半脱位或外翻,便可完全显露整个股骨远端关节面,直视下对关节面的骨折进行解剖重建,常采用松质骨拉力螺钉固定,也可用小的皮质骨螺钉按"拉力"模式固定;对骨干或干骺端的骨折块进行闭合复位,通过改进的肌肉下钢板植入进行固定,保存骨折周围的软组织,无须骨折部位的广泛显露。

2.双钢板固定

对股骨髁间严重粉碎骨折,为了获得旋转和轴线的恢复,一般不推荐 DCS、角钢板固定(单一钢板固定易引起内翻塌陷),而采用双钢板固定。双钢板一般不推荐 CP、DCP,可采用外侧解剖钢板加内侧的支撑钢板固定,若采用双侧锁定钢板固定效果更佳。Jazeawi 等采用锁定双钢板(用多枚 4.5mm 皮质骨螺钉横行连接两钢板并用螺帽在钢板外侧套入螺钉以锁定)加植骨治疗 C3 型股骨髁间骨折,获得了满意疗效。并在股骨远端关节内骨折模型上进行了实验研究,在循环加载前、后生物力学测试中,锁定钢板结构比常规的双钢板结构能显著增加固定的稳定性。因此,这项技术特别适用于螺钉抓持力不足的股骨远端粉碎骨折和骨质疏松性骨折。它提供了增强固定稳定性的一个简单选择,避免了骨水泥的潜在应用。

此手术常采用内外侧入路,先采用 TARPO 技术,髌旁外侧切口显露完全显露整个股骨远端关节面,直视下对关节面的骨折进行解剖重建,常采用松质骨拉力螺钉固定,在外侧放置股骨外侧解剖钢板固定;再在膝内侧切一辅助切口,从肌肉下插入一支撑钢板固定。术中对骨折块可以采用间接复位技术,尽量保护骨折块的血循。术后关节内放置负压引流,术后应用镇痛泵,术后第一天就开始进行膝关节屈伸活动功能锻炼。

3.AO 角钢板、DCS

一些 C1、C2 型股骨髁间骨折可以采用 AO 角钢板、DCS 固定,但 AO 角钢板、DCS 固定需注意控制股骨髁间骨折的旋转和轴线。此类内固定术后第一天即可进行膝关节的活动功能锻炼。

4.股骨髁上髓内钉(DFN)

近年,随着髓内钉的改进,特别是 DFN 应用于一些股骨髁间骨折 C1 和 C2 型骨折的治疗,取得了满意的结果。特别是关节镜技术的成熟,关节镜辅助下 AO 股骨远端髓内钉 DFN 治疗股骨下段骨折,具有膝关节创伤小、感染率低、内固定坚强可靠、骨折愈合率高、允许膝关节早期功能锻炼和负重的优点,并且符合 21 世纪外科治疗微创化的优点,是治疗股骨下段骨折的理想选择。

(1)手术方法:术前患者应拍带标尺的股骨全长片,以便选择合适的 DFN 髓内钉;手术可采取连续硬膜外麻醉或全身麻醉,患侧大腿下方垫枕成屈膝 45°位,大腿上段上气囊止血带;关节镜从标准的前内外侧入路进入,切口长约 0.5cm,常规探查内外侧半月板、交叉韧带、髁间突有无骨折,清理关节内血肿,在克氏针辅助下采用间接复位技术,予以骨折复位,以克氏针临时固定(注意避开 DFN 钉道),并在膝关节外侧切一 3cm 切口,用 1～2 枚拉力松质骨螺钉固定(注意螺钉应适当偏后,以免影响髓内钉的进入),再从髌韧带正中切一约 3cm 创口,在关节镜引导下,在股骨髁间后交叉韧带止点前方约 0.5～1cm 处,钻入导针 10～15cm,髌韧带套筒保护下,直径 13.0mm 钻头扩髓至 3～4cm,去除保护套、导针,不再使用导针,清除骨和软骨碎屑,彻底冲洗关节腔,插入髓内钉,再在髓内钉远近端装上锁钉,拔出克氏针。所有患者术后第一天开始进行膝关伸屈活动功能锻炼,术后 2 周内屈膝可达 90°以上。

(2)注意问题:术前膝关节应该垫高 45°位,以利骨折复位及膝关节处进入髓内钉;术中股骨髁扩髓之前,应常规探查膝关节以了解有无股骨下段骨折合并交叉韧带、关节软骨、半月板损伤;交锁髓内钉进针点应在髁间窝后交叉韧带止点前方约 1cm 两髁中点,以防造成膝内外翻畸形,偏后则容易造成股骨髁间劈裂骨折;扩髓和进钉时应注意保护髌骨,膝关节清理时应注意保留一定的髌前脂肪垫,以减少术后膝前疼痛的发生率;术中应时刻记住微创的原则,尽量保留骨膜,不强求骨折端的完全解剖复位,以减少碎骨块对血液循环的破坏,促进骨折的愈合;术中钉尾需埋入软骨面下 1～3mm,过浅则易导致屈膝时与髌骨相撞击,导致膝关节疼痛,过深则不易拆除;DFN 安装完毕应常规再次清理关节腔,以免术后关节内异物形成;对一些年龄大的骨质疏松的患者,髓内钉远端应选用螺旋刀片锁定。

五、并发症

股骨髁间骨折属于关节内骨折,由于血肿的刺激,及血肿机化导致膝关节内外粘连,关节面的不平整会导致创伤性关节炎。骨折有时会并发膝关节内韧带或半月板的损伤,膝关节外韧带的损伤,有时因为外伤后膝关节肿胀严重,容易漏诊而导致膝关节功能障碍;有时虽然早期发现,但担心修复的韧带再次断裂而膝关节长期制动,导致膝关节僵直。故在和患者充分沟通下,术后应早期进行功能活动锻炼,但在 4 周内膝关节活动度应控制在 0°～90°。另外,由于一些内固定方式选择的不当,可出现膝关节内翻畸形,会导致膝关节退变的早期出现。选用非锁定钢板治疗一些骨质疏松严重的患者,会出现螺钉的松动,进而导致内固定的失败。不论是何种手术方式,都存在感染的可能,一旦出现感染将是灾难性的,会导致膝关节功能的完全丧失。

第七节　股骨髁骨折

股骨髁为膝关节组成部分,单髁骨折较少见,可损害关节面或改变下肢负重轴线,对此骨折需有正确复位,手法复位常较困难,多需作手术切开复位内固定。治疗较为复杂,结果不同,取决于关节面损害的范围,股骨髁形态及髌股之间滑动面恢复是否满意。

一、损伤与分型

(一)损伤

股骨髁骨折易发生骨折块分离,而不同于胫骨髁产生塌陷。这是由于股骨髁解剖上的薄弱点是在髁间窝,三角形样髌骨如同楔子指向它,易将两髁劈开。此外,股骨干有一向前弯曲的弧度,前面骨皮质坚硬,后面的骨皮质又为股骨嵴所增强,皮质骨移行至股骨髁,呈蜂窝状松质骨处为其薄弱部是骨折的好发部位。

(二)临床表现和诊断

股骨髁部骨折后膝部出现明显肿胀,股骨髁增宽,可见畸形。做膝关节主动或被动活动时,经常可感到骨摩擦音。临床检查时,同样必须注意肢体远端的血管和神经损伤的体征。

前后及侧位 X 线片常不能满足确定骨折的范围和移位的要求。常需摄斜位 X 线片做诊断参考,来明确髌股关节构形和胫股关节面的关系,在决定治疗上极为重要。

(三)分型

1.股骨单髁骨折分为三型

(1)矢状位骨折:骨折线在矢状面呈垂直型。自股骨髁间窝向外上至外上髁上方的干骺端皮质骨,或向内向上至内上髁上方的干骺端皮质骨。骨折块仍有同侧的副韧带和关节囊附着,亦可能有膝交叉韧带附着,故一般移位不太严重,骨折块向上移位时,可引起膝内翻或外翻畸形。

(2)冠状位骨折:又称 Hoffa 骨折。此骨折在股骨外髁的发生率较内髁多 2～3 倍。在膝关节部分屈曲时,股骨后侧突起部受到胫骨平台撞击所造成,骨折线在冠状位呈垂直。骨折块含有股骨内髁或外髁后部突起的关节面。外髁骨折块可呈向后外旋转移位,仍可有膝前交叉韧带和腘肌腱附着。内髁骨折块可能无膝后交叉韧带附着。

(3)混合型骨折:骨折线介于矢状位和冠状位骨折之间。

2.股骨髁间骨折常称为 T 形或 Y 形骨折

(1)轻度移位常由膝关节处屈曲位受撞击伤造成,多发生于骨质疏松者。由扭转暴力造成的螺旋形骨折较少见。骨折端呈嵌插或轻度移位。股四头肌常无损伤。骨折复位后稳定。

（2）股骨髁向内移位膝关节呈屈曲位，暴力来自前外侧，骨折线由股骨外上髁近侧向内向上斜形至内上髁上方。股骨髁受内收大肌的下部肌纤维牵拉而发生向内和内旋移位。股骨两髁相互分离者少见。近侧骨折端向前外移位，在髌骨上缘处可损伤伸肌腱。远骨折块，髌骨和胫骨向后移位。由于腘绳肌和股四头肌牵拉，近远侧骨折端互相重叠。近侧骨折端可刺入伸肌腱并穿破皮肤，造成开放骨折，伤口常位于大腿前外侧。

（3）股骨髁向外移位膝关节处伸直位，暴力来自大腿外侧，造成横断骨折，骨折线可略呈斜形，自内下方至外上方。近侧骨折端向内移位，可穿破大腿内侧皮肤，造成开放性骨折。或由大腿内侧暴力，膝关节在屈曲位，也可造成此型骨折。股骨髁裂开较常见。由于腘绳肌和股四头肌牵拉而发生重叠移位，远骨折端向后屈曲移位者少见，伸肌腱常无损害。

（4）合并髁上和骨干骨折移位膝关节屈曲，暴力来自前方，髁上部常呈粉碎骨折，近侧骨折端可穿破髌骨上缘皮肤，股骨内外两髁分离。由挤压伤引起粉碎骨折常伴有髌骨骨折和严重伸肌腱损伤，或腘部大血管损伤。

股骨髁骨折可由直接或间接暴力损伤。直接暴力常经髌骨将应力转变为造成单髁或双髁骨折的楔形力。当暴力呈水平方向作用于髁上部位时，常造成髁上骨折。直接的内外翻暴力造成股骨髁骨折较少见。

由坠落造成的胫股间的传导暴力，在伸膝位时，可造成股骨或胫骨的单髁或双髁劈裂骨折。由于膝关节有生理性外翻，外髁的应力较内侧集中，而且外髁的结构较内侧薄弱，因此外髁骨折较为多见。

在膝关节呈屈曲位，来自胫股骨部位的冲击力（伴内翻或外翻）首先使膝关节处于最大限度的屈曲，以此吸收部分外来的能量，继而造成股骨髁或胫骨平台骨折，股骨髁表现为单一的后髁骨折。

外翻应力可产生股骨外髁的斜形骨折，有时产生股骨内上髁撕脱骨折，内侧副韧带撕裂或胫骨外髁骨折。内翻应力可造成股骨内髁斜形骨折，如果发生胫骨髁骨折，由于胫骨内髁的抗力较强，骨折线先出现在胫骨棘外侧，经骨干与干骺端的薄弱区再转至内侧。

当膝关节周围肌肉收缩时，股骨髁承受来自胫骨髁及髌骨两方面的应力。在膝关节由伸到屈曲时，髌股关节及胫股关节面之间的应力有不同程度的增加，此两种应力的合力方向指向股骨髁的后上面。髌骨与股骨之间，无论是伸直位还是屈曲位，总有一部分关节面相接触。屈膝时，髌骨还伴有由前向后的运动，与损伤时膝关节经常处于屈曲状态相一致，在外力作用下，有利于髌骨楔形作用的发挥。因此，股骨髁易于产生 T 形或 Y 形骨折。

二、治疗

不论选用何种治疗方法，重要的是重建膝关节的解剖结构，不但要求骨折尽可能地达到解剖复位，而且若有韧带支持结构或半月板损伤也应作相应的修复。对有移位的骨折，保守治疗常难以做到。复位不良或畸形易造成早期创伤性关节炎。

（一）股骨单髁骨折

对无移位的骨折可采用石膏外固定方式，外髁骨折应固定于膝关节内翻位，内髁骨折则在外翻位。长腿石膏常缺乏足够的固定力，不容易消除外翻和内翻应力，在固定期间有可能产生骨折移位。矢状位骨折移位者，可在胫骨结节牵引下，较易用手法复位，并用牵引维持位置直至骨愈合。主要适用于合并有其他损伤需卧床治疗的患者，或因皮肤条件不宜做切开复位者。

常对有移位的单髁骨折做切开复位内固定治疗。此法较易恢复完整的关节面。由于骨折块的牢固固定，膝关节可行早期功能锻炼。手术复位宜采用前内侧及前外侧显露，复位操作方便，并保持骨折块的关节囊附着，对血运影响较小；后侧入路，复位较为困难，且需过多剥离关节囊而影响血运。内固定物可选用松质骨螺钉，螺钉方向与骨折线垂直，螺钉部分应超过骨折线。对需经关节面固定的骨折块，双端螺纹松质骨加压螺钉具有独特的优越性，在骨折端达到加压固定的同时，因无螺帽，螺钉可完全埋入软骨内。可吸收内固定材料制成的内固定物。也可经关节面固定骨折。关节面外留的内固定材料可用锯片去除，从而使关节面保持平滑。可吸收的内固定材料亦无需再手术取出。对骨质疏松的单髁骨折，应采用 T 形钢板作内固定。对冠状面骨折，在骨折复位后，用复位巾钳维持复位位置，可由前向后，也可由侧方斜向做骨折块内固定。

（二）股骨双髁骨折

股骨双髁骨折治疗较为困难，要求严格的解剖复位，股骨的两髁无论从额状或矢状面看，都是凸弧形，胫骨内髁在两个面上均呈凹弧形，但其半径远较股骨髁为大，胫骨外髁在额状面上微凹，几乎是平面，而矢状面上则呈凸弧形，两髁的前后径均较横径为长。胫骨两侧髁的曲面与相应的股骨髁不全吻合，尤其是外侧胫股关节，形成不吻合曲面。不吻合的胫股关节显然是十分不利于载荷传导的，而半月板的存在则不仅直接将大部分的载荷，经其本身传递至其下面的胫骨面（或反之），而且大大扩充了胫股关节接触面，更重要的则是使不吻合曲面变成了对传导载荷最理想的轻度不吻合曲面。因而精确的解剖复位对今后功能的恢复及预防创伤性骨关节炎的发生极为重要。

目前趋向以手术治疗为主，但手术治疗较为困难。如果施行手术，需有坚强的内固定和达到膝关节早期功能锻炼的目的。

1.牵引治疗

牵引治疗多适用于移位不多，关节面平整者，在牵引复位不满意时，需略加手法复位。Neer 也主张采用牵引疗法，并提出在做肢体中立位牵引时，由于髋关节和股骨干受外旋肌群牵拉而趋向外旋，远骨折片易发生内旋畸形，并向后成角及内翻。因此，作胫骨结节牵引时内侧皮肤针孔应略偏后面，外侧略偏前，将小腿保持外旋 15°位作牵引。由于腓肠肌牵拉远侧骨断端向后旋转位，应在膝关节屈由位作骨牵引，膝屈曲 20°～30°位保持牵引，常较易整复向后旋转移位。Stewert 等采用双钢针牵引法，在股骨下端增加一钢针做向前牵引，以加强骨折复位的力量。股骨下端的骨牵引针孔接近骨折部位时，应注意有发生感染的可能。髁间骨折复位不良，则也可做有限的内固定，股骨髁间用螺钉和骨栓，然后用牵引维持髁上部位的位置。

2.切开复位内固定治疗

内固定的基本要求应达到关节面的平整，保持正常的力线关系。对双髁骨折，治疗中更应注意恢复股骨髁关节面的平整，恢复髌骨在股骨髁前方的正常滑动机理。有的患侧同时合并有髌骨骨折。由于直接撞击所致，髌骨粉碎骨折多见。而单纯分离的较少见。在股骨髁上部位的短缩均会造成髌骨处于相对高位,而造成髌股关节的紊乱。髌骨的粉碎骨折固定应选用在荷包缝合的基础上做张力带钢丝固定,既达到牢固固定,又可早期进行膝关节活动,同时保持髌骨的正常大小的解剖关系。

髁部粉碎骨折的治疗,不论采用保守方法或切开复位的方法,均难以达到理想复位。在做手术复位时,首先应注意股骨关节面的平整,小的骨折块可用克氏针或小的松质骨螺钉或双端螺纹钉固定。由于粉碎骨折后造成的骨缺损必须用植骨法填充。有时为修复股骨髁的正常形态,小的骨折块可用骨水泥粘连,然后再用钢板固定。在股骨髁间的粉碎骨折部位或骨缺损区,同样应植骨填补;此时髁间不宜用半螺纹松质骨螺钉加压固定,以免髁间距离缩短,而与胫骨髁不相适应,应以全螺纹松质骨螺钉固定为宜。

内固定有以下方式:

(1)角钢板固定:不同于髁上骨折的情况。为得到髁间折块间加压,往往需在角钢板的前后分别用两枚松质骨螺钉做拉力钉固定。因损伤大,稳定性差,目前已很少使用。

(2)DCS固定:操作方法类同于角钢板,为插入髁螺钉需有特殊操作器械。其优点是DCS的髁螺钉具有骨折块间加压作用,增加固定的稳定性。

(3)LISS等解剖型锁定钢板:适用于复杂的髁间骨折。如双髁骨折合并股骨远侧粉碎或前侧切线骨折,内侧壁有缺损,需植骨,切线骨折块用拉力螺钉固定。目前股骨远端解剖锁定型钢板已成为股骨髁间和髁上骨折的主要内固定方法。

3.合并损伤的治疗

股骨髁骨折的同时常可合并有交叉韧带及半月板损伤。①为恢复膝关节完善的功能,损伤的韧带必须做修补。在新鲜损伤中,带有附着点骨块的撕脱性损伤的处理相对容易,可将骨块再固定于附着点上,用钢丝经骨孔拉出股骨髁内外侧面予以固定;体部损伤则采取多针缝合断端,使断端接近后,经骨孔拉出股骨髁内外侧面固定的方法。②半月板损伤应尽可能保留,边缘性损伤应修复,小的体部或前后角撕裂则作部分切除,仅在有严重撕裂伤,累及半月板的大部分时,才需全部切除半月板。

4.股骨髁骨折畸形愈合的治疗

股骨髁骨折由于早期未能得到充分的完全解剖复位可造成畸形愈合。粘连可造成膝关节屈伸功能障碍。内外成角则可引起膝内外翻畸形,造成膝关节负重力线改变,使负荷传导异常,加上胫股髁在运动过程中关节面相互不适应,而易继发创伤性关节炎的发生。在畸形愈合的病例均应做手术截骨,重新复位,力求恢复正常解剖关系。在截骨矫正后有骨缺损的部位应取骨嵌入。畸形愈合的患者由于肢体仍在使用,发生骨质疏松的较少见,因而矫正畸形后内固定一般较为可靠,关节仍可早期进行功能活动。

三、预后和并发症

开放性股骨髁间骨折常由严重暴力造成,需做局部的彻底清创,以免发生感染。做手术内固定者,也常有感染的危险,少数病例可发生静脉血栓;由于骨折复位不当,常出现前后成角;由于内固定物固定不当,尤其在钢板对侧有骨缺损时,内固定物由于所受应力集中,可发生折断,可导致骨折不愈合。若损伤韧带未予修复,术后出现的内外翻畸形可加重韧带松弛,可导致膝关节不稳定。

第八节 股骨髁上骨折

一、发病机制

股骨髁上骨折是指发生在腓肠肌起点 2~4cm 范围内的骨折,在 75 岁以上的女性和 15~24 岁男性发生率最高。随着交通运输业及工农业的发展,由高能量损伤造成的此类损伤正不断地增多,而且并发症多,伤残率高,是难治的骨折之一。直接暴力或间接暴力均可造成股骨髁上骨折,膝关节僵直而骨质疏松者,由于膝部杠杆作用增加,也易发生此骨折。

二、分类

股骨髁上骨折根据受伤时的暴力方向及膝关节所处的位置可分为屈曲型和伸直型,而屈曲型较多见。屈曲型骨折的骨折线呈横行或短斜面形,骨折线从前下斜向后上,其骨折远端因受腓肠肌牵拉及关节囊紧缩,向后移位。有刺伤腘动脉的可能。骨折近端向前上可刺伤髌上囊及前面的皮肤。伸直型骨折也分为横断及斜行 2 种,其斜面骨折线与屈曲型者相反,从后下至前上,骨折远端在前,骨折近端在后重叠移位。此种骨折病人,如腘窝有血肿和足背动脉搏动减弱或消失,应考虑有腘动脉损伤。

股骨髁上骨折 AO 组织分型中属于股骨远端骨折的 A 型,可分为:A1,单纯的股骨髁上骨折;A2,单纯的股骨髁上骨折,仅伴有 1 个游离的骨折块;A3,单纯的股骨髁上骨折,伴有 1 个以上的骨折块。

三、临床表现及诊断

一般病人都有外伤史,伤后大腿下段剧烈疼痛,膝关节活动障碍,局部肿胀压痛明显,有反常活动,患肢短缩畸形。有时伴有患肢足背动脉减弱或消失,足趾活动感觉障碍,需排除腘动脉或坐骨神经损伤。X 线片检查可明确诊断股骨髁上骨折,并可以根据骨折线分型。血管 B 超检查有助于判断有无腘动脉损伤,若怀疑有腘动脉损伤,应加强观察肢端血循,也可动态行小腿血管 B 超检查,必要时行 DSA(数字减影血管造影)检查。

四、治疗

股骨髁上及髁间骨折的治疗历来较为困难,这些骨折常是不稳定的和粉碎性的,且多发生于老年人或多发伤的病人。由于这些骨折靠近膝关节,可能难以完全恢复膝关节的活动度和功能。在许多报告中,畸形愈合、不愈合及感染的发生率相对较高。对已行膝关节成形术的老年患者,其治疗可能更为复杂。

(一)非手术治疗

1.石膏外固定

适用于无移位骨折及儿童青枝骨折。用长腿石膏管型屈膝20°,固定6周开始锻炼膝关节活动功能。

2.骨牵引整复、超关节夹板固定法

适用于有移位的股骨髁上骨折、屈曲型骨折,可用股骨髁冰钳或克氏针牵引法;伸直型骨折,采用胫骨结节牵引,只要牵引恰当,加以手法,可以复位。

(二)手术治疗

手术的目的主要是恢复骨折端的稳定性和股骨的力线。股骨髁上骨折手术治疗主要有钢板内固定和髓内钉两大类。钢板类髓外固定主要有动力髁螺丝钉(DCS)、"L"形髁钢板、桥式接骨板、解剖钢板、LISS锁定钢板等,虽可以提供骨折段的解剖复位,但钢板固定力线上属于偏心固定,钢板螺钉受弯曲应力大,不够牢固,无法进行有效的膝关节早期功能锻炼,更无法早期负重。采用双钢板固定虽然可以提供相对坚强的固定,但手术创伤增大,感染机会增多。髓内钉类有国产股骨髁上交锁钉、AO的股骨远端髓内钉(DFN)。传统股骨髓内钉,中下段有向前8°的弧度,适合从股骨近端向远端固定,若从远端逆行打入,不符合股骨的生理曲度,且股骨远端不易加锁,易造成骨折端的移位或骨折的畸形愈合。而AO股骨远端髓内钉DFN,钉尾较粗,在保证足够的强度下,主钉符合股骨的生理曲度,特别是远端锁钉的螺旋刀片设计,有利于骨折端复位后的稳定。

1.钢板螺钉固定

瑞士的AO学组设计的角钢板,是用于治疗股骨远端骨折并得到广泛接受的最早的钢板螺钉内固定器械之一。虽然它对大部分骨折提供了牢固的固定,但此固定方法在技术要求较高,并且存在包括感染在内的早期问题以及对骨质疏松者难以达到充分固定、钢板去除后再骨折等情况。

最近,间接复位技术、最少的软组织剥离及轻柔牵引等更符合生物学的钢板固定技术受到提倡。采用股骨撑开器或外固定架以恢复骨折部位的长度及对线,对于干骺端粉碎性骨折,可将其保持在原来的位置,不必试图将骨折碎块解剖复位。由于软组织相对未受干扰,故很少需要植骨。Bolhofner报告了57例股骨髁上和髁间骨折的前瞻性研究,绝大多数用角钢板固定及生物学复位技术治疗,结果优良率为84%,均无需植骨治疗,也没有1例发生骨折不愈合,而仅发生1例深部感染及1例畸形愈合。

2.动力性髁螺钉固定

比角钢板技术要求相对要低的是髁部动力性螺钉。插入角钢板需要在三个平面同时准确定位,髁部动力螺钉在屈、伸平面不受限制。该螺钉固定成功的条件是:自髁间窝以上至少4cm的股骨髁未粉碎。动力螺钉固定的主要缺点是在插钉时需去除的骨量较大,将使可能进

行的翻修手术变得困难。

Ostrum 和 Geel 对 30 例股骨远端骨折,采用间接复位技术及动力性髁螺钉固定治疗,未行植骨。87%的病人获得了极好的或满意的结果;发生 1 例骨折不愈合,1 例骨折固定失败。结果较差者均发生在伴有关节内粉碎性骨折的老年骨质疏松患者中,因此,学者认为该方法不适用于骨质疏松病人。

Harder 等比较动力性髁螺钉和髁钢板的生物力学特性,无内侧缺损时两种固定装置轴向负荷的力学特性相似。然而,当存在内侧缺损时,用髁钢板固定的骨折块间移动度较用动力性髁螺钉固定者大。其结论为:髁间窝以上 4cm 的股骨髁骨折选择髁上固定时,可选择动力性髁螺钉。

3.LISS 锁定钢板

在采用 LISS 钢板时,采用股骨撑开器或者外固定架以恢复骨折部位的长度及对线,对于干骺端粉碎性骨折,可将其保持在原来的位置,不必试图将骨折碎块解剖复位。再将钢板置于股骨的一侧,起到一个内置的外固定支架作用,这样可以最大限度的保护骨折块的血循,可以有效地降低骨不连的发生率。LISS 钢板优势在于螺钉和钢板锁定为一体,且螺钉有瞄准器可经皮打入。

角钢板及髁部动力螺钉不适于膝关节上 3～4cm 内的股骨髁骨折,及合并关节内大量粉碎的骨折。对于这些骨折,髁部支撑钢板(如 LINK 解剖钢板)是最常用的内固定物,此类钢板的远端有多个钉孔,允许多枚螺钉直接拧入粉碎的骨折块。然而,髁部支撑钢板不能提供如角钢板或髁部动力螺钉那样的坚强固定;伴有内侧支撑部位粉碎的骨折或节段性的骨缺损或极低位的经髁骨折,使用支撑钢板固定后,钢板螺钉在其接触界面间的活动可以引起骨折的内翻成角。锁定钢板可以将螺钉锁在钢板上,这可以增加内固定结构的稳定性。异丁烯酸甲酯也可用于增加螺钉对周围疏松骨质的固定。如果外侧应用支撑钢板后出现内侧不稳,则建议加用内侧支撑钢板。Jazrawi 等介绍了一种带锁的双钢板技术,较单纯的双钢板技术提供了更强的稳定。然而,双钢板的应用使人们注意到骨和伤口愈合的问题,因此,Bolhofner 等提倡经皮固定钢板。他们治疗了 57 例股骨髁上骨折,通过开放复位,间接方法固定钢板,骨折均愈合,用 Schatzker 评分方法,他们报告结果优良为 84%,并承认术者的手术技巧是一个影响因素,学者认为这是一个连接严重粉碎性骨折的好的技术,它可从股骨的内侧或外侧操作。

最近,带有可锁在钢板上的特殊螺钉的髁钢板正在应用。这些钢板提供了类似髁钢板螺钉的稳定性,且避免股骨内髁缺损引起的内翻成角。此固定可以不用内侧股骨钢板,其有效性正待临床证实。此方法的初步经验一直在推广应用。

4.髓内钉

最近髓内钉治疗股骨远端骨折逐渐受到重视。这种内固定器械比钢板获得更接近"生物学"的固定,因为它是均分负荷型而不是遮挡负荷型内固定物,且软组织保护更好,很少需要植骨。生物力学测试证明,髓内钉固定治疗股骨远端骨折的主要缺点是固定稳定性不如钢板。顺行髓内钉固定治疗股骨髁上骨折稳定性不足,会导致骨折的畸形愈合、内固定断裂等并发症。经髁间窝逆行插入股骨髓内钉已成为治疗股骨髁上骨折的常用方法。像顺行髓内钉一样,这些"髁上"和"膝部"髓内钉具有理论上的优点:均分负荷型内固定器械、所需软组织剥离较少、不常需要植骨。带髌关节假体的股骨远端骨折，或髁间窝开放设计的全膝假体上方骨折，也可以有效地用逆行髓内钉固定。逆行穿钉也可用于远端股骨骨折合并同侧髋部骨折的固定，允许髋部骨折另用器械固定。

逆行髁上髓内钉的设计也有潜在的缺点，关节内入口有可能引起膝关节僵硬和髌骨关节问题，以及如果骨折部位感染则可导致化脓性膝关节炎。髓内钉的近端钉尖一般位于股骨干的中部或远端，会在这个区域产生应力梯度，如果近端锁钉时钻了废孔，将使应力集中的问题加重。较短设计的髓内钉不允许用于固定延伸至远端股骨干的骨折。在对 GSH 髁上髓内钉的最初设计进行的早期研究中，报告了相对较高的内固定物折断率。此后，锁钉的直径由 6.4mm 减至 5.0mm，并减小了螺钉孔的直径，从而大大减少了这种并发症。最近 AO 的 DFN 在股骨髁部采用螺旋刀片来锁定，及相对粗大的钉尾，进一步减少了骨折端的不稳定及断钉等问题。目前逆行钉的主要并发症是畸形愈合和钉对膝关节的影响。

通过模拟单腿站立进行力学测试，Frankle 等对有骨性接触和没有骨性接触的股骨干骨折用顺行和逆行髓内钉固定并进行比较。他们发现对稳定骨折，两种方法无差别；但对于不稳定性骨折，钉的大小决定稳定性，并非与插入的方法有关。David 等检查了髁上钉和 95°动力加压螺钉的稳定性，他们发现：带有多向固定模式的动力加压螺钉具有更大扭矩强度，在轴向负重时吸收更多的能量。Ito 等也比较了髁上钉与髁角钢板，结论是：除了扭矩负荷更大外，髁上钉提供的稳定性与钢板相类似。生物力学试验显示逆行髁上髓内钉不能提供如 95°动力性髁螺钉与侧方钢板那样坚强的固定。Firoozbakhsh 等在一个合成骨的截骨术模型中发现，95°钢板在外翻弯曲及扭转时更坚固，但在内翻弯曲和屈曲时两者无明显差异。Koval 等应用经药物防腐处理的股骨标本，将 95°髁螺钉侧钢板复合器械与逆行 GSH 钉及顺行 Russell-Taylor 钉进行了比较，他们发现 95°钢板在扭转、内外侧弯曲以及前后侧弯曲时最为坚固。Russell-Taylor 钉和 95°钢板的断裂载荷高于 GSH 髁上钉。这些生物力学研究的临床实际意义尚不清楚。

逆行髁上髓内钉的初步报告显示了可接受的结果。在数篇报告中，骨折愈合率为 90%～100%，需植骨者为 0%～44%，感染率为 0%～4%，畸形愈合率为 0%～8%，膝关节活动范围平均为 100°～116°。Iannacone 等应用带 6.4mm 锁孔螺钉的旧式髓内钉固定骨折，报告髓内钉折断率及骨折不愈合率为 9.8%。Gellman 等报告应用带 5mm 锁孔螺钉的新式髓内钉固定治疗 24 例骨折，无髓内钉折断发生；有 0%～8% 的病人在髓内钉的顶部发生新骨折，但只要骨折无移位，均可采取非手术治疗。髓内钉撞击髌骨的发生率为 0%～12%，骨折愈合后常需将髓内钉拔除。术中将髓内钉适当地向下凿进些许可避免此并发症，这在开放手术比经皮入路更容易施行。

5.外固定

严重开放性股骨远端骨折，特别是合并血管损伤者，外固定可作为暂时性或终极性固定治疗。如果骨折有严重的髁间结构损伤，外固定架应跨膝关节固定。由于存在针道感染及关节僵硬的潜在危险，这种方法只用于最严重的开放性骨折。为使多发伤患者活动，使用此方法以提供局部牵引。此方法也可使股骨远端骨折更好地进行 CT 检查。转换成内固定的手术必须在针道感染前的 14 天内完成。如果患者已行撑开外固定架固定，在安全时间段内不允许用髓内钉固定时,可将固定架换成小的钢丝固定或混合固定。Hutson 和 Zych 报告 16 例广泛软组织损伤伴开放性股骨骨折的治疗结果。所有骨折均愈合,但有 2 例需延迟植骨,1 例形成化脓性关节炎,1 例形成骨髓炎,5 例患者膝关节活动小于 90°。Ali、Saleh 和 AraZl 等和 Mohr 等在各自的研究中发现类似的结果,用 Ilizarov(环和小钢丝固定)外固定方法。此方法仍作为严重创伤的一种治疗方法。其感染率为 1%~10%,并有明显的膝关节僵硬,这些均为损伤性质决定,并非固定方法所致。

6.LISS 锁定钢板手术方法

(1)术前内植入物的选择:使用国际内固定研究学会 AO/ASIF 术前计划模板来决定 LISS 接骨板的长度和螺钉的位置。注意所有的模板图像均按平均放射像成像率放大 10%。当然,图像可以根据需要有所改变,术前必须对拉力螺丝钉的放置有所计划。

(2)患者的体位:患者仰卧于可透 X 线的手术台上,患肢必须可以自由移动。对侧肢体可以固定于手术床的腿支架上。膝关节置于手术床铰链的略微远端,这样能在手术中屈曲膝关节,避免完全伸直膝关节和产生过强的牵拉力量,由于腓肠肌的作用力会引起股骨远端骨折块向腹侧旋转,这样会对骨折复位造成困难,也会威胁腘动静脉。当远端骨折块较短时,推荐小腿屈曲大约 60°,这样可以减轻腓肠肌的牵拉力量。

(3)复位:在关节内骨折,首先应复位重建并固定整个关节。图中显示股骨髁部可以打入拉力螺丝钉的位置。注意必须确保这些拉力螺丝钉不会阻碍以后从 LISS 钢板螺钉的拧入。使用暂时的跨膝关节的外固定支架或牵开器对骨折进行复位。手术中应使用 X 线摄片或 X 线影像增强仪检查骨折复位的情况。内外向打入的斯氏钉对于股骨远端的手法复位非常有帮助。

(4)手术入路:对于关节外和关节内骨折推荐的手术入路有所不同。在关节外骨折,从 Gerdy 结节向近侧做一长度约 80mm 的皮肤切口,沿纤维走向分开髂胫束,打开骨膜和股外侧肌之间的间隙。在远端,股外侧肌主要附着于股骨嵴,在骨与外侧骨膜没有肌肉的附着点。内固定器可以沿骨膜和肌肉间隙插入。

在关节内骨折,前外侧关节切口可以为复位提供良好的显露。通过该切口能够插入内固定器,并能从内侧拧入了拉力螺丝钉。

(5)LISS 接骨板的插入:使用装配好的插入导向手柄在骨膜和股外侧肌之间插入 LISS 接骨板,并应确保接骨板近端与骨始终接触。接骨板的远端贴伏于股骨外髁。可以向近侧和远侧移动、调整 LISS 接骨板的位置,直至接骨板能够很好地贴附与股骨髁。有时插入导向手柄的近侧端及软组织可能影响接骨板的插入,这时可以取下透光手柄的近侧部分。由于重量作用,插入导向手柄容易向背侧倾斜。如果患者处于仰卧位,插入导向手柄的方向与地面平行,那么内固定器会处于外旋位置,接骨板与股骨外髁无法平整地贴附。固定螺栓的方向必须与髌骨关节方向平行。因此插入导向手柄应该处于内旋 10°的位置。在 X 线影像增强仪后前位 AP 相上可以看到该影像。内固定器必须与股骨髁完全贴附以确保其与骨面的理想接触。一旦 LISS 接骨板与骨面有良好的贴附,从 B 孔取下钻套和锁定螺栓。在接骨板最近端的孔通过钻套插入穿刺器做一微小的刺切口,将钻套和穿刺器推至 LISS 接骨板。可以使用克氏针或直接通过触诊来检查 LISS 接骨板在骨面上的位置是否正确。通过插入导向手柄的外侧螺丝拧紧钻套,用固定螺栓来替换穿刺器。将固定螺栓拧入 LISS 接骨板来闭合固定框架。由于软组织的限制,所以固定螺栓一旦被拧入,再调整改变接骨板或手柄的位置将非常困难。

(6)LISS 接骨板的初步固定:通过固定螺栓和锁定螺栓使用 2.0mm 的克氏针对内固定器进行初步固定。仔细检查 LISS 接骨板的位置和患肢恢复后的长度。也可以使用克氏针瞄准装置在内固定的背侧和腹侧打入克氏针。一旦骨折复位成功完成,LISS 接骨板位于正确位置,就可以拧入 LISS 锁定螺丝钉。

五、并发症

股骨髁上骨折的早期并发症主要有腘动脉、腓总神经、胫后神经损伤和肺栓塞,股骨髁上骨折失血量在 800~1200mL 左右,而且多发于老年人或合并其他部位损伤,故常常并发失血性休克。术前骨牵引中会并发钉道感染,若护理不当会出现褥疮、尿路感染、坠积性肺炎等并发症。若采用钢板固定可能出现感染,畸形愈合,骨不连,内固定松动、断裂,膝关节活动障碍;而采用髓内钉固定并发症主要有感染、肢体断缩、畸形愈合、骨不连、创伤性关节炎、膝关节活动障碍,及由于顶尖应力集中所致的股骨中段骨折等。因此,股骨髁上骨折术后,应该及时的指导患者行膝关节活动功能锻炼,以尽量恢复膝关节的屈伸活动功能。

第九节　半月板与盆状软骨损伤

半月板损伤是非常多见的膝关节损伤,尤其是在膝关节的运动损伤中半月板撕裂占据了相当的比例。随着对半月板功能及损伤与修复机制研究的深入,尤其是关节镜技术在半月板外科领域的发展,以及对传统方法切除半月板出现的膝关节晚期退变等一系列问题的重新审视,使得半月板外科成为了膝关节外科中的重要内容。

一、半月板的功能解剖与创伤机制

1.半月板的功能

膝关节正常功能的发挥依赖于正常半月板的参与。半月板有吸收纵向冲击和振荡的功能,半月板的形态对关节活动时胫股关节面的匹配也具有重要的生物力学意义。此外,半月板在关节活动和负荷时还具有交流滑液、使其均匀分布以润滑和营养关节软骨的作用。因此,传统的对损伤半月板的全切除几乎不可避免地会导致关节的退变。半月板的损伤与其本身的结构与外伤的力学因素有关,并常因退变使半月板易受损伤。

2.半月板撕裂的创伤机制

膝关节由屈曲向伸直运动时,同时伴有旋转,最易产生半月板损伤。内侧半月板在胫骨上很少移动,很易挤压在两髁之间,导致损伤。最常见的是半月板后角的损伤,而且最多见的是纵形破裂。撕裂的长度、深度和位置取决于后角在股骨与胫骨髁之间的关系。在半月板周围囊肿形成或者原先就有半月板损伤或者半月板疾病存在,则轻微损伤即可使半月板撕裂。半月板的先天性异常,特别是外侧盘状软骨可能倾向于退变或损伤而撕裂。这是亚洲人种外侧半月板撕裂病例较多的原因之一。先天性关节松弛和其他内部紊乱一样,很可能会大大增加半月板损伤的风险。

因为半月板的形状、弹性和附着特点倾向于保持它们向关节中心运动,当半月板在膝关节部分屈曲的同时遭受旋转的力量时,改变了股骨髁和与半月板之间的关系,限制了两髁之间的半月板的运动。因此,股骨髁能伤及向关节中心运动的半月板。由于内侧半月板的边缘与关节囊完全固着,且膝关节的旋转是以内侧髁为中心的活动方式,因此真正的运动伤造成的半月板撕裂以内侧为多。在我国的资料统计中,外侧半月板损伤的概率大于内侧,但根据学者的资料,除去外侧盘状软骨,在有明确外伤病史的病例中,仍以内侧半月板撕裂多见,尤其是内侧半月板后角的纵形撕裂。

另一方面,半月板的胶原纤维的特殊排列方式也与半月板的损伤类型有关。半月板由水平向、纵向及放射状 3 种纤维结构交织而成,这种特殊的纤维结构使得半月板具有极好的弹性、韧性和对抗各种方向应力的能力,但同时也是半月板水平状撕裂、纵向和放射状撕裂的结构基础。

根据 Smillie 同样的机制,内侧半月板前、中 1/3 连接部很少有不完全横形撕裂。因为半月板的弹性允许半月板的边缘有某种程度的伸直,从而也可发生边缘的撕裂。同样,也可能产生外侧半月板后边缘纵形撕裂。膝关节部分屈曲时,股骨在胫骨上强力的旋转,也可能损伤外侧半月板。因外侧半月板的易移动性和结构特点,不易产生篮柄状撕裂。由于有明显的弯曲,完全不受腓侧副韧带的牵制,外侧半月板比内侧半月板更易遭受不完全的横形撕裂。

二、半月板损伤的分类

半月板撕裂的分类对医师在检查过程中做出半月板损伤的书面性诊断和对选择合理的半月板手术治疗方法,包括全切除、次全切除、部分切除以及清创缝合等,具有指导意义。

半月板撕裂有许多不同的分类方法,O'Connor 分类法是较合理明确的分类方法。

三、半月板损伤的诊断

对半月板撕裂引起的膝关节内紊乱的诊断并非十分简单。仔细地询问病史,详尽准确的物理检查,结合站立位 X 线片,特别是 MR 和关节镜检查,可以使半月板撕裂的误诊率可能保持在 5% 以下。

(一)病史与临床表现

年轻患者较正常的半月板产生撕裂通常伴有明显的创伤,屈膝时半月板陷入股骨和胫骨髁之间,膝关节伸直后发生撕裂。而本身已有退变的半月板撕裂,则可能完全无法获得外伤史的主述,此类患者总是因为关节交锁或疼痛就诊。交锁通常仅发生在纵形撕裂,在内侧半月板的篮柄状撕裂中也较常见。关节内游离体和其他的一些原因也可能引起交锁。当患者无交锁症状,诊断半月板撕裂可能是困难的。

半月板损伤后的常见临床表现包括局限性的疼痛、关节肿胀、弹响和交锁、股四头肌萎缩、打软腿以及在关节间隙或半月板部位有明确的压痛。

弹响、交锁和关节间隙的压痛是半月板损伤的重要体征,关于膝关节周围肌肉的萎缩,特别是股内侧肌萎缩,提示膝关节有复发的病废,但不能提示是何原因。

(二)物理检查

1.压痛

最重要的物理检查是沿关节的内侧、外侧间隙或半月板周围有局限性压痛。除了边缘部分,半月板本身没有神经纤维,所以压痛或疼痛是与邻近关节囊和滑膜组织的牵拉痛或局部的创伤反应。

2.操作检查

McMarray 试验和 Apley 研磨试验是最常用的操作检查方法。在做 McMarray 试验时,患者处于仰卧位,使膝关节剧烈地、强有力地屈曲,检查者用一手摸到关节的内侧缘,控制内侧半月板;另一手握足,保持膝关节完全屈曲,小腿外旋内翻,缓慢地伸展膝关节,可能听到或感觉到弹响或弹跳;再用手摸到关节的外侧缘,控制外侧半月板,小腿内旋外翻,缓慢伸展膝关节,听到或感觉弹响或弹跳。McMurray 试验产生的弹响或患者在检查时主诉突然疼痛,常对半月板撕裂的定位有一定意义。膝关节完全屈曲到 90°之间弹响,常见的原因是半月板后面边缘撕裂;当膝关节在较大的伸直位时,关节间隙有明确的弹响提示半月板中部或前部撕裂。但 McMarray 试验阴性,不能排除半月板撕裂。做 Apley 的研磨试验时,患者俯卧位,屈膝 90°,大腿前面固定在检查台上,足和小腿向上提,使关节分离并做旋转动作,旋转时拉紧的力量在韧带上,当韧带撕裂,试验时有显著的疼痛。此后,膝关节在同样位置,足和小腿向下压并旋转关节,缓慢屈曲和伸展,当半月板撕裂时,膝关节间隙可能有明显的弹响和疼痛。其他有用的试验包括"下蹲试验":以重复完全的下蹲动作,同时足和小腿交替地充分内旋和外旋诱发弹响和疼痛,疼痛局限于关节内侧或外侧间隙。内旋位疼痛提示外侧半月板损伤,外旋位疼痛提示内侧半月板损伤。此外,侧卧位利用小膜的重力挤压关节间隙,反复伸屈膝关节动作能"重力实验"对判断膝关节盘状软骨也有一定帮助。

膝关节的操作检查必须是双膝关节对照检查,以避免将膝关节生理性的弹响误作为半月板损伤。

(三)X 线片检查

前后位、侧位以及髌骨切线位的 X 线片,应作为常规检查。摄片不是为了诊断半月板撕裂,而是排除骨软骨游离体、剥脱性骨软骨炎和可能类似于半月板撕裂的其他膝关节紊乱。站立位的膝关节前后位片可提示关节间隙情况,在层次清晰的 X 线片上有时能反应盘状软骨的轮廓。关节造影术是提供分析膝关节疾病的有价值的辅助措施。常用气碘双重造影技术。对有经验的医师来说,在各种应力位拍摄的造影片可以获得半月板撕裂、交叉韧带断裂等较准确的信息。但由于现代 MR 等非侵入性和高准确性的检查手段,造影技术目前已较少应用。

(四)MR 和其他影像学诊断

MR 是迄今为止阳性敏感率和准确率最高的影像学检查手段。在使用 1.5T 的 MR 机并使用肢体线圈的条件下,适当地控制检查条件,可使其对半月板、交叉韧带等结构病损的诊断准确率达98%。对半月板撕裂的MR诊断根据Lotysch-Crues分级的Ⅲ度标准,即低信号的半月板内线状或复杂形状的高信号贯穿半月板的表面。其他的影像学诊断方法如膝关节高分辨率超声、高分辨率CT等对膝关节内紊乱的诊断也有一定帮助。

(五)关节镜技术

关节镜技术已被公认为最理想的半月板损伤的诊断与外科处理手段。对半月板撕裂诊断不明的膝关节紊乱,关节镜是最后的确诊方法。但关节镜不应成为半月板撕裂的常规检查手段。只有在临床得出半月板撕裂的初步诊断之后,关节镜检查作为证实诊断并同时进行关节镜手术处理时,关节镜术才能显示其优越性。

四、半月板撕裂的处理

(一)非手术治疗

在半月板的周围血供区(红区)发生急性撕裂是非手术治疗的指征。对于急性损伤同时伴有慢性或反复出现的症状,以及既往有半月板损伤体征者,非手术治疗往往无效。在血管供应区内1个小的无移位或不完全撕裂,在损伤初期适当处理是能够愈合的;通过MR或应用关节镜观察到血管区内小的、稳定的急性撕裂,石膏固定3~6周后,大多数在这个固定期内能够愈合。慢性撕裂即使在血管区,不应用手术清创缝合也将不能愈合。非手术治疗对于篮柄状半月板撕裂引起的膝关节交锁的患者是不适当的。因为这种撕裂发生在半月板的无血管部位,将不可能愈合,必须手术治疗。

但临床上医师多数无法对半月板是在"红区"或"白区"的撕裂做出定位诊断,因此,即使是急性撕裂,保守治疗是否能获得愈合仍然是不可知的。但不应放弃愈合的机会。

非手术治疗的措施包括长腿石膏固定4~8周,允许患者用拐杖带石膏负重。在石膏固定中,进行股四头肌的等长训练,并在石膏去除后继续膝关节康复训练。假如非手术治疗症状复发,则说明半月板未获得愈合。

非手术治疗最重要的是治疗过程中的康复训练,避免膝关节肌群的萎缩。

鉴于半月板在膝关节中的重要功能和半月板切除后对关节退变进程的显著影响,对半月板损伤的处理原则应该是尽可能地保留正常、稳定的半月板组织。因此针对半月板损伤的类型,采用个体化的手术方案包括半月板缝合、半月板部分切除、半月板次全切除和半月板全切除。此外,近年来,半月板移植术也已经在临床开展并取得了短期随访的成功。

(二)关节镜下半月板手术

为了在对半月板损伤进行有效治疗时将创伤控制到最小,关节镜技术无疑是最好的选择。关节镜下可以完成半月板的所有术式。

(三)半月板切除术

1.注意事项

正常半月板是膝关节重要的结构,虽然患者切除了半月板仍然可以正常活动,但常发生关节内晚期退行性改变。另外,半月板的许多其他作用的丧失可影响到膝关节长期的功能。因此,半月板的切除手术方案的确定应该是慎重的。

半月板切除术的成功与否取决于许多因素,包括适当的操作器械、熟练的手术技巧、针对性的术后护理及康复训练。

半月板切除术应该在止血带下操作,尽量清晰地显露半月板,避免盲目地切除可能是正常的半月板和损伤关节面。为更好地完成开放的半月板手术,需要的特殊器械包括叶状半月板拉钩、Kocher钳、半月板刀、脑膜剪、髓核钳等。关节镜专用的手工操作工具和电动刨削器等同样适用于切开手术操作,并且更有益于开放手术中进行半月板部分切除和次全切除的操作。

做内侧半月板切除术切口时,要保护隐神经的髌下支。隐神经由后经过缝匠肌,在缝匠肌肌腱与股薄肌之间穿出筋膜,位于小腿内侧皮下;切断隐神经的髌下支将产生膝关节前方的知觉迟钝或者疼痛的神经瘤。

2.内侧半月板切除术

髌骨内侧做1个前内侧切口,与髌骨和髌腱平行,约5cm长,到达关节线下方,再延伸易导致隐神经髌下支损伤的危险。但过小的切口是得不偿失的,因为小切口可能使重要的关节内损伤遗漏。切开关节囊与滑膜,分别延伸两端滑膜切口,吸出关节液。当切开前内侧关节囊和滑膜时,小心保护半月板前角,用探针系统地检查关节结构:内侧半月板、髌骨关节面、内侧股骨和胫骨的关节面、交叉韧带、胫骨前棘。最好使用专门的光源,以获得清晰的观察。用探针触摸半月板下面,暴露半月板下面的撕裂及后角。然后充分伸膝检查髌上囊,因切口小,仅能看到内侧部分,轻微屈曲并用力外翻膝关节,牵开胫侧副韧带,检查内侧半月板的前2/3部。确定有撕裂时,切除半月板,篮柄状撕裂的内侧部分半月板可仅切除篮柄部分,而不必全切除。

直视下显露半月板前角附着部,用Kocher钳抓住前部分向关节中央维持轻微的牵引,助手用叶状牵开器小心牵开胫侧副韧带,直视下游离半月板中部。用半月板刀的凹面,切开半月板周围附着部向后推进。后角部分可能向后回缩,在膝关节屈曲胫骨外旋位,牵拉半月板后部向前,以弧形半月板刀将整个后附着部分离,牵拉半月板进入髁间凹,剩余的后角附着部能够在直视下,用半月板刀,通过髁间凹完整地切除。

当关节间隙狭窄,半月板刀通过胫骨髁的内侧缘困难时,加用辅助的后内侧切口,允许更完全和更容易分离后角,同时可收紧或恢复关节囊结构,特别是后斜韧带和半膜肌的关节囊延伸部。通过这个切口可暴露半月板的后部分,并经前切口牵开、游离半月板前2/3,用止血钳将游离的半月板拉向后内侧切口。在直视下切开后角周围附着部,以完成内侧半月板的完整切除。或在经前内切口切除内侧半月板大部后,再经此辅助切口将半月板后角碎片切除。

彻底冲洗并检查关节,切除残余的半月板,取出关节内切削碎片。逐层缝合。

3.内侧半月板篮柄状撕裂的部分切除术

如半月板的撕裂的"篮柄"进入髁间凹,则横形切断中央部与周围部分前面的连接处,用Kocher钳抓住"篮柄",拖向前面,用半月板切除刀在直视下向后切断"篮柄"的后附着。"篮柄"通常少于半月板宽度的1/2,保留周围部分,将继续保持部分功能。注意检查有无其他的撕裂,并用探针检查残余的半月板周围缘。保证留下稳定平衡的半月板边缘以保持其在关节稳定中的作用。

4.外侧半月板切除术

患者仰卧并悬垂小腿,膝关节充分屈曲,做前外侧切口。切口线自髌骨外侧中点,向远端伸延,与髌骨和髌韧带平行,到胫骨面上方。切开股四头肌腱膜,前外侧关节囊,沿皮肤切口线切开滑膜,避免切断外侧半月板的前周围附着部,用叶状拉钩牵开髌下脂肪垫和黏膜韧带,另1把叶状拉钩保护外侧关节囊和腓侧副韧带。用尖刀片游离外侧半月板的前1/3并用Kocher钳夹住,维持牵引,用半月板刀游离外侧半月板体部,在体部和后角的交界处小心地从关节囊分离半月板,避免切断该处的肌腱,肌腱切断可能导致膝关节旋转不稳定。内旋足和小腿能清楚看到胫骨外侧平台的前面,继续轻柔地牵引,游离前部,以弧形半月板刀切开外侧半月板的后角附着部,完整切除外侧半月板。

5.半月板切除术后并发症的预防与处理

半月板切除后,术后的关节血肿和慢性滑膜炎是最常见的两个并发症。其次,由于操作的不当,半月板残留、关节面及关节内结构的损伤等也可以导致术后症状的不缓解。预防措施包括手术结束时,放松止血带,结扎膝下外动脉的出血,使关节血肿减少到最小程度,再缝合伤口。慢性滑膜炎可能是膝关节术后患者很快下地活动,下肢肌肉还未恢复足够的肌张力前过早地负重,以及关节内血肿的结果。膝关节穿刺、减少负重,加强肌肉等张性操练,半月板碎片的残留,特别是后角的残留或者血管的损伤通常是可以通过后侧的辅助切口或手术中仔细的操作而避免的。隐神经髌下支神经瘤,可能是在做前内侧切口时,忽视了局部解剖和过度牵拉神经分支所致,早期的关节不稳也可以是半月板切除术后的并发症。半月板目前被认为是膝关节重要的稳定结构,因此,术前无症状,而一旦切除半月板后,半月板膝关节内的重要结构,在术中没有发现病理改变,就不应该切除半月板。术前评价包括特殊的诊断性检查,可避免切除正常的半月板。

(四)半月板缝合术

1.半月板缝合的适应证

半月板周围约1/3的区域(红区)有血液供应,该区域内的撕裂在得到稳定的缝合后可以愈合。因此,对于红区的撕裂,在技术条件允许的情况下应争取缝合以保留半月板。由于半月板周缘的撕裂几乎可以发生在任何部位,而每一不同部位的缝合在技术上都有区别。

对新鲜的半月板撕裂的缝合(3周以内)是没有争议的。但对于陈旧的半月板撕裂是否属于缝合的适应证则存在争论。目前多数学者认为,即使是陈旧的撕裂,在对撕裂边缘进行彻底的清创之后,仍然有愈合的机会,只是愈合的概率将比新鲜撕裂小。

为半月板缝合设计的特制缝合工具,如各种不同弧度的单套管系统或双套管系统等,可以在关节镜下完成大多数的半月板边缘撕裂的缝合。相反,开放手术缝合半月板往往比关节镜下缝合更加困难。只有在缺乏关节镜设备和技术的情况下,或是对某些镜下缝合困难的区域的撕裂如前角撕裂才采用开放手术缝合。但另一方面,因为半月板内胶原的排列方向决定了垂直缝合比水平位缝合更牢固,经关节切开,多根垂直缝线缝合半月板撕裂的周围缘比用关节镜技术更容易。

2.切口选择

根据术前的半月板撕裂的定位诊断和关节镜检查结果选择与上述半月板切除相应的

切口。

3.手术方法

（以内侧半月板后角边缘撕裂的缝合为例）膝关节屈曲，做后内侧切口，切口自股骨内上髁向远端沿着后斜韧带方向垂直地向半膜肌腱的方向延伸。应用叶状拉钩向后牵开后关节囊，探查撕裂的半月板，撕裂通常位于半月板周围 2～3mm，完全在血管区内。缝合前用小锉刀做撕裂边缘的修整与清创，以促进半月板及滑膜组织的愈合反应。识别后关节囊和腓肠肌内侧头之间的间隔，将内侧头向后牵开。暴露半月板及撕裂区域，用 3-0 无创尼龙线间隔 3～4mm 缝合。缝合时从关节囊后侧面开始，缝线经过关节囊，垂直地从下到上经过半月板，再经关节囊返出，留置缝线不结扎，每根缝线的方向保持垂直。关节切口缝合前，聚集半月板缝线的两端，施加张力，看到半月板撕裂部准确地接近，维持缝线的张力，缓慢伸膝，注意观察撕裂部稳妥地接近而不分离开。在关节囊外逐根结扎半月板缝线。

4.术后处理

膝关节屈曲 15°～20°，长腿石膏或支具固定 4～6 周，8 周内不负重，患者在石膏固定中即开始肌肉的等长训练。当石膏或支架去除后，根据患者各自情况，进行渐进抗阻训练。

（五）半月板移植术

鉴于半月板的重要功能，对半月板缺失的病例采用半月板移植重建新的半月板是一种较新的方案。近年来，同种异体半月板移植已经从动物实验过渡到临床试验，并获得了良好的短期疗效。但长期疗效以及移植半月板的转归等还有待长期随访研究。

五、盘状软骨损伤

膝关节盘状软骨可能是先天性或半月板发育过程中的异常结果。由于盘状软骨往往并不具备典型半月板的半月状形态，因而将其称为盘状软骨更为确切。在东方人群中盘状软骨的出现率远较西方人群高。盘状软骨以外侧多见，而内侧盘状软骨则少见报道。在解剖学统计中，西方文献报道为 1.4%～5%，而 Ikeuchi 报道的盘状软骨的出现率可高达 16.6%。我国的统计资料显示为 8.2%～12%。而在半月板手术的病例中，学者的统计是 27%，许多学者的统计数字则更高。因此，膝关节盘状软骨及其损伤是膝关节创伤中的重要课题。

（一）盘状软骨的创伤机制

由于盘状软骨在形态上与胫骨-股骨关节不相匹配，而容易导致退变和损伤。盘状软骨的撕裂多数以水平撕裂和复合型撕裂为主。而在许多"症状性盘状软骨"的病例中，关节镜检查并不能够发现撕裂，而当使用探针对盘状软骨进行探查时会发现盘状软骨有"分层"的感觉，即所谓"波浪征"。用香蕉刀将其中央部切开可发现明显的水平撕裂。这是因为盘状软骨的水平撕裂位于半月板组织中央未达游离缘。在对 400 例开放或关节镜下半月板手术的资料统计中发现，儿童的"半月板问题"以盘状软骨居多，而且出现盘状软骨严重撕裂的病例并不多见，且有时并无明确的外伤史。主要表现为半月板的软化、中央部的水平撕裂和盘状软骨的过度活动。

（二）诊断和治疗方案的选择

对"症状性盘状软骨"的诊断和评价应该是仔细和慎重的。过度活动的盘状软骨在做 Mc-

Marry 试验时可以表现出半月板"跳出"关节间隙。重力试验可以呈现阳性。但对少年的盘状软骨,如果仅仅是有弹响,并不能作为手术的明确指征。只有患者主述反复的外侧间隙弹响并伴有疼痛、打软腿、出现股四头肌萎缩等症状和体征时,才考虑手术治疗。因为,并非所有的盘状软骨都导致关节功能的障碍。

MR 可以明确诊断盘状软骨,并可以对撕裂或退变情况做出评价。关节镜检查可以对盘状软骨的形态、厚度、撕裂的分类、活动度等进行仔细的观察,并可对关节的稳定性和对应关节面的损伤情况做出综合判断。因为对盘状软骨的处理,尤其是儿童病例的处理有赖于准确的评价。任何无谓地切除都可能导致比正常形态的半月板切除更严重的关节不稳和软骨退变的后果。

对于完全型和不完全型盘状软骨,可以在条件许可的情况下施行盘状软骨的改型手术,即将盘状软骨修整成较正常的半月板形态;而 Wrisberg 型需要做半月板全切除术,除非先将其后角重新附着于后关节囊,而这个操作是较困难的。对青少年患者而言,盘状软骨的改型手术可允许较正常的半月板组织存留并继续生长发育,其生物力学能力将得到保留。

(三)手术方法

1.盘状软骨改型术

该术式可以在关节镜下完成。如具备必要的手术器械,开放手术也同样可以完成。

(1)切口:前外侧切口。

(2)探查外侧间室,确认盘状软骨分型及其损伤类型。

(3)在髁间盘状软骨游离缘的底部伸入刀具将中央部分切除,注意勿将其前角在髁间附着的蒂部完全切断。探查其周源有无撕裂或后角是否过度松动而能够轻易拉向髁间,如果有上述情况,则须施行切除术。

(4)借助弧形香蕉刀、髓核钳或其他特制刀具如关节镜篮钳等,将切割缘修整,使其具备正常的半月状雏形。注意勿使半月板保留过多,一般以周缘 5mm 即可。

(5)用电动刨削器进行刨削,使切割缘整齐,并将游离缘削薄,使其冠状面成楔形。

(6)再以探针探查保留的半月板组织是否平衡稳定和有无遗漏的撕裂,清除关节腔内组织碎片。台上重复 McMany 试验,如仍有屈伸时的弹响,可能说明前角或后角切除量不够,再行修整后重复试验,直至阴性。逐层缝合切口。

2.盘状软骨切除术

盘状软骨的切除手术与前述的外侧半月板切除术相同。但应该注意的是,盘状软骨往往较厚,如果连同冠状韧带切除将使外侧关节间隙的失去支撑,而导致外侧明显的松弛,因此,施行盘状软骨切除时,保持半月板刀在边缘的斜形切割,保留其极外侧缘和半月板胫骨韧带,将有助于关节的稳定和半月板的再生。

第十节　膝部韧带损伤和膝关节不稳定

膝关节韧带及其附属稳定结构的损伤是膝关节创伤中最常见的损伤形式。膝关节的稳定取决于许多因素,包括关节的力学状态、关节内稳定因素(半月板和交叉韧带)及关节外的稳定因素(关节囊、侧副韧带、肌肉与肌腱等附属结构)。正常膝关节的力学结构和稳定取决于所有这些部分功能的协调一致。由于胶原纤维的特性,当被延伸7％～8％即开始断裂。韧带中胶原纤维破裂的比例,决定了它是功能性断裂或是形态学上的断裂。有时韧带纤维发生完全断裂后,仍然能够显示出大体形态的连续性。完全破裂伴连续性中断,常常伴有极大的关节移位。手术时目测韧带的完整性并不能客观地反映韧带的功能情况。因不能确实了解韧带破坏的程度、韧带血液供应的损伤、韧带残余伸长程度或未来的功能情况。孤立性韧带完全破裂,而没有损伤到其他结构是极少见的,因为严重的关节移位必然产生韧带的完全撕裂,至少伴有某些其他支持结构的损伤。因此,韧带的损伤往往是复合性的损伤。

一、膝关节韧带的急性损伤

(一)创伤机制

战士的训练伤、车祸尤其是摩托车意外事故、对抗性运动,例如足球、滑雪、体操和其他运动,能够产生突然的应力或遭受某个方向强大的暴力,是膝关节韧带损伤的普遍原因。产生膝关节周围韧带撕裂的创伤机制包括:

1.外展、屈曲以及股骨在胫骨上内旋

当运动员负重的小腿遭受来自外侧伤力的撞击,使膝关节受到外展屈曲的暴力,造成膝关节内侧结构损伤。其严重性取决于外界暴力的大小。

2.内收、屈曲,股骨在胫骨上外旋

内收、屈曲和股骨在胫骨上外旋是不常见的,易产生外侧韧带的破裂,破裂的程度取决于外力的大小。

3.过伸

伸直膝关节时,暴力直接作用于膝前面,使膝关节过伸,可损伤前交叉韧带。假如这个暴力异常强大并持续作用,后关节囊过度紧张并可发生破裂,后交叉韧带也可能撕裂。

4.前后移位

前方暴力作用于股骨,可产生前交叉韧带的损伤,作用于胫骨,则容易造成后交叉韧带的损伤,撕裂程度取决于胫骨移位的程度。轻微扭伤引起的损害,其严重性可能不同,从没有韧带的破裂到单一韧带的完全破裂,或者韧带的复合损伤。

应该注意的是,关节稳定结构的撕裂常常是复合性的。当外展、屈曲及股骨在胫骨上内旋,可发生内侧支持结构、内侧副韧带、内侧关节囊韧带的损伤。遭遇强大的暴力时,前交叉韧带也可撕裂,内侧半月板可能被挤压在股骨髁和胫骨平台之间,产生半月板周围的撕裂和内侧结构的撕裂,产生所谓的"膝关节损伤三联征"。相反,当内收、屈曲及股骨在胫骨上外旋,首先是外侧副韧带撕裂,但取决于创伤和移位力量的大小,随即发生关节囊韧带、弓状韧带复合体、腘肌、髂胫束、股二头肌的损伤。韧带结构的撕裂将导致关节的不稳定,而对膝关节的稳定性判断不仅涉及孤立性结构损伤,而且涉及复合结构的损伤。

(二)分类

1968年,美国运动医学委员会联合发表的《运动损伤标准化命名法》手册指出,扭伤指损伤只局限于韧带(附着到骨与骨之间的连接组织),而应力损伤是指肌肉或肌肉附着到骨组织上的腱性组织损伤。

根据其标准化命名的分类方法,扭伤可分为 3 种不同程度损伤:Ⅰ度韧带的扭伤,是限于极少韧带纤维的撕裂,伴有局部疼痛,无不稳定;Ⅱ度扭伤是指有较多的韧带纤维的撕裂,伴有较多的功能丧失和较明显的关节反应,但没有不稳定;Ⅲ度扭伤是韧带的完全破裂,伴有明显的不稳定。通常将Ⅰ、Ⅱ和Ⅲ度扭伤分别称为轻度、中度和重度,而Ⅲ度扭伤有明显的不稳定。

进一步分度将取决于应力试验时的不稳定程度。如关节面分离 5mm 或少于 5mm 为不稳定(＋);关节面分离 5～10mm 为不稳定(＋＋);关节面分离 10mm 或者超过 10mm,为不稳定(＋＋＋)。此分类法对治疗方案的选择具有一定的指导意义。Ⅰ度扭伤仅是对症治疗,几天后即可恢复充分的活动;Ⅲ度扭伤是韧带的完全破裂,除非有特别的禁忌证,常需要手术修补,韧带修补的目的是恢复解剖结构和正常张力。Ⅲ度扭伤中,常规的手术结果远远胜过保守治疗的结果。Ⅱ度扭伤伴有中等度的局部损伤和关节反应,但没有明显的不稳定,可应用保守治疗,而且韧带需要保护。恢复各种活动必须推迟到急性期反应消退,并完全康复。最好的保护是应用长腿石膏固定应用膝关节支具,因为在韧带的愈合过程中,未成熟的胶原至少在 6 周内要保持最小的张力。

(三)病史和临床表现

仔细询问病史和局部检查,通常能够明确膝关节韧带急性损伤的部位、分类和损伤的严重程度。损伤时膝关节的位置、负重情况,直接暴力或间接暴力,以及肢体损伤的部位等了解都是重要的。

损伤后应尽早地进行全面、正确、系统的物理检查,以便减少因严重的肿胀、疼痛保护以及有关受累肌肉痉挛所带来的体检上的困难。两侧下肢应完全裸露,诊查肢体有无畸形,包括髌骨位置有无异常。关节血肿提示关节内结构的损伤,但关节无血肿并不表示关节韧带损伤不严重。关节周围软组织的出血斑对损伤的定位有帮助。当膝关节有显著紊乱时,股四头肌很快出现废用性萎缩。当韧带损伤时,膝关节侧副韧带和它们的附着部位常有局限性压痛。偶然经侧副韧带在胫骨部位上的止点撕裂,或外侧副韧带撕裂时,可摸到缺陷区域。

(四)关节稳定性的操作检查和评价

急性损伤后的操作检查应该在麻醉下进行。健侧肢体应先检查,以便对关节的正常松弛度有一定认识。

1.外翻应力试验

患者仰卧位先检查健侧肢体,以便获得正常韧带张力程度,然后检查患侧,检查者将一手放置在膝关节外侧面,另一手放置在踝关节内侧,对膝关节施加外翻应力,而同时踝关节的手使小腿处于轻微的外旋位,注意膝关节屈曲 30°位时的关节稳定性,将膝关节完全伸直并重复轻微的摇动,或者在外翻应力下伴有轻柔的摇摆运动。以评价关节的内侧稳定结构的损伤。

2.内翻应力试验

与外翻应力试验的操作大致相同,不同的是将手放在膝关节内侧,并施加内翻应力。完全伸直位和屈曲 30°两个位置均应检查,以评价外侧结构的损伤程度。

不稳定的程度取决于结构的撕裂和撕裂的严重性,以及膝关节在屈曲或伸直位时所受的应力。当侧副韧带撕裂时,膝关节伸直位试验,完整的交叉韧带和后关节囊紧张,易察觉轻微的外翻或内翻不稳定,当屈膝试验时,后关节囊与交叉韧带也松弛,将出现明显的不稳定。在膝伸直位,应力试验的明显阳性,显示出明显的内翻和外翻不稳定,这表明除了侧副韧带破裂外,还可能同时存在交叉韧带的破裂。

3.Lachman 试验

对于肿胀而疼痛的膝关节,Lachman 试验是非常有用的。患者仰卧检查台上,检查者在患侧;患肢轻度外旋,膝关节轻度屈曲,在完全伸直到15°屈曲之间,用一手稳定股骨,另一手放在胫骨近端的后面,而检查者拇指放在前面内侧关节缘,用手掌和4个手指直接向前用力提起胫骨,此时胫骨与股骨的关系被拇指感觉到,若胫骨前移说明阳性。若从侧面观察时,髌骨下极、髌韧带和胫骨的近端有1个轻微凹陷。前交叉韧带破裂时,胫骨前移,髌韧带倾斜消失。

4.抽屉试验

患者仰卧于检查台一侧,髋关节屈曲45°,屈膝90°,足放在台上,检查者坐于患者足背上以固定足,双手放在膝关节的后面,以观察腓肠肌是否完全松弛。轻柔的并重复将小腿的近侧部分前拉后推,注意胫骨在股骨上的移动。本试验要在3个位置进行:开始胫骨在中立位,以后在30°外旋位和内旋位试验;内旋30°位能使后交叉韧带足够的紧张而使阳性前交叉韧带试验消失。记录每个旋转位置的移位程度,并与正常膝关节比较。

与对侧膝关节比较,胫骨前移6~8mm 的前抽屉症提示前交叉韧带撕裂。前交叉韧带测试前,必须肯定胫骨不是因后交叉韧带松弛而引起的向后移位。对缺乏经验的检查者而言,后抽屉试验阳性被误认为是前抽屉试验阳性者并不少见,克服的方法是根据对侧胫骨结节的高度确定受伤一侧的胫骨相对于股骨的前后位移。注意韧带稳定测试时,胫骨平台有无异常旋转。

5.Slocum 试验

Slocum 旋转轴移试验是前抽屉试验的一种改良。用胫骨在股骨上的不同旋转位置进行前抽屉试验,来评价膝关节的旋转不稳定。在15°内旋位、30°外旋位及中立位进行试验观察,并记录胫骨在股骨上向前移位的程度。胫骨中和位前抽屉试验阳性,如将胫骨外旋30°,前抽屉试验增强,而当胫骨15°内旋时测试,位移程度减少,这表明膝关节前内旋转不稳定。相反,则表示膝前外侧旋转不稳定。

6.其他操作检查

许多用于诊断韧带损伤和膝关节不稳的操作检查,对某些特定的关节不稳的诊断能提供更多的帮助。

(五)影像学检查

常规及应力位 X 线片、关节造影、MR、CT 和 B 超都对诊断有所帮助。X 线片应视为常规,MR 能明确反映韧带损伤情况,有条件者可以作为诊断的补充。而其他检查的意义则相对较小。

1.X 线检查

常规拍摄膝关节的标准前后位和侧位 X 线片,以及髌骨轴位。如在麻醉下或疼痛较轻时可允许拍摄应力位 X 线片。儿童的髁间隆起部位骨软骨的撕脱比交叉韧带破裂更常见;而成人也可见到交叉韧带或侧副韧带止点的骨片撕脱。在急性损伤中，成人膝关节常规 X 线片经常是正常的。

2.MR 检查

MR 对交叉韧带撕裂几乎具有 100% 的敏感率。对交叉韧带的部分撕裂的诊断则更显优越性。但在进行 MR 检查时，为获得矢状位上完整的 ACL 影像，应将下肢外旋 15°～20°。

3.其他

造影、CT、B 超等手段的诊断价值尚难以肯定。

(六)膝关节不稳定的分类

过去韧带损伤不稳定的分类是根据胫骨移位的方向分为内侧、外侧、后侧、前侧和旋转不稳定。这种分类过于简单化，没有涉及多方向的不稳定。膝关节损伤性韧带断裂，常造成复合多向不稳定，假如没有纠正，则不能恢复膝关节的正常功能。

每个不稳定的特别分类取决于在应力试验时，胫骨与股骨的移位关系。对于急性损伤患者，应在麻醉下检查，否则可能不正确，或不完全正确。分类对于慢性不稳定更有意义。以下膝关节不稳定分类是美国矫形运动医学会的研究和教学委员会提出的。这是 1 个解剖学分类，膝关节损伤不稳定的分类是来自韧带损伤的结果，有以下几种。

1.单平面不稳定(直向不稳)

(1)单平面内侧不稳定：膝关节充分伸展，外翻应力试验时出现阳性。膝关节内侧张开，胫骨远离股骨而移动，提示内侧副韧带、内侧关节囊韧带、前交叉韧带、后斜韧带和后关节囊的内侧部破裂。此外还可能有后交叉韧带的破裂。但大多数学者认为，不能完全确定后交叉韧带一定发生破裂。屈曲外翻应力试验阳性，提示仅限于内侧间隔韧带的撕裂。膝屈曲位，经骨离开股骨移动；当完全伸直时不发生移动。不稳定的程度取决于内侧结构受累的严重性。屈膝 30°位，外展试验阳性，提示轻微的内侧不稳定，而个别人可能正常，要与对侧比较。

(2)单平面外侧不稳定：伸膝内翻应力试验时，出现膝关节外侧间隙张开，胫骨远离股骨而移动，提示外侧关节囊韧带、外侧副韧带、股二头肌腱、髂胫束、弓状韧带、前交叉韧带和常见的后交叉韧带破裂。这是一个重要的不稳定、接近严重的脱位。屈膝 30°位发现有单平面外侧不稳定，可能存在轻微的外侧复合结构的撕裂或者可能正常，检查时要与对侧进行比较。

(3)单平面后侧不稳定：测试后抽屉试验时，胫骨在股骨上向后移位。提示后交叉韧带，弓状韧带(部分或完全)，斜韧带(部分或完全)破裂。Hughston 认为在急性损伤、后抽屉试验阴性时，不能证明后交叉韧带是完整的。急性损伤时，后抽屉试验阳性，Hughston 认为弓状韧带和腘斜韧带一样存在撕裂。最初仅看到单纯的后交叉韧带损伤，而且，超过这个时间，单平面后不稳定甚至可能发展到包括后内侧和后外侧角的不稳定。这些附加的部分，在治疗单平面后侧不稳定时，要求仔细评价。

(4)单平面前侧不稳定：胫骨中立位测试前抽屉试验时，胫骨在股骨上向前移动，提示单平面前不稳定，断裂结构包括前交叉韧带、外侧关节囊韧带(部分或完全)和内侧关节囊韧带(部分或完全)。当前交叉韧带破裂伴有内侧和外侧关节囊韧带即刻的或继而产生的牵伸时，胫骨中立位前抽屉试验也可呈现阳性。虽然实验研究证实部分的前交叉韧带破裂时，即能引出前抽屉征，但临床出现不稳定表明整个韧带的功能完全丧失。Hughston 认为胫骨在中和位、胫骨两髁同时向前半脱位,内侧和外侧关节囊的中 1/3 必定撕裂。这种类型不稳定,当胫骨内旋时,试验变成阴性,这是因为,在内旋位时,后交叉韧带变得紧张,胫骨中和旋转位,前抽屉试验时,两髁相等的移位,而胫骨内旋,移位可减少,表明前内、前外旋转不稳定,并可用 Jerk 试验证实。

2.旋转不稳定

(1)前内侧旋转不稳定:应力试验时,胫骨内侧平台向前向外旋转,关节内侧间隙张开。提示内侧关节囊韧带、内侧副韧带、腘斜韧带和前交叉韧带的破裂。

(2)前外侧旋转不稳定:屈膝 90°,前抽屉试验不明显或只是胫骨前移,胫骨外侧平台在股骨上向前旋转,可有过度的关节外侧间隙张开。膝关节屈曲,胫骨在股骨上过度的内旋,这表明外侧关节囊,部分弓状韧带复合体和前交叉韧带的部分或全部破裂。此不稳定在膝关节完全伸直时更易发现,应用特殊的试验(如 Slocum 前外侧旋转不稳定试验)在膝关节接近伸直时,胫骨外侧平台向前半脱位。表明前交叉韧带的破裂,并可累及外侧关节囊韧带。

(3)后外侧旋转不稳定:应力试验时,胫骨外侧平台在股骨上向后旋转,关节外侧间隙张开。表明腘肌腱、弓状韧带复合体(部分或完全)、外侧关节囊韧带的破裂,和后交叉韧带过度牵引或后交叉韧带完整性的丧失。重要的是识别这种类型的不稳定,与后交叉韧带撕裂而造成的单平面后侧不稳定的区别。在后外侧旋转不稳定中,胫骨的后外侧角离开股骨的后侧,当进行外旋反屈试验,或反向旋转轴移试验时,关节的外侧间隙张开。

(4)后内侧旋转不稳定:应力试验下,胫骨内侧平台围绕股骨向后旋转,关节内侧间隙张开,表明内侧副韧带、内侧关节囊韧带、腘斜韧带、前交叉韧带和后关节囊的内侧部破裂,半膜肌牵伸或半膜肌止点严重损伤。过伸和外翻应力能够造成这些结构的撕裂,而当后交叉韧带仅仅中等度牵伸时,前交叉韧带即可撕裂,胫骨后内侧角在股骨上向后下陷,关节内侧间隙张开。

3.复合不稳定

(1)前外侧-前内侧复合旋转不稳定:常见的复合不稳定。胫骨中立位前抽屉试验显著阳性,胫骨两髁同时向前移位;当胫骨外旋时,移位明显增加;当胫骨内旋位试验时,移位程度减少。前外侧旋转不稳定试验阳性。内翻和外翻应力试验可显示不同程度不稳定。

(2)前外侧-后外侧复合旋转不稳定:外旋反屈试验,胫骨外侧平台向后旋转时,可显示前外侧-后外侧复合旋转不稳定。当前外侧旋转不稳定试验时,胫骨外侧平台在股骨上可有过度向前移位,膝外侧(内翻)不稳定表明膝关节外侧大部分结构以及前交叉韧带断裂。

(3)前内侧-后内侧复合旋转不稳定:当内侧和后内侧结构的严重破裂,可出现前内侧-后内侧复合旋转不稳定,试验时,膝关节内侧间隙张开以及胫骨向前旋转。如果进一步试验,将出现胫骨向后旋转,关节的后内侧角下陷,所有内侧结构包括半膜肌肌腱复合结构、后交叉韧带和前交叉韧带的联合破裂。

(4)其他复合不稳定:韧带破裂所造成的大多数不稳定是单纯的或直向的类型,但往往是旋转不稳定的因素,或复合的旋转不稳定的结果。重要的是建立正确诊断,制订适当的手术方案。

（七）急性韧带损伤的处理原则

对急性韧带损伤的早期诊断和处理对提高疗效和避免晚期不稳的发病率是至关重要的。争取在无痛下进行应力检查，必要时进行急诊的 MR 或关节镜检查，对早期获得明确诊断具有积极意义。而明确的诊断对治疗方案的选择尤其是决定是否一期手术修复是十分重要的依据。许多临床和实验研究证明，完全断裂后失去张力的韧带在损伤后如不早期处理，将很快发生胶原纤维的变性，并将因此失去修复的机会而不得不采取替代重建的手术。因此，对已经明确诊断的韧带断裂并且预计到保守治疗效果不好的病例，应争取早期手术。同时，对选择保守治疗的病例也同样应该强调早期的处理。

（八）非手术治疗

对于所有 I、II 度扭伤和部分 III 度扭伤，可应用保守治疗。膝关节应力试验后，可初步判断损伤的程度，然后关节穿刺，再次检查，一旦紧张的、疼痛的关节血肿吸出后，应力试验变得更精确。可能的话，行关节镜检查可进一步明确诊断。当选择非手术治疗时，肢体用长腿石膏固定，膝关节屈曲 45°。一旦小腿能控制后即可拄拐散步，并允许用足尖着地负重。肢体屈曲位固定 4～6 周。应用膝关节支具，膝关节屈曲运动是允许的，而伸展限制至 45°。及时进行股四头肌和绳肌等长性的功能操练，石膏拆除后，开始制订进一步的康复训练计划。但不允许患者恢复正常活动，特别是禁止运动，除非关节运动范围恢复到正常，所有肌群的力量恢复到正常肢体的 90%。当患者运动恢复后，仍然应用弹力绷带保护 3～4 个月。这是愈合的韧带中恢复胶原纤维定向应力所需要的最少时间。此外，老年患者不强求恢复强有力的活动，均可采用非手术治疗方法。

（九）手术治疗

作为一般的原则，对急性期的膝关节稳定结构的撕裂的手术方案以修复手术为主，而对晚期的关节不稳定，则以重建为主。但对于急性病例的韧带结构严重的撕裂或是胶原纤维的完全失张力，如 ACL/PCL 的体部纤维完全性的撕裂，修补手术可能会导致修复的结构无法达到正常交叉韧带的功能而导致手术的失败。因此，即便是急性损伤，在某些情况下，仍然需要施行韧带的替代重建手术。

值得注意的是韧带修复手术应该是考虑到整个膝关节稳定的手术，而不应该仅仅局限于单纯的某一个韧带的撕裂。因此，术前手术方案的确定包括切口的选择都要充分地考虑到手术的可扩展性。

1.急性内侧结构破裂的修复

（1）手术显露与探查：患者仰卧于手术台上，膝关节屈曲 60°，髋关节外展外旋位。内侧正中切口，自内收肌结节上 2cm 开始，轻微弧形向下通过内收肌结节，与髌骨和髌韧带内侧平行并相距 3cm，沿胫骨前内侧向远端延伸，止于关节线下方约 5cm 处。切开皮肤、皮下组织和浅筋膜，并将上述组织作为一层，由前方中线向后解剖，直至膝部后内角。必须广泛暴露手术野，识别和纠正所有病理状态。辨认隐神经的缝匠肌肌支，并加以保护，其通常由缝匠肌和股薄肌之间分出，供应整个小腿到踝部内侧的感觉。暴露膝后内侧区域的血肿，有助于识别损伤的主要部位。在直视下施行膝关节应力试验，观察有无韧带和髌骨的不稳定。从缝匠肌胫骨止点后方到后内侧角，沿缝匠肌前缘纵形切开内侧伸肌支持带。屈膝位，牵开缝匠肌和鹅足的其他结构,检查内侧副韧带胫骨止点,其位于缝匠肌前缘的深面和远侧。另一个方法可沿缝匠肌前缘纵形切开伸肌支持带,将鹅足止点从胫骨止点切断,将肌腱翻向近端,将膝后内侧角区域内内侧副韧带、斜韧带、半膜肌复合体完全暴露。暴露内侧副韧带和内侧关节囊结构,切开髌旁内侧关节囊,进入关节并彻底检查。系统检查髌骨关节面、股骨和胫骨关节面、内外侧半月板及前交叉韧带。当半月板实质内撕裂时,切除不可恢复的部分;若交叉韧带撕裂则给予修补。再次测试关节应力,更好地识别内侧韧带损伤的部位。当内侧副韧带从鹅足深面的胫骨部撕裂,将它牵向近端,暴露其下的中部内侧关节囊韧带。暴露后关节囊,找出腓肠肌内侧头和半膜肌之间的间隔,并切开半膜肌鞘。解剖出腓肠肌内侧头与后关节囊之间间隙。维持膝关节屈曲位,容易暴露后关节囊到内侧中线,在暴露操作过程中小心牵开血管。进一步暴露内侧关节囊韧带。内侧关节囊撕裂经常发生在近内髁起点部,向后内侧角呈现"L"形或"Z"形撕裂。关节囊韧带深层的半月板股骨部撕裂,常使无症状的内侧半月板周围附着部分离,内侧半月板仍连接。较薄弱的内侧关节囊韧带的半月板胫骨部分的撕裂,常伴有半月板或其周围附着部的撕裂。关节囊韧带修补时,所有周围附着部撕裂均须修补。中部内侧关节囊韧带和腘韧带部分常出现不同程度撕裂,其撕裂范围必须确定。后内侧关节囊撕裂,常延伸到后内侧角周围,并累及后关节囊和胫骨的止点。

(2)修复方法:当发现后内侧关节囊中部撕裂时,牵开腓肠肌内侧头,用不吸收缝线间断缝合,线结放置在关节外,屈膝90°。当后内侧关节囊自股骨附着部撕裂,从股骨髁上的前内侧部钻孔,出口在腓肠肌内侧头止点的后面。用缝线将后关节囊的上缘,通过骨钻孔拉到它正常的止点,在前内侧骨上打结。当后关节囊在胫骨附着部撕裂,重新附着到胫骨后面新鲜的边缘。在胫骨髁的前内侧面钻3个平行的隧道,出口在后关节缘下方,原先缝合关节囊的缝线通过这些钻孔到胫骨的前面,其中央的洞通过两根缝线。钻孔前,胫骨后缘磨粗糙呈新鲜骨创面,使后关节囊容易重新附着到骨上。屈膝60°,用缝线将后关节囊的边缘附着到止点上,缝线在胫骨前面打结。

内侧关节囊复合体、斜韧带或半膜肌复合体撕裂的修补,主要取决于撕裂的类型。撕裂韧带的两端,用多根缝线间断缝合,再用褥式张力缝线加强缝合。当韧带附着在骨组织上的撕脱,可遗留一髁露骨面,用带齿垫的螺丝钉或用"U"形钉,将韧带固定在骨组织上。

如内侧副韧带、内侧关节囊韧带和斜韧带的股骨附着部的骨片撕脱,用"U"形钉或带齿垫的螺丝钉重新固定。用间断缝合修补垂直或斜形撕裂。接着修补内侧副韧带浅层。当股骨附着部撕裂,用"U"形钉、带齿垫的螺丝钉,或间断缝合,将它连接到内收肌结节。

当韧带的中间部分撕裂时,缝合相邻的两断端,并用张力缝线进行褥式缝合,以加强修补。

当胫骨止点撕脱时,将末端重新固定到关节线远端一侧,并通过胫骨上钻孔,间断缝合到骨上,或用"U"形钉固定,或掀起的骨瓣,将韧带放在骨瓣下,用"U"形钉可靠地固定。

当广泛撕裂和组织完全修补后,某些辅助措施可以提供加强或动力性支持。例如,将半膜肌腱缝合到后内侧角,以加强腘斜韧带。其他包括半膜肌腱缝到内侧副韧带后方,缝匠肌和股薄肌前移、股内侧肌前移等。

修复完成后,放松止血带,充分止血,逐层缝合,放置引流管,大腿内翻应力下石膏固定,膝关节屈曲45°~60°,胫骨轻度内旋。

（3）术后治疗：术后第一天起即指导患者进行股四头肌和腘绳肌操练。一般是完全固定4周，以后可使用膝关节支具，允许自由屈曲，限制30°的最后伸直活动。维持6～8周，其后仍须用弹力绷带保护，直至术后6个月方可恢复较剧烈的运动。

2.急性外侧结构撕裂的修复

（1）手术显露和探查：患者取仰卧位，保持膝关节近90°屈曲，应用止血带，自髌上2cm处开始，做外侧正中切口，与髂胫束纤维方向一致，旁开髌骨、髌腱外侧3cm，做与其平行的直切口。切口远端超过髂胫束止点的Gerdy结节，距关节线约4cm。切开皮肤、皮下组织、深筋膜，暴露整个膝关节的外侧面，显露髌骨前正中到后外侧角，检查深层结构，有血肿提示病理改变显著的部位，识别股二头肌腱深面和围绕腓骨颈的腓总神经，小心保护。严重外侧间隔破裂病例，有可能发生腓总神经牵伸或撕裂。腓总神经的功能状态在术前要注意检查并加以记录。严重的外侧撕裂，股二头肌在腓骨的止点可能伴有小骨片的撕脱，髂胫束也可能撕裂。当广泛暴露完成后，检查髂胫束、股二头肌和腓总神经，膝关节应力试验可作为韧带和关节囊不稳定的定位，通常与出血区域相符合。在前外侧做1个平行于髌骨的关节囊切口，暴露关节的内部，注意检查外侧半月板和交叉韧带。膝关节在4字位（髋屈曲、外旋、足跟对着对侧膝关节）将允许关节充分内翻，完全看到外侧半月板和外侧间隔。若外侧半月板撕裂，可完全或部分切除半月板，尽可能保留其周围缘。但如果半月板周围能够缝合，可在完成外侧和后外侧暴露后进行修补。当髂胫束和股二头肌是完整的，找出髂胫束后缘和股二头肌前缘之间的间隔。锐性分离并向前牵开髂胫束，向后牵开股二头肌和腓总神经，暴露外侧正中和后外侧关节囊结构。如髂胫束的后1/3在髁上的附着部松弛，或发现撕裂时，必须固定到胫骨前肌结节。在外侧结构撕裂时，后外侧角经常承受最严重的损伤。通过撕裂的后外侧关节囊，可暴露后间隔的内部。当关节囊撕裂不大时，彻底检查外侧半月板后角和后交叉韧带在胫骨的止点，可在外侧副韧带和腘肌之间垂直切开关节囊，腘肌腱从后面起点经关节囊的裂孔并附着到外侧副韧带的深面和前面，注意不要切断。外侧关节囊韧带是坚韧增厚的关节囊，刚好在外侧副韧带前面，在严重的外侧破裂中，可能伴有胫骨关节缘的骨片撕脱。小心用探针轻柔地探查并牵拉腘肌腱，明确是否撕裂。在后外侧静力性韧带破裂中，外侧关节囊韧带能避免损伤，因为其是动力性肌腱，可以有一定程度的拉长。假如用探针牵拉时，肌腱结构虽然是完整的，但其张力是松弛的，提示在腘肌裂隙后下方肌肉肌腱连接部有撕裂。识别外侧副韧带并明确撕裂部位，包括股骨起点的撕裂，或韧带中部，或来自腓骨附着部的撕裂。如腓骨顶点部撕裂，即是股二头肌腱、外侧副韧带腓骨的附着部、弓状韧带以及豆腓韧带，腓骨茎突附着部常常是合并在一起撕脱的。其次明确腘肌是否撕裂，腘肌腱经半月板后外侧面冠状韧带的裂隙，伸延到外侧副韧带深面，止于外侧副韧带止点前面的股骨髁。

（2）修复方法：用连续缝合闭合前外侧关节囊切口中的滑膜组织，关节囊和支持带用间断缝合。假如腘肌腱撕裂，应首先修补。假如股骨附着部的腘肌腱撕裂，往往同时伴有外侧副韧带自股骨上撕裂，将缝线通过股骨的钻孔，捆扎在股骨内上髁的骨桥上使其重新附着到骨床上。假如腘肌腱本身撕裂，将两断端缝合。

外侧副韧带的修补方法取决于撕裂的平面，来自股骨或腓骨附着部的撕裂，可用缝线固定附着到骨上。外侧副韧带伴有撕脱的骨片通常较小，不能用螺丝钉或"U"形钉固定。假如撕裂在韧带本身,将两断端用不吸收缝线缝合,并用 6～8cm 长的新鲜股二头肌腱的剥离条,其远端仍与腓骨附着部相连,以加强修补。剥离条的宽度超过外侧副韧带,缝合到外侧副韧带上,用缝线固定到韧带的股骨附着部。假如外侧正中关节囊韧带撕裂,可通过胫骨平台的钻孔,固定到胫骨内侧面的骨桥上。

后外侧关节囊的修补方法类似于后内侧关节囊。将后外侧关节囊牵到胫骨关节面下方,用缝线通过胫骨关节面下的钻孔,由前到后固定到胫骨上。固定前将胫骨后面附着部的骨面磨粗糙,或用凿做一个新鲜骨创面,以保证后外侧关节囊的愈合。

若弓状韧带和豆腓韧带复合体从腓骨茎突附着部撕裂,需用不吸收缝线缝合。如在上端撕裂,固定到腓肠肌外侧头深面的骨膜上。假如撕裂在韧带本身,在张力下应用多根不吸收缝线间断缝合。将后外侧角的外侧缘向前推进,并缝合到外侧正中关节囊的后缘,以及外侧副韧带的后缘。必须缝合后外侧角周围的弓状韧带复合体,以增加外侧间隔的张力。将腓肠肌外侧头的外侧缘尽可能牵向前面,缝合重建弓状韧带复合体,间断缝合髂胫束后缘和股二头肌之间的间隔。假如髂胫束和髌外侧支持带从经骨前肌结节松弛,暴露近端反折部,用"U"形钉固定到胫骨的前外侧如髂胫束的后 1/3 部撕裂,或从外上髁近外侧肌间隔分离,可固定到骨床上。

如修补后不够牢固,可应用股二头肌腱、腓肠肌和髂胫束的移位以加强修补。放松止血带后,仔细止血,分层缝合切口,放置引流管。大腿石膏固定,屈膝 60°位固定。

(2)术后处理:与内侧结构修复术相同。

3.急性前交叉韧带撕裂的修复

目前普遍认为,除了交叉韧带撕裂伴有骨片撕脱外,简单的初期修补的成功率较低。除非是伴有骨片的撕脱,用简单的缝合修补很少会成功。对 ACL 实质部分的严重损伤,具有重建手术指征。包括交叉韧带的重建和用适当的周围关节囊和侧副韧带修补来加强。

(1)手术显露和探查:患者仰卧在手术台上,应用空气止血带,麻醉下检查膝关节,以确定预先没有发现的韧带损伤,或在关节镜检查后再行修补。膝关节前内侧切口,通过内侧扩张部切开前内侧关节囊、滑膜,清除关节血肿并冲洗、检查胫骨和股骨髁的关节面、髌骨下关节面和髌上滑囊、外侧半月板,牵开脂肪垫,可看到前交叉韧带,其可能在 3 个位置中的 1 个部位有撕裂,即股骨止点的撕裂、韧带本身的撕裂和胫骨止点伴有胫骨髁间棘骨片的撕脱。而髁间棘的撕脱骨折是最好的修补指征。韧带很少从股骨止点上撕脱 1 块骨片,这说明前交叉韧带的胫骨止点比股骨止点更可靠的附着在骨上。因此,股骨附着部比胫骨附着部撕裂更多。许多前交叉韧带破裂是发生在韧带本身,因而导致修补技术上的困难,使修补效果不确切。修补韧带破裂的相近两端难以获得适当的张力,更重要的是由于韧带血供发生障碍,修补效果不肯定。中间部分的撕裂通常发生在近端,经韧带向后、向远端延伸,而近端残余部分多半是韧带的后外侧束;远端残余部分是前内侧束拉长的纤维。中央部撕裂通常采用重建手术。一旦前交叉韧带破裂在手术探查时得到证实,并识别了其他的关节内病理,膝关节前内侧切口应向近端和远侧延伸,后侧皮瓣向后剥离,检查内侧副韧带、内侧关节囊韧带有无出血,或组织间隙的损伤,如果怀疑有后内侧韧带的异常,应进一步检查膝关节后内侧角。当内侧半月板已经破裂,并需要切除时,可通过后内切口,将后角切断,切除半月板。并在修补时,使斜韧带和中部内侧关节囊结构紧张。尽量修补撕裂的半月板,半月板次全切除或保留半月板的边缘,也将具有一些稳定功能。假如广泛的内侧或外侧修补或重建是需要的,应首先修补前交叉韧带。沿股内侧肌外侧缘切开股四头肌肌腱,允许髌骨向外侧脱位,完全暴露并探查前交叉韧带和髁间凹。必要时切开韧带表面滑膜,确定韧带撕裂部位。根据 ACL 断裂的部位和性质确定修复方法。

(2)修复方法:如前交叉韧带是从胫骨止点上伴有骨片撕脱,可将骨块复位固定。骨片的固定方法,取决于骨片的大小。骨块较大时可用沉头螺丝钉固定,骨片不太大时,可用不吸收缝线以 Bunnell 缝合法经骨隧道缝合固定。务必使交叉韧带基底部的骨片解剖复位,并恢复交叉韧带的张力。

前交叉韧带从股骨附着部撕裂,要重新附着到股骨髁间凹顶部的后方,而不是附着到髁间凹的前部。膝关节极度屈曲,清除股骨外髁后方内侧面部分的软组织,以显露韧带附着部位。韧带撕裂端贯穿多根缝线,通过股骨外髁钻 2 个平行的骨孔,当其他韧带修补完成后,膝屈曲45°～50°,缝线分成两组穿过骨隧道结扎在骨的外侧面。

当前交叉韧带实质部分的撕裂,必须决定韧带的修补是否可能及修复后的张力与强度。目前多数学者主张施行一期的重建手术而不施行韧带修补。传统的修复方法是在 ACL 的胫骨和股骨两端贯穿多根缝线,缝线经过韧带的胫骨部,通过股骨外髁的平行钻孔,缝线固定在股骨外上髁;另一情况是缝线通过韧带的股骨部,经胫骨近端的平行钻孔,和以前描写的在胫骨止点部位的撕脱一样缝合。这种修补方法能够使修补韧带恢复接近正常的张力。避免两个断端的关节内直接缝合,因为直接缝合将不能恢复正常张力。

(3)急性前交叉韧带撕裂的加强手术:除 ACL 胫骨棘撕脱骨折以外,无论是股骨止点或体部的撕裂缝合强度均难以达到正常的 ACL 强度,因此有时需要在缝合后做 ACL 的加强手术,包括关节内加强和关节外加强手术。这也是更多的医师宁愿对急性 ACL 损伤的病例施行一期重建手术的原因。关节内加强通常采用自体的髂胫束移植或人工韧带加强;关节外加强手术则根据关节不稳的分类,采用鹅足移位、半腱肌腱移位等方式。

4.后交叉韧带撕裂

后交叉韧带撕裂较前交叉韧带撕裂少见。后交叉韧带的撕裂常合并有内侧或外侧间隔的破裂,特别是后者。临床上,单纯的后交叉韧带撕裂是在跌倒时膝关节屈曲位引起,或者在摩托车意外中,屈曲的膝关节的胫骨上端撞击造成。后交叉韧带急性撕裂的临床诊断是困难的,除非是伴有胫骨后缘的骨块撕脱,其他类型的撕裂往往需要在麻醉下或关节镜检查或 MR 检查时才被发现。

对后交叉韧带撕裂是否需要修复或重建曾经存在争议。因为临床上可以看到后抽屉试验阳性的患者,未经手术治疗仍能保持良好的关节功能。但更多的证据表明,后交叉韧带的撕裂将造成关节的退变。因此,对于带有骨块撕脱或完全性的后交叉韧带撕裂应该积极修复或重建。与前交叉韧带一样,伴随胫骨后缘骨块撕脱的后交叉韧带损伤应该复位和固定,对韧带体部的完全撕裂则可采取重建替代手术而较少使用缝合修复手术。

患者应在麻醉下,重新评价膝关节的稳定性:切口的选择应该允许暴露关节的前面,并暴露后关节囊、交叉韧带后面的止点。

对未经关节镜诊断且不带有胫骨骨块的后交叉韧带撕裂的修复,尽量采用前内侧切口切开前内侧关节囊,暴露关节,此入路可以获得较系统的检查。当后交叉韧带股骨部撕裂时,首先清理撕脱端,用多根不吸收缝线缝合,清理股骨内髁附着部,用7.5mm钻头经皮质骨钻1个凹陷区域。在凹陷区内再用直径较小钻头,钻2个平行骨孔间隔至少1cm,韧带进入重新附着部,韧带撕裂端的缝线分别通过平行钻洞,缝线在持续张力下,膝关节做0°~90°屈曲运动,观察在此活动范围内是否等长。必要时调整定位点,以获得交叉韧带的等长修复。

当胫骨后面有较大的撕脱骨片时,可直接采用后入路,从股骨髁分离腓肠肌的内侧头,允许充分暴露后关节囊和髁间窝后面,如骨片较大,将骨片复位后用松质骨螺丝钉固定。或用不吸收缝线通过平行钻孔到骨前下方固定。

对后交叉韧带本身的撕裂,其修补是困难的,预后也难以判断。因此通常采用自体游离的骨髌腱骨移植重建后交叉韧带而放弃缝合修复术。

二、膝关节创伤性慢性不稳定

(一)病理机制

如果膝关节由于韧带、关节囊或其他稳定结构的急性创伤未获得及时有效的修复,或膝关节急性创伤时稳定结构损伤被忽略,或不适当的治疗或反复损伤,可以导致膝关节的晚期不稳定。事实上,由于膝关节急性外伤时的肿痛、患者在物理检查时的不配合,往往会导致韧带损伤的漏诊。另一方面,对部分急性膝关节韧带损伤的病例采用石膏固定等保守治疗方法,几个月后患者可能仍表现为关节的不稳定。因此,有相当比例的膝关节不稳定是在创伤后较长的时间后发现的。一般认为,创伤后经3个月或以上的时间仍表现为关节不稳定者,称为创伤性膝关节慢性不稳定。而无外伤原因的关节松弛症或膝关节发育性问题导致的关节不稳定不属于此范畴。

(二)诊断与分类

膝关节慢性不稳定的临床表现包括自觉关节松动甚至关节"脱位感"、"打软腿"、不能奔跑、易跌倒、肌肉萎缩以及反复的关节肿痛等,但上述症状并不具备特征性。正确的诊断依赖于专科医师的物理检查。侧副韧带和交叉韧带损伤导致的慢性不稳定也可用诊断急性韧带撕裂的相同的应力试验进行诊断。慢性韧带损伤时应力测试更容易,诊断和分类更明确,因为此时已没有急性损伤的疼痛和保护反应。为了明确评价关节不稳定的类型和程度,前述各种操作检查方法和不稳定的分类方法同样适用于膝关节慢性不稳定。富有经验的专科医师的正确的物理检查是诊断慢性膝关节不稳的关键,必要时可借助应力位X线片、特殊影像学检查如MR以及关节镜技术帮助诊断。关节镜检查膝关节慢性不稳定,对评价关节面和半月板是有价值的,更重要的是,现代的关节镜技术已经允许在关节镜下或关节镜辅助下完成大多数的韧带重建手术,包括完成与韧带损伤相关联的半月板与关节软骨损伤的外科处理。

对交叉韧带断裂引起的膝关节不稳的定性诊断并不困难,但准确的定量诊断则有赖于某些特殊测量工具,如KT-1000或KT-2000关节测量仪。借助仪器可以精确地测量关节的松弛程度,对于手术治疗方案的选择、评价术前情况和术后随访对照均有一定的价值。

对膝关节不稳定的临床诊断并不难以做出,但要明确损伤的结构则并非十分容易。这需要根据临床对膝关节不稳定的分类和程度进行符合逻辑的推理。导致不同类型膝关节不稳定的原因往往是综合因素。

(三)治疗原则

对创伤性慢性膝关节不稳定的治疗原则应该是通过保守或手术方法增加其关节稳定因素包括肌力、关节内外结构等对维持膝关节功能的作用。

并非所有不稳定的陈旧性韧带损伤病例都要进行韧带重建。当患者的膝关节仅存在操作检查的阳性而无明显的症状和体征时,表明其稳定结构的损伤较轻或控制膝关节的肌肉力量足以代偿韧带损伤导致的关节不稳。对慢性不稳定患者的手术指征的掌握历来都是有争议的,尤其是对后交叉韧带的损伤是否需要重建的观点也不一致。但近年来许多学者认为,尽管有相当比例的膝关节不稳定的患者在非手术治疗后膝关节功能基本正常,但客观的关节不稳定将导致关节的提前退变,因而在技术条件允许的情况下对韧带和膝关节稳定结构的重建持积极态度。其目的是重建关节的稳定性,恢复膝关节的正常生理和力学功能,从而避免进一步的关节退变。

对于多结构损伤导致的慢性不稳定的重建手术,应该分析其在造成关节不稳定中的作用和主次关系。并非所有的损伤结构都必须重建。如前交叉韧带完全断裂伴有前内侧不稳定,在施行了成功的 ACL 重建术后,其临床症状可能完全消失。但如果单纯施行前内侧重建,则患者仍将遗留前直向不稳定而出现临床症状。因此,治疗的重点应该放在导致关节不稳定的主要结构的重建上。对交叉韧带和侧副韧带损伤同时存在的情况下,优先重建交叉韧带,但在开放手术的前提下,应争取同时修复或重建其他已经松弛的稳定结构。

另一方面,由于膝关节稳定结构的复杂性,使得重建手术将不可避免地影响和干扰膝关节的正常结构,从而导致可能的并发症的产生。因此,膝关节重建手术应争取用最简单、最有效和最少影响膝关节正常生理功能的方法完成。而近年来被膝关节外科和运动医学外科普遍接受的手术方式是以关节镜下手术为代表的微创外科手术。由于关节镜下 ACL、PCL 重建术及其他一些小切口的韧带重建术式的优良的随访结果,尤其是早期的功能恢复等优点,已经使其更多地替代了传统的复杂的开放术式。但是,当技术和设备条件不具备的情况下,开放的直视下手术比不精确的关节镜下手术可能得到更好的效果。

(四)非手术治疗

对于轻度的膝关节不稳定并且不伴有明显症状与体征的病例,往往仅是某些韧带或关节囊结构的部分撕裂导致的松弛而并非完全断裂。对于老年病例和较低运动量的病例,通过合适的保守治疗措施,可以使膝关节的基本功能得以恢复。其主要措施包括:股四头肌腘绳肌的训练、理疗、膝关节支具和护膝的应用等。其中最重要的内容是股四头肌肌力的训练。强大的股四头肌将对膝关节的稳定期起到重要作用。为交叉韧带损伤或侧副韧带损伤特别设计的带有膝关节活动铰链的膝关节支具对维护膝关节的稳定也是非常有效的。但除非患者愿意终生使用支具,否则,在肌力恢复后还不能保持膝关节稳定的病例仍然有手术指征。

(五)手术治疗的适应证和治疗原则

1.手术适应证

手术治疗膝关节不稳定的方法是膝关节稳定结构尤其是韧带结构的重建手术。但确定是否进行重建手术和采用何种手术方案则需要对诸多因素进行综合分析后决定。这些因素包括：关节不稳定的类型和程度、关节面的条件、控制关节的肌肉力量、患者的运动要求、年龄和全身健康状况以及手术的器械条件和技术条件等。

对长期的关节不稳定导致的重度创伤性骨关节炎病例，由于关节面已出现明显的退变，韧带重建手术已不能改善骨关节炎症状，此时可能需要施行人工关节置换术。

如果控制关节的肌肉，如股四头肌、腘绳肌、腓肠肌没有足够的肌力，不应该考虑施行韧带的重建。而要经过几个月的肌力康复训练使肌肉的力量恢复，那时可能发现不再需要手术，因为通过良好的康复训练使膝关节获得了满意的动力性稳定，这种不稳定程度很可能是轻度的或中度的。

韧带损伤的特性和关节不稳定的程度，是决定手术重建与否的关键。侧副韧带损伤，伴有中度外翻或内翻不稳定，若反复出现内在紊乱症状，常须手术重建，而一个"单纯性"陈旧性交叉韧带损伤（并非完全断裂），可不产生症状，因为其他稳定因素如关节囊结构等可提供足够的功能稳定，甚至当一个主要稳定因素如前交叉韧带破裂，仍可提供维持膝关节基本功能的稳定。单纯交叉韧带的破裂可能在长时间里膝关节维持临床稳定。显然，当其他韧带正常，肌肉能有效地控制关节。交叉韧带功能部分丧失，仍然有正常的功能。但是，当内侧副韧带和前交叉韧带同时存在陈旧性破裂，将造成前移、外翻和旋转不稳定，以及反复的膝关节损伤，通常需要重建前交叉韧带或同时重建侧副韧带。

因此，重建手术的适应证应是经过正规的康复训练后，仍然有明显临床症状和体征的膝关节慢性不稳定，并且经仔细的评价可预见到术后的疗效。对操作检查发现的关节不稳定或经MR、关节镜等手段明确的交叉韧带韧带撕裂但不出现临床不稳定症状的病例，应根据患者的运动要求和术者的技术经验慎重选择。

2.手术治疗原则

应该认识到重建手术是"功能性重建"而不是"解剖性重建"。尽管膝关节稳定性重建手术的术式十分繁杂，但至今还没有任何一种手术方法能充分恢复原来韧带的复杂结构和全面功能。因此，重建手术的目的是解决膝关节最主要的稳定功能，而并不是刻意追求恢复韧带的解剖结构。重建的韧带可能改善稳定性，但不等同于正常的韧带解剖结构。因此有许多重建术式的设计体现了重建稳定功能而不是重建解剖的观点，如交叉韧带的动力重建、"越顶"或"兜底"法重建 ACL/PCL 等术式。膝关节韧带重建手术方案设计的关键是对膝关节解剖和生物力学的熟悉，包括关节的骨形态、静力性和动力性稳定因素之间的相互关系。膝关节不稳的类型必须明确，否则手术将无法进行。诊断的疏忽或功能纠正的不足，常导致许多重建手术失败。缺乏对前外侧旋转不稳定和前内侧旋转不稳定共存的认识，而盲目施行鹅足成形术，将造成未被认识不稳定的进一步加剧。

重建手术从手术解剖上可分为关节内替代、关节外加强和关节内外的联合手术；按照重建的生物力学范畴可分为静力性重建和动力性重建；按照重建手术所使用的材料上可分为自体组织、异体组织和人工材料，以及自体组织和人工材料的复合应用。究竟选择何种方式重建关节的稳定性并无一定的答案。需要根据患者全面的和具备的情况以及手术者的经验进行合理的选择。

手术重建关节囊和侧副韧带结构的目的是恢复其适当的强度和张力。方法可用筋膜或肌腱转移、推进或折叠，以加强静力性稳定。交义韧带的重建通常采用自体/异体腱性材料或人工材料移植，以及其他的替代手术。动力性交叉韧带重建可以提供关节的动力性稳定，改善临床症状，但通常并不能改变客观上的膝关节操作检查上的阳性结果。

（六）交叉韧带重建

1.概述

由于交叉韧带损伤导致的膝关节慢性不稳定是临床上常见的类型。因此，有文献报道的交叉韧带的重建术式，尤其是前交叉韧带重建术式非常多。可概括为 3 种类型，即：关节内替代手术、关节外加强手术以及关节内外的联合手术。关节内手术是以各种移植物替代前交叉韧带，而关节外手术是通过加强前内侧或前外侧的制约力，以代偿交叉韧带的功能。关节内手术最常用的替代物是取之于伸肌装置、半腱肌腱和髂胫束，以及人工材料。对严重的不稳定者，因为关节囊结构的松弛，在施行了关节内重建手术后，可能仍然需要关节外的加强手术。近年来，更多的医师主张对交叉韧带的功能不全进行静力性稳定重建而不做动力性稳定手术。关节内和关节外手术联合应用的选择取决于不稳定的类型和严重程度。关节镜下交叉韧带重建手术特别是应用骨-髌腱骨或半腱肌重建术是近年来膝关节镜外科中发展最为迅速和最受到重视的手术方式之一。

自体组织包括带近远端骨块的髌腱中 1/3 即骨-髌腱-骨（BPB）、半腱肌肌腱、阔筋膜等，由于 BPB 重建交义韧带的良好随访结果，而为越来越多的关节镜医师所采用。其缺点是对自身结构的损伤和因此而可能导致的并发症。

异体组织移植由于不损伤患者的自身结构而日益受到重视，由于肌腱组织的抗原性很弱，异体骨-髌腱-骨及带-端骨块的异体跟腱移植重建交叉韧带正成为交叉韧带重建外科的热点，也有较大量的病例报道了其与自体组织移植相似的随访结果。但异体组织的处理和保存技术对使用异体韧带的临床安全性和保持韧带组织的有效张力是非常重要的环节，尽管组织库技术的方法繁杂，但多数学者相信经深低温冻干处理的异体韧带是最理想的选择，采用此技术可完全灭活 HIV 及各类肝炎病毒并可有效地减低其抗原性，而且对韧带的纤维张力无明显的影响。因此，异体韧带重建技术的推广还有赖于组织库技术的完善。

自 20 世纪 70 年代开始应用人工材料替代韧带肌腱以来，关于人工韧带的应用目前仍存在争议。其优点是无需切取白体组织，具有足够的强度、长度，且手术操作相对简单、术后康复时间短，可以得到早期稳定。其缺点是关节内组织反应和人工材料的应力疲劳甚至断裂。用于人工韧带的材料很多，从早期的碳纤维到目前使用较多的专门设计的高强度合成材料如特种涤纶纤维等，各种不同牌号的产品从强度及疲劳试验中的数据中都具有良好的性能指标，但其临床结果还有待于更长期的随访结果的检验。目前使用的人工韧带中一类为假体型，即完全以人工材料替代韧带功能；另一类是支架型，将人工编织物与自体组织如阔筋膜复合移植，即早期为假体作用，而晚期通过人工韧带的支架诱导作用使自身纤维长入并获得足够的强度，从而达到生物学韧带功能重建的目的。

重建交叉韧带的手术和技术方法上可分为双隧道技术、单隧道技术、越顶和越底技术等。此外，对移植物的固定方法也很多，目前较多采用的是界面固定螺钉（膨胀螺钉或挤压螺钉）、微型关节内扣板和专门设计的特种骑缝钉。

2.原则

在交叉韧带重建外科中,稳定性功能重建和交叉韧带等长重建是两个极其重要的基本概念。所谓功能重建是指重建交叉韧带的目的应着重于重建膝关节所失去的稳定性功能而并非要完全恢复交叉韧带的生理解剖。事实上,任何韧带替代性的手术方式都不可能真正恢复与正常交叉韧带相同的复杂的解剖结构。因此,韧带重建的目的应该是重建其失去的最重要的关节稳定功能而不一定局限于恢复解剖,诸如越顶或越底技术都不是在交义韧带的解剖附着点重建交叉韧带。由于胶原纤维的生物力学特点决定了任何游离移植的韧带在早期的张力应变能力较差,甚至在 12～18 个月内都不能达到如正常韧带结构所具有的弹性,等长重建的意义就在于经等长点重建的交叉韧带在膝关节的全范围活动过程中其被拉伸的距离最小,从而保证了在重建韧带具有确实、牢固的固定前提下,允许早期的关节活动以避免长时间的关节制动对膝关节造成的粘连、活动度丧失以及软骨退变等不良影响,使手术后康复时间大为缩短。

另一方面,交叉韧带损伤往往伴有关节内其他结构如半月板、关节囊、侧副韧带等的损伤,在进行交叉韧带重建的同时应充分考虑其相关因素并争取一并解决,才能获得理想的疗效。

3.交叉韧带重建

当 ACL 功能缺失时,膝关节的不稳定可能导致明显的临床症状和体征。重建 ACL 是一种积极地改善膝关节功能的手术。关节镜外科医师相信,通过关节镜技术完成 ACL 重建,要比以传统的切开手术方法具有更多的优点。但无论是关节镜下手术或是开放手术,都应该遵循上述同样的原则。尽管 ACL 重建的术式繁多,但近年来较为推崇的仍是关节镜下髌腱替代、半腱肌肌腱移植和人工韧带重建术。

4.后交叉韧带重建

与 ACL 重建一样,PCL 重建仍然应该遵循交叉韧带重建的一般原则。由于 PCL 损伤远较 ACL 损伤少见,对 PCL 重建的研究与随访的文献数量也较少。对 PCL 断裂后造成的膝关节不稳定,是否进行 PCL 重建,曾经有不同的意见。但近年来,更多的学者认为因 PCL 断裂造成的关节不稳定即使是不伴有明显的临床症状,也应该进行重建手术,以避免长期关节失稳造成骨关节炎的后果。关节镜下重建 PCL 并不十分普及,但随着关节镜技术和专业器械的发展,关节镜下重建 PCL 越来越多地被骨科医师和运动医学医师所接受。

5.膝关节内侧稳定结构的重建

对膝关节不稳定的内侧重建需根据韧带或其他稳定结构的损伤情况和松弛程度施行重建内侧副韧带、修补半月板和关节囊结构、重建后斜韧带等手术。

(1)手术探查与评价:患者取仰卧位,允许屈膝到 90°,可进入关节的后面。自股骨内上髁上方 4～5cm 处开始,做内侧切口,弧形向下向前平行于股内侧肌下部纤维到髌骨内缘的中点,平行于髌腱,延伸到胫骨结节内侧。暴露深筋膜覆盖的内侧间隔,向前暴露髌骨、髌腱、胫骨结节内侧周围的肌肉肌腱结构。暴露覆盖在内侧副韧带和膝关节后内侧角上的伸肌支持带和深筋膜,应用外展应力试验和 Slocum 前内侧旋转试验来测试膝关节稳定性。在应力试验下决定是否需要加强修补手术。当膝关节在 30°～45°屈曲时,在股骨外侧上方用力,检查髌骨的稳定性。当髌骨能够在股骨滑车上半脱位或脱位时,说明伸肌支持带和股内侧肌止点存在着松弛,可通过紧缩缝合处理。切开髌旁内侧关节囊,常规探查关节,检查内侧半月板是否撕裂或附着部撕裂。探查髌骨的关节面、股骨髁和胫骨平台,观察软骨或骨软骨是否有缺损。为了探查前或后交叉韧带是否松弛,用探针测试韧带的张力,当交叉韧带感觉到"柔软",而覆盖的滑膜是完整的,应小心切开滑膜并分离,观察是否发生交叉韧带的滑膜内破裂。Slocum 在重建内侧结构时强调常规切除内侧半月板,便于修补内侧和后关节囊,因为常有半月板附着部松弛或后部撕裂。但近年来,多数学者主张做半月板边缘的缝合而保留半月板,除非半月板的撕裂已无法修复。

从股内侧肌和缝匠肌之间切开深筋膜,暴露内侧关节囊的后部和半膜肌肌腱。在近股内侧肌的起始部牵开深筋膜瓣,显露内侧副韧带的股骨止点,明确内侧支持带结构的松弛情况和瘢痕组织,暴露膝关节后内侧角的半膜肌复合部,从内侧副韧带的后缘切开腱鞘,到肌肉纤维的近端,找出后关节囊和腓肠肌内侧头之间的间隙,牵开腓肠肌并与后关节分离,游离半膜肌膜鞘。此时,可对内侧结构包括鹅足、内侧副韧带、半膜肌复合体、关节囊、半月板进行充分的显露。

(2)内侧副韧带的重建:对严重的内侧间隔松弛病例,往往有内侧副韧带撕裂或功能不足。单纯地紧缩缝合内侧软组织是难以获得满意疗效的。可将内侧副韧带的股骨附着部,和内侧正中关节囊韧带一起,连同骨片从股骨髁上凿下,向近侧推进,在原附着部的近侧凿出一个新鲜的骨创面,将韧带近端用"U"形钉固定到新骨床中,使内侧副韧带产生适当的张力。

当内侧副韧带的远端在鹅足部位撕裂,要恢复内侧韧带这部分的正常张力,用缝线或"U"形钉固定到内侧韧带下端新鲜骨面上去。当髌骨有向外侧半脱位倾向时,内侧支持带和前内侧关节囊必须修补,将股内侧肌向远端推进到髌骨的内侧面,必要时松解外侧支持带。

(3)前内侧重建:当前内侧关节囊松弛时,可采用 Elmslie-Trillat 胫骨结节移位术或半髌腱移位术。对慢性内侧韧带松弛尤其是伴有前内侧不稳定时,鹅足移位术是一个有效的辅助手术方法。鹅足是半腱肌和股薄肌在胫骨上的联合肌腱并与缝匠肌共同止于胫骨结节内侧。这个手术可提供动力性稳定,加强内侧结构的重建。施行这一术式时,要求后关节囊和后交叉韧带必须完整日—外侧结构必须正常:鹅足肌移植将增加后方和外侧的稳定性。在胫骨嵴缘,锐性切断和剥离远端 90% 的鹅足,分离鹅足附着部后缘的筋膜,直到游离鹅足的远端能够接近胫骨结节和髌腱内缘附近的粗隆,向后向远侧游离,屈膝 90°,游离鹅足下缘向近端折叠,如此与下半部重叠,将鹅足游离部间断缝合到胫骨结节部骨膜和远侧。

6.外侧稳定结构的重建

单纯的外侧松弛多数并不出现明显的临床关节不稳,因而无需重建。但对于前外侧旋转不稳、外侧旋转不稳定和前外侧与前内侧复合旋转不稳等情况则要根据松弛的定位和程度,来决定是否需要手术处理。

(1)外侧副韧带重建:对于严重的外侧直向不稳需要重建外侧副韧带、弓状韧带复合体及中 1/3 关节囊。方法与急性修复手术相似。首先修复和重建弓状韧带和关节囊。当外侧副韧带的连续性存在时,可以通过股骨止点上移或腓骨小头联合止点下移的方法紧缩外侧副韧带。当外侧副韧带的结构失去完整性时,可以采用股二头肌腱重建外侧副韧带。保留股二头肌腱的腓骨止点,切取 10cm 长、6mm 宽的肌腱,将其近端固定于原外侧副韧带的股骨止点。

(2)后外侧重建:重建后外侧稳定的关键是重建肌腱、后外侧关节囊和外侧副韧带。沿髂胫束纤维作外侧纵向切口,从 Gerdy 结节中点近端延伸切口到股骨外髁,暴露外侧关节囊韧带的浅面显露肌腱、外侧副韧带和腓肠肌外侧头。在外侧副韧带前面、肌腱前 2cm 处做外侧关节囊切口。观察外旋和胫骨外侧平台向后半脱位程度。用骨凿在腘肌、外侧副韧带和腓肠肌外侧头的股骨髁附着处连同这块骨片上的组织一起凿下,并向上延伸骨槽,将复合体附着部的骨瓣向近端推进前,必须识别并缝合撕裂部分。撕裂和松弛的关节囊等结构重建完成以后,保持髋关节屈曲 45°,膝关节屈曲 90°,将足固定在手术台上,胫骨轻度内旋位,向前牵拉胫骨,推进弓状复合体骨瓣,固定到股骨外髁的植入的预定点,褥式缝合腓肠肌腱后侧切口和关节囊的后侧部分,关闭前外侧关节囊切口,如存在前外侧不稳定,向前方和远端推进外侧关节囊韧带,并缝合到胫骨。

以髂胫束或股二头肌腱的一部分重建外侧结构的手术,对外侧复合结构本身的缺损或连续性丧失的病例是首选的方法。保留髂胫束附着的 Gerdy 结节,切取一段 1cm 宽、15～20cm 长的髂胫束条从前向后通过胫骨外侧平台的隧道固定到膝关节的后外侧角,再转折后平行于肌腱,向上向前拉到肌腱在股骨止点的前方;用"U"形钉固定。

(3)前外侧重建:前外侧旋转不稳定通常主要由于前交叉韧带撕裂和外侧结构损伤而导致,而前外侧关节囊或侧副韧带损伤往往是次要因素。在重建了 ACL 的功能以后,能获得基本的膝关节稳定。在 ACL 重建后,为加强前外侧结构的稳定,许多手术可应用,包括髂胫束和股二头肌肌腱的向前下方的移位手术以控制胫骨前移位或内旋倾向。

第十一节　膝关节伸膝装置损伤

一、髌骨骨折

(一)解剖

髌骨是人体中最大的籽骨,位于皮下,易受直接撞击(如跌落伤、仪表盘伤)的伤害。髌骨近端背侧面的 3/4 覆盖着人体中最厚的关节软骨,其关节面被中央隆起的嵴分为内侧面和外侧面。大部分股四头肌肌腱直接止于髌骨上极,通过髌骨内、外侧延伸至胫骨前面。剩余的小部分在髌骨前与髌腱融合,还有一部分连接股骨上髁与髌骨形成髌股韧带。

(二)生物力学

膝关节的初级伸膝装置包括股四头肌的肌肉和肌腱、髌骨和髌腱,次级伸膝装置包括髂胫束和髌内、外侧支持带。髌骨相当于膝关节伸膝装置的杠杆支点,可增加近 30% 的力量。通过髌骨,股四头肌对胫骨施加了前向的转化力,胫骨承受了包括拉伸、屈曲和压缩等负荷。这些力的大小随膝关节屈曲的角度而变化,在屈曲 45°～60° 时张力达到最大值。上下楼梯时,髌股关节的接触力达到人体重量的 3.3 倍,下蹲时达到 7.6 倍。在膝关节的大部分运动范围里,髌股关节接触面积为 $2\sim4cm^2$，相当于关节面大小的13%～38%。

（三）分型

髌骨骨折最常见的是根据骨折形态分类。最常见的损伤机制包括直接撞击（如仪表盘伤）、间接创伤（如膝关节在股四头肌处于极大收缩状态时突然、快速屈曲），或者两者皆有。直接撞击通常导致轻度移位的粉碎性骨折，而间接创伤通常会导致横形骨折。软骨损伤多见于髌骨脱位时，常累及髌骨内侧关节面，南关节面和股骨外侧髁的外侧嵴碰撞造成，有时也见外侧髁嵴软骨撕脱。

（四）评估

1.病史

有膝前部直接外伤或股四头肌收缩时被动快速屈膝史，表现为膝前疼痛，无法主动伸膝。

2.体格检查

应检查患者是否伸膝力量减弱或不能伸膝。膝前软组织由于常在膝关节直接损伤中累及，也应当检查。还需要检查膝部和下肢有无合并伤。

3.影像学检查

在前后位 X 线片中难以辨别髌骨骨折，在侧位 X 线片中髌骨骨折容易辨别，而且还可以评估关节面塌陷和分离的程度。轴位 X 线片可以用来评估微小的骨折或少见的垂直骨折。当怀疑是二分髌骨时，应拍摄双侧 X 线片，因为二分髌骨一般都是双侧。一般不需要 CT 检查，MRI 可用于判断软骨损伤情况，骨显像对诊断隐匿性骨折很有帮助。

（五）治疗

尽管大多数髌骨骨折的非手术治疗和手术治疗都有良好的效果，但经常会有膝关节屈曲受限及髌股关节病等后遗症。

1.非手术治疗

非手术治疗适用于无移位的骨折（分离<3mm；关节面不平<2mm）。治疗方法包括长腿管型石膏固定患肢 4～6 周，然后进行股四头肌力量训练。几乎 90% 的患者会恢复至正常或接近正常的功能。

2.手术治疗

手术治疗适用于移位骨折。手术目标是保留髌骨功能和解剖复位关节面。推荐使用膝正中纵切口，因为纵切口可用于其他膝部手术。膝内、外侧韧带的损伤通常可以一并处理。关节面的复位不能靠髌骨前皮质来判断，相反，可以通过内侧髌旁小切口或关节镜辅助检查关节面复位情况。应当减少对软组织的再次损伤，如果髌前血肿导致皮肤张力大，手术应当延迟进行。内固定方法有以下几种。

（1）改良张力带钢丝内固定：经国际内固定研究学会（AOIASIF）推广，改良张力带钢丝内固定适用于上下极骨折、横形骨折和部分粉碎性骨折。用两根 2.0mm 克氏针固定骨折，然后用 18G 钢丝绕过克氏针经髌骨前面充当张力带加强固定。钢丝可以采取"8"字形或环形固定。张力带可以将前方的分离力转化为向髌骨关节面的压力。这种方法可以早期运动以发挥张力带作用。最常见的手术失败的原因是张力带没有与髌骨两极直接接触，导致骨折移位。

（2）拉力螺钉内固定：拉力螺钉可用于稳定粉碎性髌骨骨折的骨碎片，从而使骨折适用于张力带钢丝固定。有研究报道,拉力螺钉可以用来替代张力带钢丝。但它属于"相对稳定"固定,单独使用这种方法,必须用于骨质良好的骨折。有研究表示,单独使用拉力螺钉内固定早期不能承受弯曲应力。

(3)张力带钢丝联合拉力螺钉内固定:近来,有报道采用张力带钢丝联合拉力螺钉固定髌骨骨折的新技术。先将骨折处用 2 枚 4.0~4.5mm 的空心拉力螺钉固定,再将一条 18G 钢丝穿过空心螺钉中心作为张力带固定于髌骨前部。该技术比单独使用拉力螺钉或张力带更稳固。

(4)髌骨部分切除术:髌骨部分切除术适用于无法进行内固定的骨折,通常指远端粉碎性而近端完好的骨折。切除无法修复的碎片,将髌腱缝合于骨折近端。髌腱应固定于紧靠关节表面处,以防止术后髌骨倾斜。可用钢丝穿过髌骨与胫骨结节之间拉紧以减少髌腱的张力。这个手术的缺点是术后低位髌骨、股四头肌力减弱、患者满意度不高。

(5)全髌骨切除术:当发生严重的粉碎性髌骨骨折,甚至没有一块较大的骨折块时,全髌骨切除可能是唯一的选择。切除后遗留的缺损可通过荷包缝合纵向或横向闭合。此外,还可通过股四头肌皮瓣加强修复。术后常见并发症包括活动度受限、伸膝迟缓、股四头肌无力及术后不适等。

(六)术后管理

术后管理包括早期制动及随后的负重训练。研究表明,当患者行走中抬腿离地时,张力带发挥作用。因此,我们主张在固定允许的范围内早期行走。张力带固定的一个重要原则是早期进行活动,对减少术后僵硬很重要。可采用膝关节支具进行保护,每 2 周根据患者耐受性、活动度及股四头肌肌力的恢复情况调整支具的角度。

(七)并发症

1.感染

感染很少见,软组织损伤及患者个人因素会增加感染的风险。

2.固定失稳

固定失稳多发生于远端粉碎性骨折的病例。如早期发现,可通过制动改善。若已发生明显移位,必要时可行部分髌骨切除术。

3.关节活动度受限

轻度活动受限很常见,可靠的内固定后早期活动可减少这一并发症的发生率。

4.创伤性关节炎

创伤性关节炎比较常见。一项长期的研究显示,髌骨骨折后患侧关节炎的发生率为 70%,而健侧关节病的发生率仅为 31%。

5.骨不连

骨不连多见于非手术治疗的髌骨骨折(高达 55%)。而手术治疗的髌骨骨折术后骨不连发生率<1%。

6.症状性障碍

症状性障碍多继发于髌骨皮下位置不当。

二、髌腱断裂

(一)引言

髌腱断裂较为少见。其高发人群为年龄<40岁的年轻人,这点与股四头肌肌腱断裂相反。髌腱断裂与跳跃运动(如篮球)有关,可能是由反复劳损或慢性髌腱退化导致。一项大型的研究显示,97%的髌腱断裂患者病变组织活检结果发现退行性变,如黏蛋白退化等。断裂常见于髌腱近端,多为单膝,但有时也可发生双膝髌腱断裂,多见于伴有胶原强度异常的患者(如风湿性关节炎、系统性红斑狼疮、糖尿病、慢性肾功能不全等)以及接受全身糖皮质激素治疗的患者,也可见于接受过局部封闭治疗的患者。髌腱断裂的另一个常见原因是直接创伤,如发生摩托车车祸时。此外,髌腱断裂也可见于全膝关节置换术后,由于韧带松解后缺血或锻炼不当导致髌腱断裂。

(二)解剖

髌腱中部厚约4mm,其在胫骨结节处的止点厚5~6mm。从近端到远端逐渐变窄。股内侧肌、股外侧肌的远端膨大形成了内、外侧副韧带。髌腱70%~80%由胶原组成,其中90%为Ⅰ型胶原,10%为Ⅲ型胶原。其血供源于内、外侧膝动脉及胫动脉的返支,穿过脂肪垫进入髌腱的近端和中部。髌腱近端和远端的止点血供相对较差,最容易断裂。

(三)生物力学

上楼梯时当膝关节屈曲60°时髌腱承受的张力最大,约为体重的3.2倍。髌腱止点的张力是其中部的3~4倍。

(四)分型

髌腱断裂可按撕裂的形态、位置及时间进行分型。基于撕裂时间的分型有助于判断预后及选择治疗方案。2周内的急性撕裂可即时修复且预后很好。相反,2周以上的陈旧性撕裂则手术难度较大且预后较差。

(五)评估

1.病史

急性期,大多数患者有膝关节最大限度屈曲史,可有锐痛感或听到响声,随即不能负重。慢性期,患者多有乏力、膝关节不稳及不能完全伸直膝关节等症状。

2.体格检查

急性期可发现关节腔积液、高位髌骨、伸膝障碍。慢性期,可出现显著的股四头肌萎缩及患肢异常步态。

3.影像学检查

侧位X线片对诊断很有帮助。也有学者通过超声影像诊断髌腱撕裂,但准确性与操作者的经验有很大关系。如考虑合并其他关节内损伤或诊断困难时可行MRI检查。

(六)治疗及基本原则

髌腱断裂应行手术治疗。非手术治疗难以完全恢复正常的功能。

1.早期修复

早期修复很重要,因为大多数的髌腱断裂可直接修复。早期修复有利于最大限度地恢复功能及改善预后。

手术技巧:沿中线纵行切开皮肤,充分显露断裂处,并根据断裂位置显露髌骨下端或胫骨结节。显露韧带撕裂处,采用 Bunnell 或 Krakow 法,用 5 号不可吸收缝线穿过骨道缝合修复髌腱。先摄侧位 X 线片确定髌骨的最佳位置,再最终收紧缝线。韧带撕裂也应一并修复。之后用 18G 环扎线(McLaughlin 线)或 PDS 线穿过胫骨结节处的骨洞进行加固。

2.二期修复

二期修复手术难度大且效果不好。如果受伤超过 6 周,那就错过了早期修复的机会。如果损伤数月后才进行修复,往往需要一段时间的髌骨牵引以对抗股四头肌挛缩。随着时间的推移,可能发生髌股关节的退变以及髌腱回缩、瘢痕形成,需要重建髌腱。

(七)术后管理

术后即开始逐步的被动活动范围锻炼,2 周后开始主动屈曲活动,3 周后开始主动伸直锻炼。6 周后进行支具保护下全负重锻炼,采用铰链式膝关节保护支具。术后 4～6 个月后已完全愈合、股四头肌的力量达到正常侧的 90%,这时可进行自由活动。

(八)并发症

膝关节僵硬和股四头肌萎缩是最常见的并发症。可通过良好的功能康复计划来增加膝关节活动度和加强股四头肌肌力。其他并发症包括关节腔积血、髌腱再断裂、高位髌骨等。

三、股四头肌肌腱断裂

(一)概述

股四头肌肌腱断裂常发生在 40 岁以上的患者,通常股四头肌肌腱存在变性改变。这种肌腱质量的改变可能与重复跳跃运动的微损伤有关(如打篮球)。撕裂的位置也与年龄有关。75% 的腱、骨交界处撕裂的患者年龄＞40 岁,而的 71% 腱部撕裂的患者年龄＜40 岁以下。双侧股四头肌肌腱断裂往往与应用激素和一些慢性病病有关,如糖尿病、关节炎、慢性肾衰竭等。

(二)解剖

股四头肌肌腱是由股四头肌在末端形成的腱膜组成。股直肌肌腱直接连接髌骨近端形成股四头肌肌腱的最浅层,并延伸到髌骨与髌腱相连。股四头肌外侧头和股四头肌内侧头分别连接到髌骨的上外侧缘和上内侧缘,构成股四头肌肌腱的中间层。股中间肌以及其余 3 个头的深面部分共同形成股四头肌的深层。正常人群股四头肌肌腱 MRI 扫描可见肌腱层数不同,约 10% 的人群有 4 层,60% 的人有 3 层,剩下 30% 的人只有 2 层结构。

(三)生物力学

见髌骨骨折相关内容。

(四)评估

1.病史

患者的发病史类似于髌腱断裂的患者:突然伸膝时出现一声脆响或疼痛,不能站立行走,往往有慢性炎症病史。

2.体格检查

急性期表现为膝关节广泛肿胀、髌骨上极触痛、膝关节无法抗重力伸直、屈曲膝关节会导致低位髌骨等。偶尔伸膝功能尚可，但膝关节上方有巨大的血肿，这时也要仔细评估股四头肌肌腱是否断裂，不要漏诊。

3.影像学检查

对于完全撕裂的患者，X线片可见髌骨向下移位。肌腱钙化往往提示存在慢性炎症或肌腱退变。髌骨前表面的骨膜反应（又称"牙齿征"）也代表慢性炎症。也可见到撕脱性骨折。当诊断不明确时要进行 MRI 或超声检查来明确诊断。

（五）治疗及基本原则

与髌腱断裂的处理一样，股四头肌肌腱的断裂也需要行手术治疗来恢复肌腱的完整性、伸膝功能及股四头肌功能。对于部分撕裂和拉伤可行非手术治疗。长期治疗效果满意，但经常会有股四头肌肌腱炎导致的持续性疼痛，如果有髌股关节炎也会影响疗效。

（六）手术技巧

修复股四头肌肌腱通常采用大号、不可吸收缝线穿骨道将股四头肌肌腱缝合于髌骨近端。要注意将肌腱缝合于髌骨的近关节面端以防止术后出现髌骨与滑车槽的不匹配。Scuderi 修复技术建议采用类股直肌腱膜或扩筋膜的生物材料加强缝合。有学者报道使用人工移植物环绕髌腱及股四头肌肌腱加固以保护修复的股四头肌肌腱，并允许早期康复锻炼。二期修复可能需要采用 V-Y 术来延长股四头肌肌腱（Codvilla 肌腱延长术），二期修复的预后较差。

（七）术后管理

术后 5～6 周需要用支具保护，3 周内避免患肢负重，3 周后允许逐步负重。然后在铰链式支具保护下允许膝关节 0°～50°活动，随后每周增加 10°～15°。需要制订一个积极的股四头肌康复计划。

（八）并发症

并发症包括术后血肿、再断裂、股四头肌萎缩（75%）、股四头肌无力（53%）、关节活动度差等。

四、胫骨结节骨折（幼儿）

（一）概述

胫骨结节骨折占所有骨骺损伤的 10～3%。常见于 14～16 岁接近骨成熟的爱好运动的男孩。受伤机制通常是伸膝时股四头肌强烈收缩，如跳跃运动。也可发生在膝关节急性屈曲时，如跳跃后着地时或跌倒后。好发因素包括低位髌骨、腿部筋膜挛缩、Osgood-Schlatter 病或骨骺异常。

（二）解剖和生物力学

胫骨结节骨骺与胫骨平台相连续，在 14～16 岁时发生从后向前的逐步骨骺闭合，此时最为脆弱。胫骨结节的骨化中心依靠纤维软骨连接到干骺端，在骨骼成熟过程中纤维软骨逐渐被更脆弱的柱状软骨所取代,这时候抗牵拉力最弱。

(三)分型

胫骨结节骨折根据骨折移位和片状撕脱分型。

1.Watson-Jones 分型

Ⅰ型,小片状撕脱向近端移位;Ⅱ型,次级骨化中心与胫骨近端骨骺重合的位置骨折;Ⅲ型,骨折线通过胫骨骨骺并和关节相通。

2.Ogden 分型

是改良的 Watson-Jones 分型,根据骨折移位和粉碎的程度将每一型分为 A、B 亚型(表 4-1)。

表 4-1　根据 Ogden 的胫骨结节撕脱骨折分型

Ⅰ A 型	骨折线经过结节中心无移位
Ⅰ B 型	骨折块向前方及近侧移位
Ⅱ A 型	骨折线经过胫骨近侧的骨化末端(干骺端)和结节之间的连接处
Ⅱ B 型	结节粉碎性骨折
Ⅲ A 型	骨折线延长至膝关节,导致关节面不平整
Ⅲ B 型	结节粉碎性骨折

(四)评估

患者通常伸膝受限、迟滞。因为内侧支持带止于胫骨干骺端,超过了胫骨结节骨折的位置,因此,即使存在高位髌骨和伸直迟滞,胫骨结节骨折后膝关节仍可以伸直。典型体征是胫骨结节区的肿胀和压痛,通常有一个明显的凹陷,有或无血肿。如果骨折移位严重,可形成高位髌骨。摄膝关节正、侧位 X 线片可明确诊断,摄片时轻微内旋下肢更好,可以将偏外侧的胫骨结节摆正以利观察。

(五)治疗及基本原则

1.非手术治疗

适用于Ⅰ A 型胫骨结节骨折,手法复位后采用长腿石膏固定 4~6 周,然后采用膝关节后方夹板继续固定 2 周。逐步行股四头肌功能锻炼和膝关节活动度锻炼。

2.手术治疗

适用于Ⅰ B 型、Ⅱ型、Ⅲ型胫骨结节骨折,采用正中纵行切口显露骨折的胫骨结节,采用克氏针、螺钉或张力带固定。骨松质螺钉水平穿过胫骨结节穿入干骺端固定胫骨结节。建议采用 4mm 直径的骨松质螺钉,不建议采用直径 6.5mm 的螺钉。放置垫圈可以防止螺钉头下沉。撕脱的髌腱和骨膜也应一并修复。如果胫骨结节骨折为粉碎性,要加用减张缝合。术后,应用长腿石膏固定膝关节伸直位 4~6 周,然后改成夹板固定 2 周。症状减轻后开始进行活动范围练习和股四头肌肌力锻炼。

(六)并发症

1.膝过伸

继发于骨骺过早闭合,非常罕见,因为胫骨结节骨折常发生于青春期骨骼成熟期的患者。

2.膝僵直

屈曲功能受限可能与瘢痕形成或术后制动有关。伸直受限可能与骨折没有解剖复位或Ⅰ B型、Ⅱ型或Ⅲ型骨折没有进行坚强的手术固定有关。

3.高位髌骨

如果复位不满意,可能会导致高位髌骨。

4.骨折块坏死

罕见,与骨折块软组织的附着和血供受到破坏有关。

5.骨筋膜隔室综合征

罕见,可能是由胫前血管与胫骨结节同时发生撕脱并回缩到前筋膜间隙造成的。

五、髌骨脱位

(一)概述

髌骨脱位可发生在足球、棒球、体操、跆拳道、田径等运动中。平均发病年龄为25岁,女性略多于男性。损伤机制是膝关节负重屈曲外旋位时受到外翻负荷,多导致髌骨外侧脱位。根据麻醉状态下体格检查和MRI上骨挫伤的位置来判断,髌骨脱位可能发生在膝关节屈曲60°~70°时,因为这时髌骨接触到股骨外髁的界沟。术后可能发生髌骨内侧脱位并发症,是由于外侧过度松解、内侧过度紧缩或远端调整不当引起的。髌骨脱位极少会合并股四头肌撕裂。

(二)解剖和生物力学

髌骨内侧结构

绝大多数膝关节都有明显的内侧髌股韧带(MPFL)这一结构。它位于膝关节内侧的第2层,从股骨内上髁走向髌骨内侧。它是内侧约束髌骨的主要结构,提供53%的内侧约束力。其他提供髌骨内侧约束力的结构有内侧髌骨半月板韧带等(22%)。

(三)评估

急性脱位,患者叙述的病史与前交叉韧带损伤类似,受伤时伴有膝关节响声、迅速肿胀、无法正常行走。有些患者叙述在受伤后观察膝关节,发现髌骨向内侧脱位,他们往往是被髌骨外侧脱位后内侧突出的股骨髁所误导。慢性脱位的患者会主诉髌骨有不同程度的反复脱位或半脱位。

1.体格检查

约80%的急性脱位患者有膝关节积液,40%的患者可有Bassett征阳性(屈膝30°、70°时髌骨内侧支持带触压痛,后内侧软组织和内收肌结节触压痛),急性血肿可导致股四头肌反射抑制或减弱。解剖研究表明,易于发生髌骨脱位或不稳定的因素包括Q角>20°(正常男性<10°,女性<15°)、膝外翻、高位髌骨、髌股关节沟角过浅、股四头肌内侧头发育不良、全身多韧带松弛症、扁平足等。其他体格检查包括横向髌骨倾斜和横向移动度,检查时要在屈膝30°位进行并双侧对比。髌骨横向内移小于髌骨宽度的25%表明外侧支持带过紧,被动髌骨倾斜试验也会表现出异常。相反,横向外移大于髌骨宽度的75%表明内侧限制力量不足。

2.影像学检查

（1）X线片：应包括膝关节前后位、侧位、轴位像。前后位、侧位像对于判断骨折、评估是否高位髌骨有意义，而轴位像对于判断边缘骨折、评估侧方移位及股骨滑车沟角有意义。双侧轴位像有利于进行对比。一些影像学的角度和比率常用来评估髌股关节不稳。

①股骨滑车沟角：在屈膝30°～35°膝关节轴位片上进行测量，沿股骨髁内侧和外侧斜坡画两条线，两线形成的夹角叫做股骨滑车沟角，＞144°预示髌骨不稳。

②轴位髌骨适合角：在股骨滑车沟角的基础上测量髌骨适合角，将股骨滑车沟角做角平分线，然后沿滑车沟最低点至髌骨内侧面嵴的最低点做一连线，这条线与股骨滑车沟角的角平分线之间的夹角就叫作适合角。如果这条线在角平分线的内侧，适合角就为负值；如果这条线在角平分线的外侧，适合角就为正值。适合角平均值为$-8°～-6°$，＞16°不正常。

③外侧髌股角：在轴位片上测量外侧髌股角。沿股骨内、外髁最高点画一直线，然后在髌骨外侧关节面做一切线，这两条线构成的夹角即为外侧髌股角。正常情况这个角度向外侧开口，如果角度为0°或向内侧开口，则认为不正常。

④Blumensaat线：膝关节屈曲30°侧位片上，髌骨下极应正好位于Blumensaat线（髁间窝顶的延长线）上，如果髌骨下极位于这条线的上方或下方则分别考虑是高位髌骨或低位髌骨。

⑤Insall-Salvati指数：在屈膝30°膝关节侧位片测量Insall指数，该指数是指髌腱长度与髌骨长度的比值，＞1.2提示高位髌骨，＜0.8提示低位髌骨。

⑥Blackbume-Peele指数：在屈膝30°膝关节侧位片测量，沿胫骨平台向前做一延长线，从髌骨关节面的低点作这一条线的垂直线，这条线的长度为"A"，髌骨关节面的长度为"B"，A/B值即为Blackburne-Peele指数。正常值为0.8，＞1.0可视为高位髌骨。

（2）CT检查：双膝关节屈曲100行CT扫描，对测量和比较髌骨外侧倾斜很有用。髌骨半脱位有3种类型。Ⅰ型，外侧半脱位，无髌骨倾斜；Ⅱ型，半脱位合并髌骨倾斜；Ⅲ型，髌骨倾斜不伴半脱位。而且，胫骨结节外偏可以用CT进行评估。胫骨结节外偏＞9mm被认为与髌骨不正有密切关系。

（3）MRI检查：MRI可用来评估内侧髌股韧带的完整性和是否存在软骨损伤。股四头肌内侧头近端回缩与MPFL从内侧股骨髁撕脱相关。一项研究发现，急性髌骨脱位的MRI检查可见，100%的患者发生积液；87%的患者发生MPFL从内侧股骨髁撕脱；78%的患者发生股四头肌内侧头信号改变；87%的患者发生外侧股骨髁骨挫伤；30%的患者发生内侧髌骨挫伤。

（四）合并伤

严重的骨软骨损伤可发生在髌骨内侧软骨面或股骨滑车外侧髁。急性髌骨脱位时髌骨内侧软骨面或股骨滑车外侧髁骨软骨损伤的发生率为68%。外侧髁病变的位置往往在滑车沟终点的前方，髌骨在膝关节屈曲70°～80°时会接触到这个位置，因此考虑髌骨脱位发生在膝关节屈曲70°～80°。我们应尽量尝试去修复骨软骨损伤。另一个髌骨脱位合并伤是MPFL从内侧股骨髁撕脱（有研究认为发生率为94%）。

（五）治疗及基本原则

无论是非手术治疗还是手术治疗，早期治疗的效果较好。较差的预后与晚期处理、不恰当的早期治疗、双侧髌骨脱位、女性患者等因素有关。较大的血肿应给予穿刺来减少疼痛。

1.非手术治疗

(1)固定制动与功能康复:前6周严格进行管型石膏固定或支具固定制动,然后进行积极的物理康复治疗和力量训练。有报道称经过固定制动与功能康复后不稳定率约为40%,而没进行固定制动的不稳定率为50%～60%。其他后遗症包括肌肉萎缩、功能障碍以及髌股关节的相关问题。

(2)功能性治疗:主要是指早期在髌骨固定器保护下行活动度锻炼。据报道,这种技术有66%的患者结果良好,患者满意度为73%,可降低26%的再脱位率。

2.手术治疗

一般来讲,手术干预的指征包括合并骨折或骨软骨损伤的脱位、复发性髌骨脱位以及非手术治疗后再脱位。由于非手术治疗后髌骨脱位的复发率高,现在的治疗趋势提倡早期手术治疗修复受损的结构。

(1)急性脱位的手术治疗——内侧髌股韧带修补术:内侧髌股韧带断裂是髌骨脱位的主要病变,因此有学者提出急性期修复内侧髌股韧带。大多数情况下,内侧髌股韧带断裂是从股骨髁部撕裂,也有从髌骨止点处撕裂或韧带中部撕裂。术前要进行MRI扫描以确定损伤的位置,从而决定手术方案。采用关节镜探查关节内合并伤并清除干扰的软组织。如果内侧髌股韧带是从股骨髁部撕裂的,一种治疗方法是在内侧股骨髁上方、股内收肌远端做切口,探查髌股韧带撕裂端后采用缝合铆钉将髌股韧带固定回股骨内髁处。修复前和修复后,可通过关节镜在内上侧入路观察和评价髌骨轨迹。这个方法的初步结果令人满意,一项术后34个月的随访研究没有发生再次脱位。

(2)慢性脱位的手术治疗

①近端软组织手术

a.外侧支持带松解术:外侧支持带松解的指征包括外侧支持带过紧(中性或负倾斜)、伴或不伴半脱位、非手术治疗效果不满意等。外侧支持带松解也可与MPFL重建手术同时进行。外侧支持带松解的目标是术中髌骨被动内倾达到60°～90°。

b.髌骨近端"管"重建:首先进行外侧松解,随后游离、松解股内侧肌并重建、固定于髌骨偏外偏远的位置,这样就在髌骨的前方和近端形成一个"腱管"。

c.股四头肌内侧头前置术:股四头肌内侧头前置术有好几种方法。Madigan术是将股四头肌内侧头的外侧部分转移缝合到髌骨中段;更常见的方法是紧缩缝合内侧支持带和股四头肌内侧头,同时松解外侧支持带。

②远端手术:考虑重建手术时,如何行远端手术与术后髌股接触压力的变化以及晚期退行性改变有关。如果Q角正常(<15°),不建议进行远端手术。

a.Roulx-Goldthwait术:1888年Cesar Roux首先介绍了该手术,1899年Joel Goldthwait对其进行了改良。该术式是松解髌腱的外侧部分,将其向内转移缝合。该术式常结合近端的软组织手术一起进行。

b.Hauser术:1938年报道的这一技术,是将胫骨结节直接内移。然而,将胫骨结节移向胫骨近端的后内侧面后,可导致髌股关节压力增高,从而导致关节退变。

　　c.Elmslie-Trillat术：该术式是 Hauser 术的改良。使用摆锯将胫骨结节近端由外向内、远锯开但保留远端的骨膜连接，胫骨结节向内旋转后固定，通过远端骨膜形成铰链作用限制胫骨结节的位移量。

　　d.Fulkerson术（胫骨结节内移、前置术）：该术式是 Elmslie-Trillat 术的改良。截胫骨结节时外侧厚、内侧薄，使其形成长斜行，这样将胫骨结节内移时可以同时前移，达到矫正 Q 角同时减轻髌股关节压力的目的。

　　e.Hughston术：该术式实际上是 Elmslie-Trillat 术联合近端手术，包括外侧支持带松解、内侧折叠缝合和远端胫骨结节截骨移位术。

　　f.Galleazzi术：外侧支持带松解后，松解半腱肌近端并将其绕过髌骨后缝合到半腱肌远端。这种技术在骨骼未发育成熟的患者身上适用。

　　③髌骨切除术：髌骨切除术是在无法进行其他手术时才需要考虑的手术方式。

（六）并发症

　　髌骨脱位非手术治疗的并发症包括复发性脱位（40％）、膝关节活动范围受限和髌股关节退行性改变。非手术治疗的整体满意度很低。髌骨脱位手术治疗的并发症包括矫正过度（内侧脱位或早期髌股关节退变）、骨不连、伤口并发症及骨筋膜隔室综合征。

六、股四头肌挫伤

（一）概述

　　股四头肌范围广泛，位于股骨前方，容易受到外力和股骨之间的挤压而损伤。股四头肌挫伤是指股四头肌损伤但未完全丧失功能。

（二）分型

　　股四头肌挫伤按初始血肿和肿胀停止后的 24～48 小时挫伤的严重程度分为三级。轻度挫伤的特点是局部压痛、膝关节屈曲活动度＞90°、具有深度屈膝的能力，平均功能障碍的时间是 13 天；中度挫伤的特点是局部压痛和肿胀、膝关节屈曲活动度＞45°但＜90°、无法深度屈膝或从坐位站立起来，平均功能障碍的时间是 19 天；重度挫伤的特点是明显的压痛和肿胀、肌肉轮廓不清、屈膝活动度＜45°、跛行，平均功能障碍的时间是 21 天。

（三）评估

　　如果临床检查怀疑股四头肌挫伤，应进行摄 X 线片、MRI 和超声检查。挫伤后 2～4 周通过 X 线检查就可以判断是否有骨化性肌炎，骨化性肌炎常发生在大腿中部。

（四）治疗及基本原则

　　在出血和血肿停止之前都要密切观察股四头肌挫伤的问题。股四头肌挫伤后发生骨筋膜隔室综合征虽罕见但也有报道。排除骨筋膜隔室综合征后，股四头肌挫伤的治疗原则是非手术治疗，分 3 个阶段。

　　1.Ⅰ期

　　Ⅰ期治疗的目的是减少出血。治疗方法包括休息、冰敷、抬高患肢、固定髋关节和膝关节于屈曲位，环股骨的冰绷带可以包裹在大腿上并轻微加压。要避免按摩、热疗、电疗和功能锻炼。当大腿周径固定、休息时不疼痛、能够主动弯曲膝关节至 90°时则发展到了Ⅱ期。

2.Ⅱ期

Ⅱ期治疗的目的是恢复运动。治疗方法包括冰敷、腿部重力辅助下功能锻炼(重点是锻炼膝关节屈曲活动)。患者可以开始进行股四头肌等长运动和负重行走。当患者膝关节主动活动度＞120°、双侧大腿周径相同时则发展到了Ⅲ期。

3.Ⅲ期

Ⅲ期治疗的目的是功能性康复。重点康复关节活动度、肌肉力量和耐力。通过抗阻力静态练习、散步、慢跑(游泳池和地面)、最后快跑等手段进行康复。活动范围正常、不痛且可进行快跑时,患者完全恢复正常。推荐佩戴厚垫大腿绷带 3～6 个月后再进行对抗性体育运动。

(五)并发症

骨化性肌炎是常见并发症,与以下因素有关:膝关节屈曲度＜120°、踢足球损伤导致股四头肌挫伤、既往有股四头肌挫伤史、持续存在膝关节积液、延误治疗超过 3 天等。通常,结合明显的创伤史和病变区域骨化就可以诊断骨化性肌炎,异位骨化的治疗一般是非手术治疗如功能锻炼。然而,应注意滑膜肉瘤、骨肉瘤有时可能会被误诊为骨化性肌炎。

第十二节　胫骨平台骨折

一、概述

(一)损伤机制

此类骨折通常由压缩暴力所导致:包括直接轴向的压缩力和间接的冠状压缩力,或者是合并轴向和冠状方向的合力。常见于摔倒或车祸。

(二)影响骨折类型的因素

(1)暴力作用于小腿的位置以及暴力发生时膝关节的弯曲程度。

①内侧平台骨折:是由压缩和内翻应力联合造成的。

②外侧平台骨折:是外翻应力和来自关节外侧的力联合造成的。

(2)骨质量和患者年龄。

①年轻患者:由于年轻患者骨质致密,常出现合并韧带损伤的简单劈裂骨折。

②老年患者:老年患者常产生单纯塌陷或劈裂-塌陷型骨折,且不存在合并的韧带损伤。

二、评估

(一)病史

1.膝关节疼痛

对于主诉为持续性膝关节疼痛的患者,都应高度怀疑胫骨平台骨折。

2.膝关节积血及膝关节周围软组织血肿

当出现膝关节积血及膝关节周围软组织血肿,特别是出现韧带部位的血肿时,需要高度怀疑胫骨平台骨折。

3.损伤机制

损伤机制和任何其他的影响因素,可通过询问病史得到确认。

(二)体格检查

1.视诊

应注意下肢的皮肤情况,特别应注意是否存在闭合性的脱套伤和开放性伤口。所有的开放性伤口都要确认是否和膝关节相通,具体方法为:在消毒条件下,往膝关节腔内注入 50mL 的无菌生理盐水,来确定开放性伤口是否与膝关节腔相通。

2.触诊

评估肢体的神经、血管情况。

(1)骨筋膜隔室综合征:虽然胫骨平台骨折合并骨筋膜隔室综合征较为少见,但在临床也应常规排查。如果临床症状、体征不能确认是否存在骨筋膜隔室综合征,应直接测量骨筋膜隔室的压力。

(2)血管搏动:应记录腘动脉、足背动脉、胫后动脉的搏动情况。如不能触及搏动,应行超声或血管造影检查。

(3)韧带损伤:约 30% 的胫骨平台骨折合并有韧带损伤,因此,对于胫骨平台骨折患者应注意检查是否合并韧带损伤。例如,有移位的外侧胫骨平台骨折患者,出现内侧副韧带的疼痛和肿胀,应高度怀疑是否合并内侧副韧带撕裂。

(4)半月板损伤:约 50% 的胫骨平台骨折合并有半月板损伤。诊断胫骨平台骨折是否合并半月板损伤,早期临床检查可靠性较低。

(三)影像学检查

1.初步影像学检查

对于膝关节创伤,X 线检查包括膝关节前后位、侧位、膝关节双斜位以及向尾侧倾斜 15°膝关节 X 线片。这些 X 线片可评估胫骨干轴线、关节凹陷、撕脱骨折,以及关节间隙增宽的情况。由于胫骨平台向后倾斜,向尾侧倾斜 15°膝关节 X 线片可较前后位 X 线片更准确地评估关节凹陷程度。

2.内翻(外翻)应力位片

内翻(外翻)应力位片可作为膝关节常规 X 线片的补充,同时可用来判断有无合并韧带损伤。当内侧或外侧关节间隙较对侧肢体增宽超过 1cm,提示侧副韧带受损。

3.CT 扫描

CT 扫描可较好地辅助术前手术计划的制订。矢状面和冠状面的 CT 扫描重建是评估关节内骨折移位程度的最佳检查方法。

4.MRI

虽然 MRI 可以辅助膝关节 X 线片判断是否合并半月板和韧带损伤,但磁共振成像在胫骨平台骨折的评价中无明确的作用。

三、分类

(一)Schatzker 分型

Schatzker 分型(图 4-10)是胫骨平台骨折分型中应用最广和最被接受的分类方法。

(1)Ⅰ型骨折是外侧平台的劈裂骨折。主要发生于骨质致密的年轻患者,半月板常嵌入骨折端。此类骨折韧带损伤风险大。

(2)Ⅱ型骨折是外侧平台骨劈裂-塌陷骨折。股骨髁轴向应力首先导致平台劈裂,然后导致平台边缘的塌陷。

(3)Ⅲ型骨折是单纯的外侧平台塌陷骨折。它们很有可能是低能量损伤所致,常发生于老年患者。韧带损伤风险比较低。

(4)Ⅳ型骨折是内侧胫骨平台骨折,常为高能量损伤。有可能合并腓神经的损伤。

(5)Ⅴ型骨折是双髁骨折。典型的此类骨折为内侧平台和外侧平台的劈裂骨折,但没有关节面的塌陷。

(6)Ⅵ型骨折的特征是合并胫骨干(如干骺端分离)的骨折。常为高能量损伤,骨折块粉碎,有可能合并腘动脉的损伤。

(二)AO/OTA 分型

1.优点和不足之处

AO/OTA 分型的优点是:由于其有统一的标准、一致的治疗方法,使其在处理不同患者时有较好的一致性。不足之处在于其分型过于繁杂,不利于临床应用。AO 分型系统把不同骨折通过分型、分组、亚组的方法进行区分。

2.与 Schatzker 分型相同之处

AO/OTA 分类 B 型骨折相当于 Schatzker 分类的 Ⅰ～Ⅳ 型骨折,AO/OTA 分类 C 型骨折相当于 Schatzker 分型的 Ⅴ 型和 Ⅵ 型骨折。

四、合并伤

(一)半月板撕裂

多达 50%的胫骨平台骨折会出现半月板撕裂。不能修复的半月板撕裂必须要及时手术治疗予以切除。在进行骨折切开复位时,发现半月板周缘撕裂应在关闭伤口前将其缝合修复。

(二)韧带损伤

多达 30%的胫骨平台骨折会出现与韧带相关的损伤。治疗需要根据损伤的特点来具体决定。不同韧带损伤合并不同类型的骨折对膝关节稳定性有何影响,现有的研究尚未明了,因此对韧带损伤是否需要修复仍有争议。

1.内侧副韧带的修复

急性期内侧副韧带的修复需要剥离大量软组织。据文献证据表明,非手术治疗内侧副韧带损伤愈合良好。

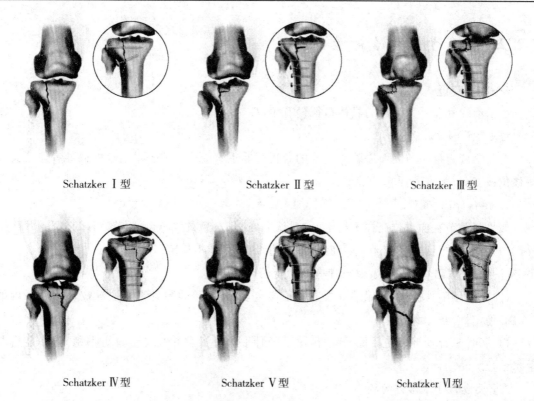

Schatzker Ⅰ型　　　　　Schatzker Ⅱ型　　　　　Schatzker Ⅲ型

Schatzker Ⅳ型　　　　　Schatzker Ⅴ型　　　　　Schatzker Ⅵ型

图 4-10　胫骨平台骨折的 Schatzker 分型

　　Ⅰ型骨折:外侧平台的劈裂而没有关节面的塌陷。骨折块或多或少存在移位。即使移位很轻微,仍有可能存在外侧半月板的边缘撕裂,这有可能被骨折掩盖。排除半月板损伤可能需要进行关节镜检查。如果骨质量足够好的话,第一类型的骨折可以用拉力螺钉(与垫片)修复。而在骨质疏松的患者中,采用支持钢板可能更适当。Ⅱ型骨折:劈裂-塌陷型骨折。塌陷的骨折片可能较为粉碎。这些损伤通常发生于骨密度减低的患者。对于Ⅱ型骨折,可显露半月板,暴露半月板下方的外侧平台,通过打开外侧骨折块,使关节表面塌陷的骨折片可以撬拨复位,撬拨形成的空腔大量植骨填充。劈裂骨折块可以用拉力钢板螺钉＋支撑钢板进行固定。年老的患者可以使用同种异体骨进行植骨。Ⅲ型骨折:单纯的塌陷骨折。因塌陷的程度和角度不同患者可有区别,塌陷可发生于平台中央、平台周围或平台其他部位。如塌陷较小或塌陷局限于平台中央,则不会存在膝关节的不稳定。在Ⅲ型骨折中,可能需要在麻醉下查体来评估膝关节的稳定性。如果在Ⅲ型骨折中存在不稳,胫骨平台塌陷的部分则需要通过在干骺端合适开窗来抬起塌陷部分,塌陷部位复位后形成的空腔用植骨块填充。如果开窗较大,则必须用支撑钢板来避免劈裂骨折。Ⅳ型骨折:内侧平台的骨折,通常合并有髁间嵴的骨折。此类高能量的损伤可能合并有神经、血管或其他重要的软组织损伤。Ⅳ型骨折(内侧平台)通常需要用内侧支撑钢板＋拉力螺钉来固定。髁间嵴的骨折有时需采用拉力螺钉或钢丝来固定。Ⅴ型骨折:双髁骨折可累及关节面。骨折线有时离髁间嵴很近,但平台的负重面不受影响。骨折线可能像一个倒着的"Y"。内侧拉力螺钉和外侧支撑钢板为Ⅴ型骨折最佳的固定方式。支撑钢板在预防轴向坍塌中非常重要。Ⅵ型骨折的特征是干骺端和骨干的分离。外侧平台通常有一个塌陷或粉碎的区域,而内侧平台更为完整,塌陷也可累及双侧平台。双钢板固定为Ⅵ型骨折的最佳选择。采用双钢板固定使两块钢板都起到支撑作用,其中的一块(DCP 型钢板)必须连接骨骺端和骨干。如有需要,附加拉力螺钉固定,钢板起到加压钢板或中和钢板的作用

　　2.髁间嵴撕脱的修复

　　髁间嵴撕脱需要修复,使交叉韧带和撕脱下的骨块复位。

五、治疗方法和治疗原则

(一)适应证

手术治疗和非手术治疗的具体指征仍有争议。

1.关节面移位

有些学者建议关节表面塌陷<1cm 的骨折行非手术治疗。但手术治疗的倡导者建议关节面移位(≤2mm),应行手术治疗。

2.内翻(外翻)不稳

如果膝关节在伸直位存在不稳定,一致认为内翻(外翻)较对侧膝关节>10°,是手术指征。

(1)劈裂骨折:劈裂骨折因累及胫骨平台边缘,很可能不稳定。

(2)劈裂-塌陷骨折:劈裂-塌陷骨折不稳定的风险更高。

(3)单纯塌陷骨折:单纯塌陷骨折通常很稳定,因为完整的胫骨平台边缘皮质保证了内翻(外翻)稳定性。

(4)胫骨平台骨折合并胫骨干骨折:由于胫骨平台骨折合并胫骨干骨折不稳定,不能行非手术治疗。

3.需要急诊手术治疗的损伤

关于开放性骨折、伴有血管损伤的骨折或合并有骨筋膜隔室综合征的骨折,需要急诊手术进行治疗。

(二)非手术治疗

非手术治疗可用来治疗稳定的、移位小的胫骨平台骨折。

1.支具保护下下床活动

推荐铰链式石膏支具保护下肢部分负重 8～12 周。如患者可忍受,可以进行全负重。16～26 周可开始自由运动。

2.锻炼

可在保护承重期就开始循序渐进的膝关节活动锻炼、股四头肌和腘绳肌等长收缩锻炼。

(三)手术治疗

1.术前计划

术前计划使外科医师深刻洞察骨折的"个性化"。对侧下肢的 X 线片可作为模板。牵引状态下摄 X 线片可更好地评估骨折片的大小、移位情况。

2.手术时机

手术时机受软组织的影响。软组织在损伤后 8～12 小时会出现水肿,可使用一个大的 Jones 夹板或跨膝关节临时外固定器来固定膝关节,以促进肿胀消退。在高能量损伤中,可能需要 2 周来使软组织消肿。

六、解剖因素和手术技巧

(一)透视下有限切开复位技术、间接复位方法

对于劈裂骨折(Schatzker I 型、IV 型、V 型),建议透视下有限切开复位技术、间接复位方法而不是直接暴露膝关节来评估关节面是否平整。对于塌陷骨折,由于剩余平台骨质的影响,会使透视显影不理想。

(二)关节镜

关节镜可作为一种评估关节面复位的微创方法。一些学者提倡用于膝关节劈裂骨折,因为从理论上劈裂骨折在复位的过程中可能出现半月板卡压。关节镜非常适合治疗中心塌陷性骨折,即(Schatzker III 型)。当然,液体外渗也存在导致骨筋膜隔室综合征的风险,应避免灌注液体的压力过高。在关节镜治疗胫骨平台骨折手术过程中,应时常测量骨筋膜隔室压力。

(三)劈裂骨折的手术治疗(Schatzker I 型、IV 型和 V 型骨折)

1.碎骨块的复位

点状复位钳可用于内、外侧胫骨平台骨折块的复位。

2.通过韧带复位

分离骨折中,在骨折块同侧使用股骨牵引器,可以辅助骨折复位(此项技术的应用要求有软组织附着)。

3.骨移植

此类骨折不需要植骨,而且植骨会妨碍骨折的复位。

4.固定

根据患者骨质量,选择螺钉或钢板固定。

(四)塌陷骨折的手术治疗(Schatzker III 型骨折)

1.塌陷骨折块的抬高

塌陷的骨折块可通过骨皮质开窗,而后顶起塌陷骨折部位。

2.骨移植

干骺端的骨缺失,需要使用植骨材料填充,以防止关节面的进一步塌陷。

3.固定

经皮螺钉固定大块碎骨片,应使螺钉与关节面平行,且刚好位于移植骨的下面,以确保其支撑性。

(五)塌陷性碎裂骨折和伴有干骺端分离的骨折的手术治疗(Schatzker II 型和 VI 型骨折)

1.切开复位内固定技术

切开复位内固定因能使关节面骨折解剖复位,恢复骨折块轴线,所以允许膝关节早期进行功能活动。

2.股骨牵引

在这种骨折类型中,股骨牵引器可作为骨折复位的辅助方法。股骨牵引器放在骨折块同

侧。在 Schatzker Ⅵ 型骨折中,可能需要使用两个股骨牵引器。

3.手术路径

(1)切口

①正中切口:正中切口便于行远期的膝关节置换术或膝关节融合术。

②双侧切口:部分学者提倡前外侧或后内侧切口,尤其是在治疗 Schatzker Ⅵ 型骨折时。

(2)冠状韧带:若要暴露膝关节腔,需水平切开冠状韧带。

(3)扩大显露关节:切开部分髂胫束可扩大显露关节。

(4)"Z"字成形:如果仍需进一步扩大术野,可考虑"Z"字形切开髌韧带(髌韧带缝合后需使用张力带保护)

4.Schatzker Ⅱ 型

骨折的特殊手术技巧如下。

(1)碎骨块:碎骨块应该铰链在一起,以保护其软组织附着。关节面的塌陷骨折,需要使用大块骨松质予以抬起。

(2)骨移植:干骺端骨缺失的骨移植,是在复位和固定骨折之后还是之前,需要外科医师自己去权衡。

(3)稳定性:骨折的稳定性取决于平行于关节线、直径较大的拉力螺钉和合适长度的支撑钢板。

5.Schatzker Ⅵ 型

骨折的特殊手术技巧如下。

(1)内侧平台骨折块:内侧平台骨折通常是两个较大的骨块,并与外侧平台骨折块和胫骨干相连。

(2)干骺端骨折块:干骺端骨折块应首先复位,然后与干骺端或骨干固定在一起,两者皆可。

①双钢板:首选小切口置入低切迹钢板。

②单钢板:对于横形骨折的患者,用单钢板固定就已经足够。

③单钢板和对侧外固定支架:对于斜形骨折,可采用单钢板固定,同时放置对侧外固定支架以中和剪切力。

④环形外固定支架:Ilizarov 外固定支架推荐使用在骨折水平与胫骨干和骨骺端很近的骨折。Ilizarov 外固定支架作为开放性骨折的终末固定。已有报道称环形外固定支架具有 ORIF 相似的临床疗效,且严重并发症更少。

⑤环形线缆外固定联合有限内固定:有相关的文献报道,在高能量、严重的粉碎性骨折中提倡采用微创的有限内固定来固定关节面的骨折,使用环形线缆固定余下的其他骨折块。

七、损伤并发症

(一)创伤性关节炎

创伤性关节炎既可能发生在损伤后关节的不平整,也可能是损伤后关节软骨的持续损伤。

(二)半月板组织缺失

半月板组织缺失可导致关节软骨直接承重,同时也可能导致早期骨关节炎。

(三)关节运动的丧失

关节运动的丧失归因于关节周围的软组织损伤,往往随着关节制动时间的延长而加重。

(四)其他罕见并发症

罕见并发症包括骨筋膜隔室综合征、腓总神经损伤、腘动脉损伤、深静脉血栓形成、缺血性坏死等。

八、并发症的治疗

(一)感染

感染是一种严重的并发症,在胫骨平台骨折中发生率高达 12%。感染与骨折的初始条件有关,同时也与外科干预相关联。

(二)皮肤缺失

骨折部位的皮肤缺失,可能是由于不恰当的手术时机、不恰当的软组织处理或使用双髁钢板。皮肤缺失是后期感染的主要危险因素。

(三)腓总神经损伤

腓总神经损伤可能是由于手术或石膏固定而发生的医源性损伤。

(四)畸形愈合和骨不连

畸形愈合和骨不连是比较少见的并发症。但使用"混合"外固定治疗的 Schatzker Ⅵ型骨折,越来越多的患者发生畸形愈合和骨不连。

第五章 关节损伤

第一节 肩关节脱位

肩关节脱位(盂肱关节脱位)是全身大关节脱位中最常见的部位。

一、肩关节脱位的分类

根据关节不稳定的程度可以分为肩关节脱位和半脱位,关节脱位是指肱骨头与肩盂关节面完全分离,不能即刻自动复位。而肩关节半脱位是肩关节活动至某一位置的瞬间,肱骨头与盂的关系发生一定程度的错位,产生一定的症状,并可自动恢复到正常的位置。患者有时可感到肩关节有暂时的错动不稳的感觉,此种疾患可发生于原始肩脱位治疗后、手术治疗后。也可伴发于复发性肩脱位。

根据关节脱位的时间及发作的次数可分为新鲜脱位、陈旧脱位和复发脱位等。文献中有的将脱位时间超过24h者称为陈旧性脱位。但从创伤病理变化以及治疗方法考虑,将脱位时间超过2~3周者称为陈旧性脱位较为合理。

复发性肩脱位是指原始创伤脱位复位后的一段时间内(一般在伤后两年以内),肩部受轻微的外力或肩关节在一定位置活动中即又发生脱位。而且在类似条件下反复发生脱位时称为复发性脱位。

根据肩关节不稳定的方向可分为前脱位、后脱位、上脱位及下脱位等。

前脱位是最为常见的肩关节脱位类型,约占肩关节脱位的95%以上。直接外力虽可造成肱骨头脱位,但主要发生机制是肩外展、后伸伴外旋的外力,由于肱骨头的顶压,造成前关节囊和韧带以及盂唇软骨的损伤,外力继续作用可使肱骨头脱向前方。常伴有肱骨大结节或肩袖的损伤。根据肱骨头脱位后的位置不同,前脱位又可分为如下几种类型。

喙突下型:肱骨头脱位至喙突下方。

盂下型:肱骨头脱向前下,位于盂下缘。

锁骨下型:肱骨头脱位后向内侧明显移位,至喙突的内侧、锁骨下方。

胸内脱位型:是较为少见的类型。肱骨头移位通过肋间进入胸腔。常合并肺及神经、血管损伤。

后脱位是较为少见的损伤。发生率约占肩关节脱位的 1.5%～3.8%。当肩关节在内收、内旋位肱骨遭受由下向上的轴向外力时,可造成盂肱关节后脱位。

此外当癫痫发作、电休克治疗时,由于肌肉痉挛收缩也可造成关节脱位。肩部内旋肌群的肌力(胸大肌、背阔肌及肩胛下肌)明显强于外旋肌群的肌力(冈下肌、小圆肌),因此发生后脱位的概率高于前脱位。

直接外力作用于肩前方也可造成后脱位。

后脱位造成后方关节囊以及盂唇软骨的损伤,常合并小结节骨折。后脱位又可分为肩峰下脱位(占后脱位的 98%)、后方盂下脱位及肩胛冈下脱位。

肩关节下脱位是罕见的脱位类型。发生机制为肩部遭受过度外展的外力,使肱骨颈与肩峰顶触并形成一个支点,将肱骨头自关节囊下方撬出关节。使肱骨头关节面顶端向下,头绞锁于盂窝下,肱骨下端竖直向上。因此也称为垂直脱位。常合并有严重的软组织损伤。

上脱位是更为罕见的脱位类型。外伤机理是肩在内收位遭受向上方的外力引起。肱骨头向上移位,可造成肩峰、锁骨、喙突或肱骨结节的骨折,以及肩锁关节、肩袖和其他软组织损伤。

二、临床诊断

对疑为肩关节不稳的患者应详细询问有关的病史。应了解是否为第一次发作,以及首次发作的时间。首次脱位年龄越小者,以后成为复发脱位的发生率越高。年龄 20 岁以下的患者,首次脱位以后变成复发脱位的发生率为 80%～95%。其次应询问致伤外力的大小以及外伤机理。复发脱位发生率与原始损伤程度成反比。轻微外力即造成脱位者,说明肩关节稳定因素有缺陷,易转化为复发不稳定。而严重外伤引起脱位者,由于软组织损伤较重,经修复形成瘢痕组织,可使盂肱关节变得更为稳定。

外伤的原因、外伤时肩关节的位置以及外力作用的方向,有助于对以往脱位方向的分析。此外有无原始脱位的病历资料、X 线检查,是否易于复位,都有助于对盂肱关节不稳定的分析判断。

急性前脱位的临床表现为肩部疼痛、畸形、活动受限。患者常以健手扶持患肢前臂、头倾向患侧以缓解疼痛症状。上臂处于轻度外展、外旋、前屈位。肩部失去圆钝平滑的曲线轮廓,形成典型的方肩畸形。患肩呈弹性固定状态位于外展约 30°位。试图任何方向的活动都可引起疼痛加重。触诊肩峰下空虚,常可在喙突下、腋窝部位触到脱位的肱骨头。患肩不能内旋、内收。当患肢手掌放在对侧肩上,患肢肘关节不能贴近胸壁。或患肘先贴近胸壁,患侧手掌则不能触及对侧肩,即所谓 Dugas 阳性体征。

诊断脱位时应注意合并肱骨颈骨折和结节骨折的可能。合并大结节骨折的发生率较高。此外应常规检查神经、血管。

陈旧性肩脱位的体征基本同于新鲜脱位,唯肿胀、疼痛较轻,依脱位时间长短和肢体使用情况不同,肩关节可有不同程度的活动范围。肩部肌肉萎缩明显,尤以冈上肌及三角肌为著。

陈旧性肩关节前脱位的病理改变是在新鲜脱位病理损伤基础上,随着时间的迁延,一些损伤组织得到修复,一些组织由于废用和挛缩发生了相应的继发病理改变。

(1)关节内和关节周围血肿机化,形成大量纤维瘢痕组织填充肩盂,并与关节囊、肩袖结构和肱骨头紧密粘连,将肱骨头固定于脱位的部位。

(2)关节周围肌肉发生失用性肌肉萎缩,关节囊、韧带和一些肌肉发生挛缩并与周围组织粘连。以肩胛下肌、胸大肌及肩袖结构尤为明显。

(3)原始损伤合并肱骨大结节骨折者,可发生畸形愈合。骨折周围可有大量骨痂以及关节周围骨化。

(4)关节长期脱位后,肱骨头及肩及关节软骨发生变性、剥脱、关节发生退行性改变。

(5)肱骨上端、肱骨头以及肩盂由于长期失用,可发生骨质疏松,骨结构强度减低。

以上病理改变增加了闭合复位的困难,脱位时间越久,粘连牢固程度越重,越不容易复位。强力手法复位,不但易于造成肱骨上端骨折,而且由于臂丛神经及腋部血管与瘢痕组织紧密粘连,也易造成损伤。即使采用切开复位,也需由有经验医师谨慎操作。

急性后脱位的体征一般不如前脱位明显、典型。很容易造成误诊。因此肩关节后脱位有"诊断的陷阱"之称。容易形成误诊或漏诊有如下几方面的原因:

(1)肩后脱位绝大多数为肩峰下脱位,而这种类型的脱位没有前脱位时明显的方肩畸形以及肩关节弹性绞锁现象。患侧上臂可靠于胸侧。

(2)只拍摄前后位 X 线片时,X 线片中肱骨头没有明显脱位的表现。骨科医师只依赖于正位片表现排除了脱位的可能是造成误诊的主要原因。

(3)X 线片上发现一些骨折,并主观认为这些损伤就是引起肩部症状的全部原因从而不再认真检查主要的损伤。

(4)肩关节后脱位是较为少见的损伤,一些医师缺乏体检和诊断的经验,因此易于误诊。

下方脱位的临床体征非常明显、典型。上臂上举过头,可达 110°～160°外展位。因此也称为竖直性脱位。肘关节保持在屈曲位,前臂靠于头上或头后。疼痛症状明显。腋窝下可触及脱位的肱骨头。常合并神经、血管损伤。在老年人中多见。

上方脱位时上臂在内收位靠于胸侧。上臂外形变短、肱骨头上移,肩关节活动明显受限。活动时疼痛加重。易合并神经、血管损伤。

外伤后怀疑有肩关节脱位时,需拍摄 X 线片确定诊断。以明确脱位的方向、移位的程度、有无合并骨折。更为重要的是明确有无合并肱骨颈的骨折,不能将其相混临床典型的体征做出脱位的诊断,更不能不经 X 线检查就采取手法复位治疗。否则不仅复位会遇到困难,也有可能造成医源性骨折,使治疗更为复杂、困难,形成医疗上的纠纷。

由于肩胛平面与胸壁平面有 30°～45°成角,因此通常的肩正位片实际是盂肱关节的斜位片。肱骨头与盂面有 6/8～7/8 相重叠,肩峰下后脱位时肩正位 X 线片常给以正常表现的假象。从而使经验不足或粗心大意的医师落入"诊断的陷阱"之中。实际在肩关节正位 X 线片中肱骨头与肩盂大部分相重叠,形成一椭圆形阴影。头关节面与盂前缘的影像均为光滑弧形曲线,彼此成平行关系。头关节面影像与盂前缘影像之间的距离较小。

而肩峰下后脱位时,由于肱骨头内旋并移向盂的后外上方,因此在正位 X 线片上的影像发生一定的改变。肱骨头与肩盂重叠的椭圆形阴影明显减少或消失。由于上臂内旋畸形,大结节影像消失,小结节影像突向内侧,因此肱骨头关节面内缘的影像不再是光滑的弧形曲线,与盂前缘弧形失去平行关系。头关节面与盂前缘距离增宽。给以盂窝空虚的外形。头关节面与盂前缘距离＞6mm时,则高度可疑为后脱位。后脱位时,由于上臂处于内旋位,颈干角的投影减少或消失,从而使头、颈的轴线在一条直线上。

肱骨头后脱位时,肱骨头的前内侧被盂后缘嵌压形成压缩骨折。在X线上显示为一平行于盂后缘的密度增高的弧形线,其内侧为相对密度减低区,后脱位时有75%的发生率。

由于普通肩前后位X线片易于漏诊肩关节后脱位的诊断,因此目前建议对肩部骨折脱位采用创伤系列X线片投照,即肩胛面正位、肩胛侧位和腋位。肩胛面正位片投照时,将片匣与肩胛骨平面平行放置,X线垂直投照,中心指向喙突。正常肩关节的影像表现为头的关节面与盂关节面相平行,显示有关节的间隙。肩关节脱位时,头盂之间的间隙消失,出现重叠影像。

肩胛侧位像是盂肱关节的真正侧位投影。正常肩关节影像为肱骨头位于盂窝中央。肱骨头脱位时,在肩胛侧位上可清楚显示前、后的移位。

腋位X线片也是盂肱关节的侧位投影,对于盂肱关节的骨折或脱位可以提供更为清晰、明确的影像。可清楚显示头与盂的前后关系以及肱骨头、结节的骨折。

新鲜肩部损伤患者因为疼痛往往不能使患肩外展达到需要的角度,因此影响腋位片的拍摄。可采用改良腋位投照。不需外展上臂,可仰卧位拍照,也可采用站立位,身体向后仰斜30°位拍照。也称为Velpeau腋位。

有时也可采用穿胸位X线片为诊断盂肱关节的损伤。拍片时患肩侧方贴近片匣,健侧上臂上举过头,X线自健侧通过胸廓投照。所得影像为肩关节的斜位片。肩胛骨腋窝缘与肱骨上端后内缘的影像形成一光滑的弧形线,称为Moloney线,肱骨头前脱位时,由于头向前移,肱骨头外旋,使颈干角及肱骨颈的轮廓充分显现,因此在穿胸位X线片上Moloney顶端弧线增宽。而后脱位时,由于肱骨头及颈向后上方移位,因此使Moloney弧形变窄,顶上变尖。

必要时行CT检查可清楚显示盂肱关节脱位的方向以及合并的骨折。

三、治疗

(一)新鲜肩脱位

新鲜肩脱位的治疗原则应当是尽早行闭合复位。不仅可及时缓解患者痛苦,而且易于复位。一般复位前应给予适当的麻醉。复位手法分为以牵引手法为主或以杠杆方法为主两种。一般以牵引手法较为安全。利用杠杆手法较易发生软组织损伤及骨折。

新鲜前脱位常用如下几种方法复位:

Hippocratic复位法:是最为古老的复位方法,至今仍被广泛应用。只需一人即可操作。患者仰卧位,术者站于床旁,术者以靠近患肩的足蹬于患肩腋下侧胸壁处,双手牵引患肢腕部,逐渐增加牵引力量,同时可轻微内、外旋上肢,解脱头与盂的绞锁并逐渐内收上臂。时常可感到肱骨头复位的滑动感和复位的响声。复位后肩部恢复饱满的外形。此时复查Dugas征变为阴性,肩关节恢复一定的活动范围。

Stimson牵引复位法:患者俯卧于床上,患肢腕部系一宽带,悬2.268kg(5磅)重物垂于床旁。根据患者体质量及肌肉发达情况可适当增减重量。依自然下垂位牵引约15min。肩部肌肉松弛后往往可自行复位。

有时需术者帮助内收上臂或以双手自腋窝向外上方轻推肱骨头，或轻轻旋转上臂，肱骨头即可复位。此种方法是一种安全、有效、以逸待劳的复位方法。一般不需麻醉即可实行。

Kocher 方法：是一种利用杠杆手法达到复位的操作。需有助手以布单绕过患者腋部及侧胸部行反牵引，然后术者沿患肢上臂方向行牵引，松脱肱骨头与肩盂的嵌压。然后使肱骨干顶于前侧胸壁形成支点，内收、内旋上臂，使肱骨头复位。操作时手法应轻柔，动作均匀缓慢，严禁采用粗暴、突然的发力，否则易于造成肱骨颈骨折或引起神经、血管损伤。

屈肘坐位牵引法：学者 2003 年首次报道采用此法复位新鲜肩关节前脱位。由于此体位关节囊周围肌肉组织处于相对松弛状态，不易阻挡，使复位简单、副损伤小、患者痛苦小，成功率较高。以右肩为例，患者坐于直背木椅，背部紧贴椅背，助手站于患者左后，左臂绕过患者左肩前，右臂绕过患者身后，双手交叉于患者右侧腋下胸壁抱紧，术者半蹲于患者右前，右手握住患者右腕，使患肩内旋 45°，屈肘 90°，以左手或左肘持续向下用力按压患者前臂上端，持续 30s 左右即可复位。若此时尚未复位，可在保持持续用力的同时，缓慢将患肩作内、外旋运动，一般均可复位。肩关节脱位合并外科颈骨折时，可先试行闭合复位。不能复位时再行切开复位。

手法复位后应常规拍摄 X 线片，以证实肱骨头确已复位，同时也可观察有无新的骨折。此外应复查肢体的神经、血管情况。患肩复位后，将患肩制动于内收、内旋位。腋窝垫一薄棉垫。可以颈腕吊带或三角巾固定。制动时间可依患者年龄而异。患者年龄越小，形成复发脱位的概率越大。30 岁以下者可制动 3～5 周。年龄较大的患者，易发生关节功能受限，因此应适当减少制动的时间。早期开始肩关节功能锻炼。

新鲜脱位闭合复位不成功时，有可能是移位的大结节骨块阻挡或关节囊、肩袖、二头肌腱嵌入阻碍复位。此时需行手术复位。此外当肱骨头脱位合并肩盂大块移位骨折、肱骨颈骨折时，多需手术切开复位。

对新鲜肩关节后脱位的复位时，患者仰卧位，沿肱骨轴线方向牵引，如肱骨头与盂后缘有绞锁，则需轻柔内旋上臂，同时给予侧方牵引力以松脱开头与盂缘的嵌插绞锁。此时从后方推肱骨头向前，同时外旋肱骨即可复位。复位成功的关键是肌肉应完全松弛，因此应在充分的麻醉下进行。复位手法力求轻柔，避免强力外旋，以免造成肱骨头或颈部骨折。

复位后如较为稳定，可用吊带或包扎固定于胸侧。将上臂固定于轻度后伸旋转中立位 3 周。如复位后肱骨头不稳定，则需将上臂置于外旋、轻后伸位以肩人字石膏或支具固定。也可在复位后以克氏针通过肩峰交叉固定肱骨头。3 周后去除固定开始练习肩关节活动。

闭合复位不成功时，或合并小结节骨折头复位后骨折仍有明显移位、复位后不稳，需行切开复位固定。肱骨头骨折缺损较大时，可用肩胛下肌或连同小结节填充缺损处。

肩关节下脱位时应先行闭合复位。沿上臂畸形方向向外上方牵引，以折叠的布单绕过患肩向下方做反牵引。术者自腋窝部向上推挤肱骨头，同时逐渐内收上臂以达复位。有时由于肱骨头穿破关节囊不能闭合复位时，则需切开复位。

肩关节上脱位更为少见，一般采用闭合复位治疗。如合并肩峰骨折使关节复位后不稳时，则需手术治疗，固定移位的骨折。

（二）陈旧性肩关节脱位

陈旧性肩关节脱位的治疗方法是难以确定的。一般应根据患者的年龄、全身状况、脱位的时间、损伤的病理、症状的程度以及肩活动范围等因素综合分析决定。首先确定脱位是否还需要复位。如需复位,能否行闭合复位。如需手术治疗采用何种手术方式。如下几种治疗方法可供做治疗参考。

1.功能治疗

首先提出功能治疗作为一种治疗方法,是因为很多病例经过一段时间的功能锻炼后,肩部功能活动可以得到明显的改进。因此在陈旧性肩脱位时,医师和患者不要把脱位的复位作为唯一目的,而应以最后的功能恢复结果作为治疗的目的。不要把功能治疗看成是一种消极的、无能为力的方法。在一定条件下,对于一些病例,功能锻炼可能是较为合理、有效的治疗方法。

功能锻炼适于年老、体弱、骨质疏松者。脱位时间超过两个月以上的中年患者或半年以上的青年病例,由于软组织粘连,关节软骨的退变,难以手术复位并取得满意的手术治疗效果。一般通过 2～3 个月的功能锻炼,肩关节的功能活动可得到明显改进,可胜任日常的生活和工作。

2.闭合复位

一般适用于脱位时间在 1 个月以内,无神经、血管受损的青壮年患者。合并有骨折者一般应行手术复位。脱位时间在 1～2 个月者也偶有闭合复位成功的机会。脱位时间越长,闭合复位越困难。

陈旧脱位行闭合复位时,必须在麻醉下进行,以使肌肉完全松弛。复位时先行手法松动肱骨头周围的粘连。一助手固定住肩胛骨,另一助手握住患肢前臂行轻柔牵引。术者握住患者上臂轻轻摇动并旋转肱骨头,逐渐增大活动范围松解开肱骨头周围的粘连。在牵引下肱骨头已达到肩盂水平,且头与盂之间无骨性嵌插阻挡时,可根据不同脱位的方向试行复位的手法。推挤和旋转肱骨头使其复位。复位中禁用暴力和杠杆应力,以免造成骨折。如肱骨头达不到松动程度,或试行 1～2 次操作仍不能复位时。则应适可而止,放弃复位或改行切开复位。不要把复位的力量逐步升级反复整复,以免造成骨折或引发神经、血管损伤。

3.切开复位

适用于脱位时间半年以内的青壮年患者,或脱位时间虽短,但合并有大、小结节骨折或肱骨颈骨折者。陈旧性脱位后,由于软组织损伤、瘢痕粘连,使肱骨头固定。腋动脉及臂丛神经变位并与瘢痕组织粘连,因此陈旧性盂肱关节脱位切开复位的手术是困难而复杂的手术。很容易造成神经、血管的损伤。行切开复位时应靠近肱骨头处切断肩胛下肌肌腱和关节囊,松解出肱骨头。复位后如不稳定,可用克氏针交叉固定。

4.人工肱骨头置换术

适用于脱位时间较长,关节软骨面已软化,或肱骨头骨缺损大于 30％～40％ 的病例。

由于人工关节置换术的进展,目前已很少采用单纯肱骨头切除术和肩融合术来治疗陈旧性肩脱位。

四、肩关节脱位的并发症

1.肩袖损伤

前脱位时合并肩袖损伤较为多见。后脱位时则较少发生。并指出随年龄增加,发生率有增加趋势。肩袖损伤时肩外展、外旋活动受限,活动时疼痛。超声波检查及关节造影或关节镜检查有助于诊断。症状明显时需行手术治疗。

2.血管损伤

肩脱位可合并腋动脉、静脉或腋动脉分支的损伤。常见于老年人,血管硬化者。可发生于脱位时,或闭合复位时,也可发生于手术切开复位时,陈旧性脱位切开复位时,由于血管解剖位置移位和粘连,更易遭受损伤。

腋动脉依其与胸小肌的解剖关系可分为三部分:

第一部分位于胸小肌内侧。第二部分位于胸小肌后方。胸小肌的外侧为腋动脉的第三部分。腋动脉行径胸小肌下缘时,受到该肌肉的束缚作用。肩关节脱位后,肱骨头顶压腋动脉向前移位,使腋动脉在胸小肌下缘受到剪式应力的作用。因此在该处易受损伤。可造成血管断裂、撕裂或血管内膜损伤而致栓塞。

腋动脉损伤时肩部肿胀明显。腋窝部尤甚。患肢皮肤苍白或发绀,皮肤温度低,桡动脉搏动消失,肢体麻痹。腋部有时可听到动脉搏动性杂音。严重时可有休克表现。血管造影可诊断损伤的部位。

确定诊断后必须行手术治疗。多需行人造血管移植或大隐静脉移植修复。不宜采用血管结扎治疗。否则可造成上肢的功能障碍甚至坏死。

3.神经损伤

肩关节前脱位合并神经损伤比较常见。

肩部骨折、脱位合并神经损伤容易漏诊。尤其在老年患者,关节的功能活动受限往往归因于制动引起关节僵直所致。只根据皮肤感觉障碍来诊断有无神经损伤是不准确的。一些患者有皮肤感觉丧失,但肌肉运动正常。也有的患者有肌肉运动丧失,但相应支配区的皮肤感觉正常。因此神经损伤诊断主要应以肌肉运动和肌电图检查来确定诊断。

由于腋神经的局部解剖特点,其损伤多为牵拉伤,大多数病例在 4 个月内可恢复。神经损伤应早期诊断,密切观察,积极进行理疗。腋神经损伤完全恢复可迟至伤后 1 年。如果伤后10 周仍无恢复迹象,则预后不好。

4.肩关节复发脱位

复发性脱位是急性创伤性肩脱位的常见并发症。尤其多见于年轻患者。

创伤性肩关节脱位后,使关节囊、盂唇软骨撕脱、肱骨头发生嵌压骨折,从而改变了关节的稳定性,形成了复发脱位的病理基础。

创伤性原始脱位复位后的制动时间及制动方式与复发脱位发生率的关系仍有不同观点。一些学者认为制动时间与复发脱位发生率无关。一些学者报道制动时间短于 3 周者复发率高。一般认为根据患者不同年龄,复位后采用不同时间的制动,对损伤的软组织的修复,对恢复肩关节的稳定性是有益的。

5.肱二头肌腱滑脱

肱骨头向前脱位时可使连接大、小结节的肩横韧带损伤。造成二头肌腱滑向头的后外侧。有时可成为阻碍肱骨头复位的因素。常需手术切开复位，修复肩横韧带。如果肩横韧带不能正常修复，可形成晚期复发性二头肌腱长头滑脱，肩关节屈伸、旋转活动时二头肌腱反复脱位与复位可造成弹响及疼痛，需行手术治疗。

6.合并肩部骨折

(1)大结节骨折：肩关节前脱位约有 15%～35% 的病例合并有肱骨大结节骨折。可由肩袖撕脱或肩盂撞击引起。绝大多数病例当脱位复位后，大结节骨块也得到复位。因此可采用非手术方法治疗。如肱骨头复位后，大结节仍有明显移位(>1cm)，则会明显影响肩关节功能，应行手术复位，以螺钉或张力带钢丝固定。

(2)小结节骨折：常合并于后脱位时发生，由撞击或肩胛下肌牵拉所致。一般脱位复位后骨折也即复位，不需特殊处理。如骨块较大或复位不良时，需行手术复位固定。

(3)肱骨头骨折：前脱位时头后外侧与盂前缘相撞击可形成头的压缩骨折，称为 Hill-Sachs 损伤。有的报道新鲜前脱位的发生率为 27%～38%，但在复发性肩关节前脱位的病例中，头骨折的发生率可高至64%～82%。肱骨头压缩骨折是肩脱位的并发症，同时又可成为复发脱位的因素。后脱位时可发生肱骨头前内侧的压缩骨折，可形成肩后方不稳，可行肩胛下肌腱及小结节移位治疗。

第二节　肩袖损伤

肩袖损伤是肩关节外科的常见病，其发病率依据不同的文献报道为 5%～39%。作为上肢的活动枢纽，肩关节决定了整个上肢的活动范围和活动的空间精确度。而肩袖肌群作为肩关节空间位置精确控制的主要动力因素之一，对肩关节的功能发挥起着至关重要的作用。因此肩袖损伤会使肩关节产生不同程度的功能障碍并伴有疼痛，严重影响患者的日常生活能力和生活质量。然而，目前在国内对于该疾病的认识还处于相对滞后的阶段。

一、肩袖的解剖和功能

1.解剖

肩袖由前方的肩胛下肌(止于肱骨小结节)，上方的冈上肌(止于肱骨大结节的上部)，后方的冈下肌(止于肱骨大结节的中部)和小圆肌(止于肱骨大结节的下部)构成。在接近止点的位置与关节囊相愈合并相互融合形成袖套样结构包绕在盂肱关节的周围。

2.功能

同髋关节相比，肩关节活动度更大，但内在稳定性低。肩袖的存在为肩关节提供了良好的内在稳定性和精确的空间位置控制能力。力偶平衡包括了两个方面的内容。

（1）在冠状面上的平衡：位于肩关节旋转中心下方的肩袖肌肉，包括肩胛下肌的下部、冈下肌的下部和小圆肌的全部，所产生的力矩能够与三角肌产生的力矩平衡，使合力的方向指向关节盂的中心，抵抗三角肌收缩产生的向上的牵引力，维持了肩关节在上举过程中的稳定。

（2）在轴面上的平衡：指位于前方的肩胛下肌与位于后方的冈下肌和小圆肌的力矩平衡。也即所产生的合力方向指向关节盂的中心。使肩关节能够在活动范围内的任意空间位置保持稳定性。

肩袖的功能就是提供以上两个平面上的力偶平衡，满足肩关节的功能要求。

二、肩袖损伤的病因学

1.撞击

1972 年 Neer 提出了喙肩弓下撞击的概念，并提出通过喙肩韧带的切除和前肩峰成型来治疗。1965—1970 年 Neer 通过这种方法（少数病例加用了肩锁关节的切除）治疗了 50 肩的冈上肌肌腱炎/部分断裂/全层断裂。在获得随访的 47 肩中 38 肩的疗效满意。1986 年 Bigliani 报道了肩峰形态同肩袖断裂的关系。按形态（在肩袖的出口位上）将肩峰分为三个类型：平面型、弯曲型和钩型。在钩型肩峰肩袖损伤的发生率高于前两者。该研究似乎进一步明确了撞击是肩袖损伤的原因。但其他的一些研究表明在不同年龄段的人群中肩峰形态的构成比例是不同的。因此，在肩峰形态是肩袖损伤（肩峰下撞击）的原因还是结果方面，一直存在争论。

2.局部的应力环境、血供以及退变

更多的肩袖部分损伤不是发生在滑囊侧而发生在关节侧。SekiN 等的三维有限元分析表明在肩关节外展的过程中冈上肌腱的最大张力出现于肌腱前部的关节侧（肌腱前部关节侧和滑囊侧的张力分别为 15.0MPa 和 1.8MPa）。而冈上肌腱的前部关节侧正是肩袖损伤最常见的首发部位。肩袖的血液供应来自于旋肱前动脉的外侧升支、胸肩峰动脉的肩峰支、肩胛上动脉以及旋肱后动脉。Codman 在 1934 年就提出了冈上肌腱的最远端 10mm 为缺血区。随后的组织学研究证实了这一缺血区的存在，在这一区域的关节侧只有散在的血管分布，血液供应显著弱于同一区域的滑囊侧。冈下肌肌腱的近止点区域同样也为血液供应缺乏区。而且随着年龄的增长，肩袖的血液供应有降低的趋势。

以上的理论都支持劳损和随着年龄增长的退行性变是肩袖损伤的病因之一。

3.外伤

外伤直接导致的肩袖损伤很少，一般都是在退变的基础上肩袖的强度减低后发生外伤而导致肩袖的断裂。

4.职业因素

从事上肢过头工作及上肢高强度作业的人群容易发生肩袖损伤。一项研究调查了在 12 个不同工作岗位工作的 733 名工人肩袖病变的发病情况，发现以下为肩袖病变的职业性危险因素：上臂在大于等于 15％的工作时间内屈曲超过 45°；上肢高强度作业大于等于 9％的工作时间。

5.其他的危险因素

吸烟、遗传因素等。有研究表明临床确诊为肩袖全层断裂患者的兄弟姐妹与对照人群相比其罹患该病变的相对风险为 2.42。

三、肩袖损伤的诊断

1.症状

(1)疼痛:运动时疼痛和夜间痛多见。疼痛的评价采用 VAS 评分。疼痛的量化便于对病情变化和治疗效果的评价。

(2)肌力降低:主要为外展、外旋和内旋力量的减弱。表现为洗脸、梳头、穿衣、拿放高处的物品以及驾驶等日常活动的困难。

(3)活动度降低:主要为上举(包括外展和屈曲)、外旋和内旋活动度的降低。活动度降低的显著特点是主、被动活动度的差异,显示肌力的减低是活动度降低的原因。长时间的活动受限也可以继发肩关节周围软组织的挛缩,但一般认为在肩袖完全断裂的患者一般不容易出现肩关节周围的粘连,因为此时盂肱关节腔已经与肩峰下滑囊相交通,关节滑液会发生组织粘连。

2.体格检查

(1)视诊:冈上肌和冈下肌的萎缩,肩峰下滑囊饱满等。

(2)触诊:"Tent test",为上臂置于体侧,肩关节略后伸,检查者一手内外旋肩关节,另一手置于肩峰前角的外侧,在冈上肌腱断裂的肩关节可触及三角肌深面的凹陷。该试验诊断肩袖损伤的敏感性和特异性都很高。触痛:大结节、小结节以及结节间沟等部位的触痛。

(3)活动度检查:美国肩肘外科医师学会推荐的检查步骤为屈曲,外展,后伸,内旋,外旋,外展 90°位的外旋和内旋。

(4)肌力检查:肩胛骨平面的外展肌力;肩关节中立和外展 90°位的外旋肌力;内旋肌力的检查:liftoff test(抬离试验)和 belly press test(压腹试验)。

(5)撞击实验:痛弧征为在冠状面上肩关节外展 60°～100°过程中出现肩关节部位的疼痛;Neer 撞击试验为在矢状面上屈曲肩关节,出现肩关节部位的疼痛为阳性;Hawkins 撞击实验为肩关节屈曲 90°、同时肘关节屈曲 90°,在此位置内外旋肩关节,出现肩关节部位的疼痛为阳性。

(6)神经功能检查:与颈椎病、臂丛神经损伤所导致的肌力障碍相鉴别,并明确肩胛上神经的功能状态。

3.X 线片

标准的线片包括:肩关节的真正前后位片,标准肩胛骨侧位片(又称为"Y"位)和腋位片。存在肩袖损伤的间接征象为:肱骨头的上移,AHI(肩峰肱骨头间隙)的减小;大结节和肩峰的骨质硬化。关节造影检查可以发现造影剂进入肩峰下滑囊。可以用来鉴别肩袖损伤和冻结肩,后者表现为关节腔容积的缩小,而无造影剂的外溢。

4.超声检查

很多的对照研究显示,对于经验丰富的操作者,超声对于肩袖断裂诊断的敏感性和特异性与核磁相当。而且超声检查的费用低廉而且可以进行实时的动态检查。肩袖断裂在超声图像上的表现为肩袖局部的凹陷和低信号。

5.核磁共振检查

为诊断肩袖损伤的主要检查手段，其敏感性和特异性均很高。肩袖断裂主要依据 T_2 加权像斜冠状面（与肩胛骨平面平行）、斜矢状面（与肩胛骨平面垂直）以及轴面上肩袖的正常信号中断并被液性的高信号取代来诊断。核磁共振造影检查：与传统 MRI 相比，MRI 关节造影能够提高肩袖损伤的诊断的敏感性和特异性，尤其在诊断肩袖的部分断裂方面。

四、肩袖损伤的分类

首先需要明确的是肩袖断裂是部分断裂还是全层断裂。在部分断裂，首先根据断裂的部位分为：关节侧断裂和滑囊侧断裂；而后依据断裂的深度进一步分类：Grade 1（深度<3mm），Grade 2（深度为 3～6mm，或接近 50% 的肌腱厚度），Grade 3（深度>6mm，或超过 50% 的肌腱厚度）。在全层断裂一般根据断裂的大小来分类：小断裂 small（1cm），中断裂 Medium（1～3cm），大断裂 Large（3～5cm）和巨大断裂 Massive（>5cm）。

五、肩袖损伤的鉴别诊断

1.冻结肩

肩袖损伤和冻结肩都可能存在肩关节的活动受限。但前者一般被动的活动范围大于主动活动范围；而后者主动、被动活动范围大致相同。

2.肩锁关节病变

肩锁关节病变是肩部疼痛和功能障碍的另一个主要原因。肩锁关节病变的疼痛多发生在肩关节最大上举，水平内收和屈曲内旋时。肩锁关节在上举时的疼痛发生在最大上举时，而肩峰下撞击在上举时的疼痛则发生于上举 60°～100° 的范围内（痛弧）。肩关节撞击征的 Hawkins 试验是在屈曲位内旋肩关节来检查的，而在这一内收位置有时也会出现肩锁关节的疼痛。因为后者为静态性的检查，一般不会诱发撞击，因而此检查在肩锁关节病变为阳性，而在肩袖病变/肩关节撞击征则为阴性。

3.肱二头肌长头的病变

肩袖病变的疼痛一般发生在肩关节的外侧，肱二头肌长头的病变的疼痛一般则发生在肩关节的前侧。进一步可以通过 Speed 试验和 Yergason 试验来鉴别。

六、肩袖损伤的治疗

1.保守治疗

肩袖损伤的两个主要问题即疼痛和功能障碍。因而保守治疗的内容也是针对这两个环节。首先针对疼痛可以口服非甾体类抗炎药。局部可以进行肩峰下间隙的注射,应用局麻药、肾上腺皮质激素以及玻璃酸钠。局麻药可以即时缓解疼痛。肾上腺皮质激素可以减轻肩峰下滑囊的炎性反应,但激素的应用次数一般不超过 3~5 次。研究表明局部应用激素超过 5 次会降低肌腱的力学强度,增加肌腱断裂的风险;而且激素应用的效果在 3 次时达到最大,继续应用效果不再明显。玻璃酸钠既有润滑作用,同时又有一定的抗炎作用,因而对于治疗肩袖损伤/肩峰下撞击疼痛的效果很好。

2.手术治疗

对接受系统的保守治疗 3 个月至半年,病情无明显缓解甚至加重的患者需要采用手术治疗。具体手术适应证的选择还要依据患者的年龄、活动要求断裂部位等因素综合考虑。虽然经过系统的保守治疗很多肩袖断裂的患者会保持良好的活动度,但远期的随访发现肩袖断裂的尺寸会逐渐增大,一些原来可以修复的断裂会转变为不可修复的断裂;同时伴有肩峰/肱骨头(AHI)间隙的减小和骨关节炎表现的加重。因此对年轻和活动要求高的患者手术的适应证更强。

(1)开放手术:传统的开放手术包括开放的前肩峰成型和肩袖断裂的修复手术。肩袖修复时于肩袖的原止点区域开槽,采用经骨缝合的方法进行固定。肌腱缝合的方法有很多,其中经生物力学实验证明强度最高的缝合方法是改进的 Mason Allen 缝合。

(2)关节镜下手术:通过标准的前方、后方和外侧通路插入关节镜和器械进行肩峰下减压和肩袖的修复。肩袖缝合采用缝合锚。与传统的开放手术相比,关节镜下的修复术侵袭性小,尤其对于三角肌于前肩峰的起点。缝合方式有单排缝合和双排缝合。后者使肩袖的断端与原止点区域的接触面积更大,会增加肩袖愈合的概率和强度。

(3)Mini-open:结合了上述两者的优点。采用关节镜下的肩峰下减压,避免和对三角肌起点的损伤。之后采用起自肩峰前角的小切口进行肩袖的修复,这种手术的耗时一般要短于关节镜手术。

(4)对于一些不可修复的肩袖损伤的治疗方法:单纯进行清创:对巨大的肩袖断裂无法进行直接修复,而患者肩关节在轴面和冠状面的力偶很好保存的病例。这些患者主要的症状为疼痛,活动度尚满意,因此可以通过清除增生的滑膜和炎性组织来缓解疼痛。

肌腱转移手术:对于巨大的肩袖断裂无法直接修复,同时患者的外旋力量严重减低的患者可以采用肌肉的转位以增强肩袖缺损部位的覆盖同时使患者重新获得部分外旋力量。常用的用来转位的肌肉包括背阔肌和大圆肌。

第三节　肩锁关节损伤

肩锁关节损伤并不少见,患者多为青壮年。据统计肩锁脱位及胸锁脱位占全身关节脱位的 4.4%。其中以肩锁关节损伤多见。Rowe 和 Marble 报道肩锁关节损伤的发生率为 3.2%。

一、解剖与功能

肩锁关节由锁骨外端与肩峰组成，关节内有纤维软骨盘，外形为盘状或半月形状对关节的活动与稳定起一定作用。年龄超过 40 岁以后，逐渐发生退变。

正位片上肩峰与锁骨的关节面之间有一定的倾斜角度，关节面自外上斜向内下，倾斜角度 10°～50°。

肩锁关节的神经支配来自腋神经、肩胛上神经和胸外神经。

肩锁关节的稳定主要依赖于肩锁韧带和喙锁韧带。此外附着于肩峰及锁骨的三角肌及斜方肌也有加强稳定肩锁关节的作用。

肩锁韧带是包绕肩锁关节的关节囊增厚部分。上肩锁韧带最为坚固，并与三角肌及斜方肌的肌纤维相混合。

喙锁韧带是一直径较粗、坚硬的韧带，起自锁骨外端下面，止于喙突基底。喙锁韧带分为两组，内侧为锥形韧带，外侧为斜方韧带。

肩锁韧带主要维持肩锁关节水平方向的稳定。切断肩锁韧带及关节囊只发生锁骨外端水平方向前后的移位，锁骨外端没有明显的向上移位，而喙锁韧带主要是维持锁骨外端垂直方向的稳定，切断喙锁韧带后，锁骨外端发生明显的向上移位。

此外喙锁韧带是上肢的悬吊韧带，通过锁骨和喙锁韧带的支撑与悬吊稳定作用，使肩胛骨及上肢与躯干维持一定的距离，使上肢处于更为有利于活动的位置。而且当肩外展活动时，锁骨绕其纵轴旋转 40°～50°，锁骨旋转时通过喙锁韧带连接带动肩胛骨活动，因此喙锁韧带参与调节肩胛骨，盂肱关节的同步协调活动。

肩锁关节有大约 20°的活动范围，因此理论上行肩锁关节融合术后或喙锁间以螺钉固定后，会影响锁骨的旋转活动。但临床上肩锁关节融合术后，肩关节活动范围没有明显的受限。目前认为肩外展活动时，锁骨发生的旋转活动不是发生在肩锁关节，而是与肩胛骨发生同步的旋转活动。

二、损伤原因及机制

肩锁关节脱位最常见于摔倒时肩外侧着地，受直接外力引起。外力作用于肩峰，通过肩锁关节传至锁骨，可造成肩锁韧带、喙锁韧带损伤，也可造成锁骨骨折。外力较大时尚可使三角肌及斜方肌损伤。喙突由于受到喙锁韧带的牵拉偶可造成骨折。喙锁韧带完全损伤后，整个上肢及肩胛骨失去肩锁及喙锁韧带的悬吊作用向下垂，而锁骨由于受胸锁关节的约束和斜方肌的牵拉相对只有轻度的上翘。

间接外力也可造成肩锁关节的损伤，一般为上肢伸展位摔倒，手部先着地，外力通过上肢传导到肱骨头及肩峰，使肩胛骨向上移位，并可牵拉损伤肩锁韧带。由于外力的作用方向使喙锁间隙变窄，因此喙锁韧带处于松弛状态，不会受到损伤。外力足够大时除造成肩锁关节损伤外，也可造成肩峰骨折及肩关节上方脱位。

上肢被机器绞伤所致牵拉损伤,也可造成肩锁关节的损伤。

三、损伤分类

1.Tossy 分类法

Ⅰ型:肩锁韧带部分断裂,喙锁韧带完整,肩锁关节轻度移位;

Ⅱ型:肩锁韧带完全断裂,喙锁韧带部分损伤,在应力 X 线片上,锁骨外端直径一半上翘突出超过肩峰;

Ⅲ型:肩锁韧带及喙锁韧带完全断裂,出现钢琴键样体征,X 线片示锁骨远端完全移位。

2.Bockwood 分类法

也是目前被广泛接受且更为精确详细的分类系统。根据肩锁韧带以及喙锁韧带损伤,锁骨移位的方向和移位的程度不同,可分为如下几种类型。

Ⅰ型:肩锁韧带部分损伤,肩锁韧带仍保持完整,肩锁关节稳定。

Ⅱ型:肩锁韧带完全损伤,肩锁关节发生水平方向前后的不稳定,由于喙锁韧带完整,肩锁关节垂直方向仍保持稳定。锁骨外端没有相对向上移位现象。有时喙锁韧带受到部分牵拉损伤,可发生锁骨外端轻度上移表现。

Ⅲ型:肩锁韧带与喙锁韧带均遭受损伤,肩锁关节发生脱位。上肢及肩胛骨下垂,表现为锁骨外端翘起。三角肌和斜方肌在锁骨的附着处可有损伤。

Ⅳ型:肩锁韧带及喙锁带完全断裂,锁骨外端向后方移位穿入到斜方肌内,也称之为锁骨后脱位。

Ⅴ型:实际是更为严重的Ⅲ型损伤,锁骨外端翘起位于颈部的皮下。

Ⅵ型:肩锁关节完全脱位,锁骨外端向下方移位至肩峰下方或喙突下。发生于上臂极度外展、外旋位,遭受牵拉外力所致。

四、临床表现及诊断

外伤后肩部疼痛、肩活动受限。体检时如患者全身情况允许,应采取坐位或站立位检查。患肢受重力的牵引作用,可使畸形表现得更为明显。

1.Ⅰ型损伤

肩锁关节部位有轻度到中等程度的肿胀及压痛。锁骨外端没有移位及不稳定的表现。喙锁韧带部位没有压痛。双肩锁关节对比 X 线检查,锁骨外端无移位,肩锁关节、喙锁间隙无增宽表现。

2.Ⅱ型损伤

肩锁关节部位疼痛、肿胀较重。锁骨外端上翘高于肩峰。局部有压痛,按压锁骨外端有浮动感。锁骨外端水平方向前后移动范围增大。喙锁间隙可有压痛。

X 线检查显示锁骨外端轻度上移,肩锁关节间隙轻度增宽。可伴有锁骨外端或肩峰的骨折。肩关节应力 X 线检查喙锁间隙无明显增宽现象。

3.Ⅲ型损伤

患者疼痛、肩部肿胀更为明显，患者常以健手托住患肢肘部，以减轻疼痛。锁骨外端明显上翘，从而使肩部外形成阶梯状畸形。由于喙锁韧带、斜方肌及三角肌在锁骨的附着处也有损伤，因此锁骨外 1/4 均有压痛。锁骨外端按压时上下浮动。可出现钢琴键体征。X 线片显示锁骨外端明显上移，喙锁间隙增宽。对不能肯定诊断是否为Ⅲ型损伤时，可拍双肩应力 X 线片。如显示喙锁间隙增宽，则有助于诊断。

4.Ⅳ型损伤

临床表现与Ⅲ型损伤相似，锁骨外端明显向后方移位，有时锁骨外端卡入斜方肌肌腹内。肩活动时疼痛症状明显。

X 线片显示有锁骨外端上移，喙锁间隙增宽。在腋位 X 线片显示有锁骨外端明显向后移位。不能拍摄腋位片时，可行 CT 检查，帮助诊断。

5.Ⅴ型损伤

是更为严重的三型损伤，由于软组织损伤严重，上肢下坠，从而使锁骨外端上移更为明显。可引起臂丛神经受牵拉的症状。X 线片显示锁骨上移明显，喙锁间隙较正常增加 2～3 倍，锁骨外端上移的表现主要是由于肩胛骨下坠移位所致。

6.Ⅵ型损伤

由于锁骨外端向下方移位，因此不显示有阶梯状畸形。由于肩部软组织损伤重，因此肩部肿胀、疼痛明显。可合并锁骨、肋骨骨折以及臂丛神经损伤。

X 线片显示锁骨外端向下方移位。可分为肩峰下脱位及喙突下脱位两种。肩峰下脱位表现为喙锁间隙变窄。而喙突下脱位时，使喙锁间隙变成相反方向的间隙。

拍摄肩锁关节 X 线片时，应使患者站位或坐位，以使畸形明显。拍摄双肩对比。必要时牵引下拍摄 X 线片，以使诊断更为准确。

正位拍摄双肩 X 线片时，锁骨、肩胛冈、肩峰的影像有时会重叠，影响诊断。因此建议拍摄向头倾斜 10° 的双肩正位 X 线片，以便清楚显示双侧肩锁关节间隙。

为了显示锁骨外端前、后移位，应拍摄肩腋位。

其他诊断方法有超声波检查，CT、磁共振等诊断方法，但是普通 X 线片仍是最为常用、可靠的诊断方法。

五、治疗

对Ⅰ型损伤主要采用症状治疗并保护患肩免遭受外伤。可休息或用吊带保护患肢 1 周。疼痛症状消失以前，功能活动未完全恢复时，避免肩部剧烈运动。以免加重损伤。

Ⅱ型损伤时，一般采用非手术方法治疗，可使用三角巾或吊带保护，症状减轻后可早期开始肩关节功能锻炼。对于年老体弱者尤应早期开始肩关节功能锻炼。治疗后仍持续疼痛，肩关节功能活动受限时，可能为关节内纤维软骨盘或关节软骨碎裂残留于关节内或由于损伤的关节囊卷入关节所致。行关节造影有助于诊断。症状持续不减时，可行肩锁关节成形术。清除关节内游离碎片，如锁骨端关节面已有退行性改变，则可行锁骨外端切除术。因喙锁韧带完整,肩胛骨不会发生明显下坠。

有关Ⅲ型损伤的治疗方法,一直存有不同的观点,很早以前 Hippocra 建议采用非手术方法治疗,并指出最终总要残存一定的畸形,但功能结果良好,19 世纪中叶以后,随着麻醉学和外科学的发展,手术治疗成为主流的治疗方法。报道了很多肩锁关节以及喙锁韧带修复固定的方法。到 20 世纪 30～40 年代,非手术治疗方法又再度兴起,成为治疗的主导方法,设计发展了不同类型的石膏、夹板以及固定带等外固定方法。50 年代以后,手术治疗又逐渐普及推广,大多数骨科医师仍以手术方法治疗Ⅲ型损伤。近年来推崇非手术治疗者又再度兴起。一些研究报道非手术治疗与手术治疗效果近似。目前,对于Ⅲ型肩锁关节脱位的治疗,对年老、体弱或非体力劳动者宜采用非手术方法治疗。虽然推荐固定方法很多,但实际上任何外固定都难以维持历时数周的复位。患者也难以接受长时间的固定。因此非手术治疗实际是接受锁骨外端的移位。早期开始肩关节功能锻炼,恢复肩关节的功能活动为目标。一般可用三角巾或颈腕吊带保护患肩,同时辅以症状治疗。当疼痛症状减轻后,鼓励患者练习使用上肢,开始进行肩关节功能锻炼。伤后 2～3 周患肩可逐渐达到正常活动范围。

对于青年患者或体力劳动者,可采用手术治疗。手术治疗有四种基本方式:①肩锁关节切开复位内固定,韧带修补或重建。②喙突锁骨间内固定,韧带修复或重建。③锁骨外端切除。④动力肌肉移位。

目前对Ⅲ型新鲜损伤较为常用的手术方法为切开复位,以克氏针张力带钢丝或锁骨钩钢板固定肩锁关节,同时修复肩锁韧带及喙锁韧带。或以拉力螺钉固定锁骨及喙突,同时修复肩锁及喙锁韧带。术中注意清除肩关节内破损的纤维软骨板,修复关节囊。同时对三角肌及斜方肌在锁骨上的损伤部位进行修复,以达到增强关节的稳定,并有利于肩部肌肉力量的恢复。

术后采用颈腕吊带保护 1～2 周,如内固定较为牢固,可早期使用患肢进行日常活动。两周后可间断去除吊带进行功能锻炼。3 个月内避免患肢用力进行提拉活动。一般于术后 6～8周去除内固定。

对于Ⅳ、Ⅴ、Ⅵ型损伤原则上均应手术治疗。尤其Ⅴ型损伤,由于损伤严重,锁骨外端移位较大,需手术复位,以拉力螺钉固定锁骨及喙突。Ⅳ及Ⅵ型损伤如能经手法复位,可行非手术方法治疗。对青年患者、体力劳动者宜行手术复位固定。

对陈旧性肩锁关节脱位的患者,如肩部疼痛、肩锁关节有退行性改变者,一般应行锁骨外端切除术治疗。切除范围至少应为 2cm。切除太少,肩外展活动时,锁骨外端可与肩峰相顶撞,仍会引起疼痛。陈旧性Ⅱ型损伤切除锁骨外端时,应保留喙突至锁骨的锥形韧带,以免锁骨外端过度向上翘起。

其他类型的陈旧损伤,由于喙锁韧带均已断裂,锁骨外端切除后须重建喙锁韧带稳定锁骨外端,否则锁骨端可刺激周围的软组织引起疼痛症状。一般可用喙肩韧带重建喙锁韧带,同时用拉力螺钉固定锁骨及喙突。

也可采用动力肌肉移位方法治疗,即将喙肱肌、肱二头肌短头连同喙突移位至锁骨,并以螺钉固定。达到利用肌肉动力稳定锁骨的目的。可同时切除锁骨外端。

近年来,随着关节镜技术的迅速发展,关节镜下喙锁韧带成形、重建或微型钛板固定技术陆续有报道。如关节镜下使用 Tight Rope 系统治疗肩锁关节脱位。近期效果令人满意,远期疗效有待进一步总结。

六、并发症

(一)非手术治疗的并发症

(1)外固定压迫造成皮肤溃疡。

(2)残留肩锁关节脱位或半脱位畸形。

(3)肩锁关节周围和喙锁间隙骨化。伤后3～4周即可出现,一般对肩功能无明显影响。

(4)肩锁关节退行性关节炎,造成肩关节疼痛、肩锁关节僵直。

(二)手术治疗的并发症

(1)手术切口感染或骨髓炎。

(2)内固定物松动、折断,使固定不牢、畸形复发。内固定物游走移位。

(3)内固定物对骨的侵蚀,可造成骨折。

(4)肩锁关节、喙锁间隙骨化。

(5)肩锁关节退行性关节炎,肩锁关节疼痛以及活动受限。

第四节　胸锁关节损伤

胸锁关节脱位是比较少见的损伤。

一、损伤机制

胸锁关节脱位常由于较大外力引起。最常见的致伤原因是交通事故,其次为运动创伤。直接外力和间接外力均可引起胸锁关节脱位。

1.间接外力

外力从前外侧或后外侧作用于肩部,通过锁骨传至胸锁关节,可造成韧带结构的损伤,发生相应的前脱位或后脱位。是造成胸锁关节脱位的主要机制。

2.直接外力

外力直接作用于锁骨前方内侧,锁骨近端被推向胸骨后方,进入纵隔。

二、损伤类型

1.根据锁骨内端移位的方向可分为前脱位及后脱位:

(1)前脱位:是最常见的胸锁脱位类型。锁骨内端移向胸骨前缘的前方或前上方。

(2)后脱位:后脱位较少见,锁骨内端移位至胸骨的后方或后上方。

2.根据损伤程度及损伤时间可分为如下几种类型：

(1)胸锁关节轻度扭伤：胸锁韧带部分发生损伤，不影响胸锁关节的稳定性。

(2)中度扭伤：关节囊、盘状软骨和肋锁韧带可发生部分损伤。胸锁关节可发生前、后半脱位现象。

(3)重度扭伤：胸锁关节囊韧带以及其他相关的稳定结构损伤，锁骨内端不稳，可发生前脱位或后脱位。

(4)复发胸锁关节脱位：急性胸锁关节脱位损伤的韧带未经正常修复，以致胸锁关节在轻微外力作用下即可发生再脱位。

(5)陈旧脱位：原始脱位未经及时诊断或未能复位者，锁骨内端保持在脱位的状态。

除上述外伤原因可致胸锁关节脱位外，非外伤原因也可造成胸锁关节畸形、脱位，需与创伤性胸锁关节脱位相鉴别。

三、临床表现及诊断

1.轻度扭伤

外伤后患者主诉胸锁关节部位疼痛。活动上肢时疼痛加重。局部轻度肿胀及压痛。由于韧带为部分损伤，胸锁关节保持稳定。

2.中度扭伤

由于韧带受到较重的部分损伤，因此局部肿胀及疼痛较为明显。检查时可发现锁骨内端前后有半脱位现象。

3.急性脱位

由于胸锁关节的韧带损伤，锁骨内端发生向前或后的脱位。症状和体征更为严重、明显。患者常以健侧手托住患肢以减轻疼痛症状。由于锁骨内端移位，患肩宽度变短。仰卧位或双肩对向挤压时均可使疼痛加重。前脱位时可触及向前方移位的锁骨端，并有一定的活动度。后脱位时疼痛症状更为明显。胸锁关节处变平，锁骨内端不可触及。锁骨内端向后移位可压迫重要组织结构，因此可出现相应的呼吸困难、气喘或窒息感。压迫大血管可出现颈部或上肢静脉充血、血循障碍。患者可主诉吞咽困难、胸部紧迫感，也可产生气胸或休克现象。

胸锁关节损伤需拍 X 线片帮助诊断。普通前后位 X 线片难以显示出锁骨内端的移位，因此需拍摄特殊位置的 X 线片。由于锁骨内端主要为前后方向的移位，因此胸锁关节在头足方向的侧位 X 线片，可清楚显示锁骨的前后移位。

Hobbs 投照位是近于头足方向成 90°的投照方法。

向头倾斜 40°X 线片，投照中心指向胸骨，比较双侧锁骨内端的位置也可帮助诊断。

此外断层摄影、CT 能以更清楚显示胸锁关节的损伤。

四、治疗

1.保守治疗

对胸锁关节轻度扭伤的患者只需采用对症治疗。可用三角巾或吊带保护 5～7d。然后每天可逐渐使用患肢进行活动锻炼。

胸锁关节中度扭伤时，可用手法复位半脱位，然后以8字形绷带固定双肩，保持复位。一般维持2～3周后，患者可逐步恢复日常活动。

胸锁关节前脱位手法复位时，患者可采用仰卧位，双肩胛间以折叠的布单垫起，上肢外展位，沿锁骨轴线方向牵引，同时向后推压锁骨内端一般皆可复位。复位后如比较稳定，可用8字绷带固定维持复位，固定6周。去除固定后，练习肩关节活动。如果复位后不稳定，则无须长时间固定，只用吊带保护1周，早期开始肩关节功能锻炼。胸锁关节后脱位常有较严重的并发症。在行治疗前需请有关专业科室的医师会诊。

治疗方法应以闭合复位治疗为首选，一旦复位成功，位置多较稳定。复位时应在适当麻醉下进行。患者仰卧，肩胛间以布单垫起。患肢沿锁骨方向进行牵引，并逐渐后伸上臂，此时常听到复位的响声。如果仍不能复位时，助手可以手指抓住锁骨帮助复位，或用一巾钳夹住锁骨内侧协助复位。复位后以8字绷带维持复位3～4周。

2.手术治疗

不能复位的后脱位，而且有压迫症状时，应行切开复位。胸锁关节采用金属内固定有较多的严重并发症。因此切开复位后如不稳定，则行锁骨内端切除术。切除范围为2.5～3.5cm。如果前侧关节囊完整，复位后稳定，则手术后再以8字绷带保护4～6周。

陈旧性胸锁关节前脱位，如经早期功能治疗，仍有疼痛症状已达半年以上，经局部封闭试验治疗有效，则可考虑行锁骨内端切除术。为防止锁骨内端上翘，可用涤纶带修复固定第一肋与锁骨内端。也可游离胸锁乳突肌在锁骨上的止点，以减轻锁骨上翘的趋势。

陈旧性后脱位有压迫症状时，应行手术切除锁骨内端。

胸锁关节韧带重建术的应用前景有待进一步研究证实。T型钢板近年临床应用较多，尤其适用于伴有锁骨近端骨折的胸锁关节脱位。但因限制了关节微动，可能产生顽固疼痛，术中钻尖和术后穿透皮质的螺钉尖端有损伤重要器官的风险。在钻孔时小心操作，并使用锁定型T板做单皮质固定能相对降低副损伤风险。

五、并发症

主要见于胸锁关节后脱位时，锁骨内端后移可造成气管、肺的损伤，形成气胸、皮下气肿。压迫食道，造成吞咽困难或食道破裂。也可压迫大血管和臂丛神经。手术的并发症是金属内固定物的游走、折断，可造成重要器官的损伤甚至死亡。

第五节　桡骨头半脱位

本病的诊断名称很多，又名牵拉肘、保姆肘和环状韧带半脱位。本病为幼儿常见损伤，1～2岁是发病高峰。4岁以下占90％。

一、病因与发病机制

牵拉肘乃肘受牵拉致伤,常发生于家长牵着孩子手走路时,在其要跌倒瞬间猛然用力向上拽其胳膊,或给幼儿穿窄袖衣服时用力猛拉出其手所致,手提幼儿双腕悬空摆动戏耍亦可引发此损伤。

此病仅发生于幼儿,与其肌肉、关节囊韧带薄弱、松弛和富于弹性的特点有关。

二、临床表现与诊断

患儿受伤后啼哭或喊痛,患肢不敢动,害怕触碰,不愿伸手拿物。大多数家属能明确指出症状是由于胳膊被拽后引起,否认跌碰致伤。检查可见患肢半屈肘位前臂旋前垂于身旁,或用对侧手扶患肢。肘部无肿胀,桡骨头可有压痛,肘被动屈伸尚可。有少许旋前活动,旋后因痛受限,有交锁感。施力抗阻旋后引起患儿瞬间剧痛,可感关节内有一弹响。随着弹响出现疼痛消失,前臂旋转自如。

根据牵拉伤史和局部检查无明显骨折征象便可初步诊断,手法复位后症状消失便能确诊。本病影像学检查骨关节无明显改变,诊断价值不大,仅对个别伤因不明确或临床表现不典型患者须拍片排除骨折。对可疑病例拍片前应先试行手法复位,以免在拍片过程无意中复位而失去诊断依据。

三、治疗

本病治疗比较简单,手法复位容易,操作前最好先哄得患儿合作。术者两手同时分别握持患儿肱骨下段与前臂远端,并小心保持前臂旋前位置不变,缓缓屈肘至90°,在两手对抗牵引下迅速施力使前臂旋后,此时常可感觉关节内有一弹响,随着弹响出现,旋转交锁解脱,疼痛消失,患肢活动自如。

个别患儿前臂旋后时无复位感觉,弹响可能在反复旋转前臂1~2次后出现。

大多数患儿手法复位后症状马上消失,若患肢活动完全恢复正常则无须制动,但要避免再受牵拉。个别患儿复位后局部仍有疼痛不适,或患肢尚不敢随意活动,可能是就诊晚,复位距受伤时间太长,或合并环状韧带撕裂,故症状还会持续3~5d,宜用颈腕带或长臂后托固定1~2周,直至症状消失。

本损伤预后良好,两岁以下容易复发。随着年龄长大,肌肉与关节囊韧带增强则对此病有自限能力,5岁发病已很少见。

第六节　肘关节脱位及韧带损伤

一、关节脱位

（一）肘关节脱位

肘关节脱位是最常见的关节脱位,占全身大关节脱位的首位,多发生于青少年,常合并肘部其他结构损伤。

1.致伤机制及类型

肘关节脱位主要由间接暴力所致(图 5-1)。

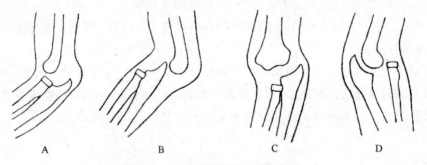

图 5-1　肘关节脱位及分型示意图

A.前脱位;B.后脱位;C.侧方脱位;D 分离脱位

（1）肘关节后脱位:最多见,青少年是主要发病对象。当跌倒时,肘关节过伸,前臂旋后,由于人体重力和地面反作用力作用引起脱位。如有侧方暴力存在引起侧后方脱位,则易发生内、外髁撕脱骨折。

（2）肘关节前脱位:较少见,多由直接暴力作用于肘后方所致。常合并有尺骨鹰嘴骨折,软组织损伤常较严重。

（3）肘关节侧方脱位:由肘内翻或肘外翻应力引起侧副韧带及关节囊损伤所致,有时可合并内外髁骨折。

（4）尺桡骨分离性肘关节脱位:极少见。由于前臂过度旋前,传导暴力作用集中于肘关节,至环状韧带和尺桡骨近侧骨间膜劈裂,引起桡骨头向前方脱位或外侧脱位,而尺骨近端向后侧脱位或内侧脱位。

2.临床表现及诊断

有明显外伤史,肘关节肿痛,半屈曲位畸形;后脱位时则肘后方空虚,鹰嘴向后突出;侧方脱位则有肘内、外翻畸形;肘窝饱满;肘后三角关系改变。X 线片检查可明确诊断,判别关节脱位类型,以及是否合并骨折及移位情况。

3.合并血管神经伤

诊疗时必须考虑到脱位有可能伤及肘部的血管及神经。若合并肱动脉损伤,急诊手术予以修复。肘部周围的正中神经、尺神经、桡神经及骨间掌侧神经均可受损,以正中神经及尺神经多见,复位时上述二者也有嵌夹于关节内可能。复位前应仔细检查,以免漏诊。

4.治疗

(1)手法复位:对新鲜肘关节脱位应以手法治疗为主;如有侧方移位者应先矫正;对伴有肱骨内上髁骨折者,一般肘关节复位同时,内上髁通常可以复位;如有骨折片夹在关节内时,外翻肘关节牵引可使其复位。复位后石膏固定3周。

(2)开放复位:对以下几种情况可选择手术开放复位。

①闭合复位失败。

②肘关节脱位合并内上髁或外髁骨折,手法不能复位。

③陈旧性肘关节脱位(脱位超过3周)。

④不适合于闭合复位。

⑤习惯性肘关节脱位。

(二)桡骨头半脱位

桡骨头半脱位(RHS),又称牵拉肘。多发生在4岁以下的幼儿;多由于手腕和前臂被牵拉所致(图5-2)。

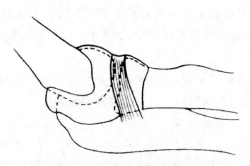

图 5-2　桡骨头半脱位示意图

1.致伤机制

幼儿期桡骨头较小,与桡骨颈直径基本相同,环状韧带相对较松弛,当肘关节伸直、前臂旋前时,手腕或前臂突然受到纵向牵拉,桡骨头即可自环状韧带内向下滑出而发生半脱位。

2.临床表现及诊断

桡骨头半脱位后,患儿哭闹不止,拒绝伤肢的活动和使用,前臂旋前位,肘关节伸直或略屈。X线片检查常无异常发现。有明确的牵拉伤史,加上上述表现,诊断较容易。

3.治疗

手法复位效果满意。复位方法:一手握住患儿前臂及腕部轻屈肘,另一手握位肱骨下端及肘关节,拇指压住桡骨头,将前臂迅速旋至旋后位,即可感觉到桡骨头复位的弹响。此时患儿马上停止哭闹,并开始使用患肢接拿东西。复位后用三角巾悬吊上肢1周。

(三)桡骨头脱位

单纯桡骨头脱位罕见,较多见的是尺骨近1/3骨折并桡骨头脱位(Monteggia 骨折)。

1.单纯桡骨头脱位机制

可能是因为桡骨头短小,环状韧带松弛,在前臂过度旋前或过度旋后时,强力肘内翻至桡骨头脱出环状韧带,环状韧带可因此撕裂。脱位方向多在前外侧。

2.临床表现及诊断

有外伤史,多数前臂旋前位,肘前可触及隆起脱位的桡骨头,部分病例有桡神经损伤表现。

3.治疗

(1)手法复位:多数新鲜桡骨头脱位手法复位能成功。

(2)切开复位:适用于手法复位失败者和陈旧性脱位者;对于环状韧带撕裂严重,或桡骨头骨折者,也常需手术修复环状韧带或行环状韧带重建术,必要时可切除桡骨头。

二、肌腱韧带损伤

(一)肱二头肌腱断裂

肱二头肌腱断裂可发生在肩胛骨盂上粗隆的长头腱起始部,肌腱上端的长短头,肌腹肌腱联合部,其中以肱二头肌长头腱的结节间沟部断裂最常见,占50%以上。

1.致伤机制

急性损伤多因屈肘位突然急剧收缩,或同时有暴力突然作用于前臂所致,多为拉断伤或撕脱伤。之所以在结节间沟部位或关节囊内易发生肱二头肌长头腱断裂,是因为该处肌腱经常受到磨损及挤压,逐渐发生退行性变及瘢痕化,加速了肌张力的减退。

2.临床表现及诊断

(1)发病年龄:急性断裂多见于青壮年,慢性磨损所致断裂多好发于中老年及运动员。

(2)病史:多数有急性外伤史,突感上臂部剧痛并闻及肌腱断裂声。

(3)症状:臂前侧疼痛,屈肘力减弱。

(4)体征:肩前侧肿胀、压痛,屈肘肌力明显下降,屈肘时可见上臂中下段有向远端退缩的二头肌肌腹隆起的包块,能左右推动,有压痛,包块近侧出现凹陷。

根据典型病史、症状及体征,急性断裂的早期诊断并不困难。但对慢性磨损所致的断裂,由于其他肌肉的代偿仍有一定屈肘力,容易漏诊或误诊。

3.治疗

一般采用手术治疗,效果良好。对长头肌腱断裂,由于肌腱本身多已有病变,常不能直接缝合,可根据情况将其固定在肩胛骨喙突,肱骨结节间沟下方,肩胛下肌、肱二头肌短头或三角肌止点处等。固定时应有适当张力。术后屈肘90°固定4~6周后逐渐进行肘关节功能锻炼。对年老体弱或皮肤病损不宜手术者,可行非手术治疗。

(二)肘关节内侧副韧带损伤

1.致伤机制

一般情况下,肘关节屈曲时内侧副韧带后束呈紧张状态,此时做肘外翻,应力不易集中于内侧副韧带,常分散至肱骨下端和尺骨上端;肘关节完全伸直时,内侧副韧带前束紧张,此时做肘外翻,应力常集中于内侧副韧带,易引起肘关节内侧副韧带损伤;若内侧副韧带不断裂,则外翻应力转化为对肱桡关节的纵向压缩力而导致肱骨外髁骨折或桡骨头、颈骨折。

2.临床表现及诊断

(1)病史:多有明确外伤史。

(2)症状:肘部疼痛,活动时加重。

(3)体征:肘关节周围压痛,以内侧关节间隙压痛最明显,并明显肿胀、瘀斑;肘关节活动受限,难以完全伸直或屈曲;被动活动肘关节可致剧烈疼痛和异常外翻活动;一般外翻角达30°以上时表示肘关节内侧副韧带断裂;结合X线片检查,诊断不困难。

3.X线片检查

正常情况下肘关节内侧关节间隙无增宽,若外翻应力位X线片显示内侧关节间隙明显增宽,则表明有肘内侧副韧带断裂。同时X线片也可明确是否有骨折等并发症。

4.治疗

(1)保守治疗:对内侧副韧带损伤较轻、症状轻、被动外翻畸形较轻者,可屈肘位70°～90°石膏固定3周后进行主动功能锻炼。

(2)手术治疗:对韧带损伤严重,症状明显,明显被动外翻畸形者,宜手术治疗。在修复内侧副韧带同时修复撕裂的关节囊前部和前臂屈肌群起点。若合并桡骨头骨折,应在修复内侧副韧带的同时行桡骨头骨折的复位固定(图5-3)。术后屈肘90°石膏固定2～3周后进行主动功能锻炼。

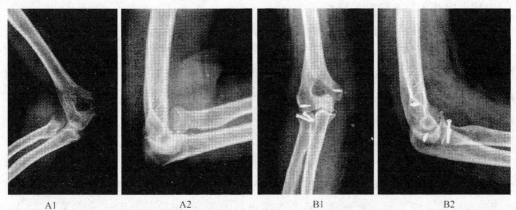

A1　　　　A2　　　　B1　　　　B2

图5-3　肘关节脱位合并内侧副韧带损伤及桡骨头骨折行桡骨头切开复位空心钉内固定,同时预铆钉修复内外侧副韧带

A.术前;B.术后

第七节　膝关节脱位

膝关节脱位是比较少见的,只有在强大的暴力作用下,膝关节周围的软组织几乎完全被破坏时,才能造成膝关节骨端分离脱位。膝关节脱位的严重性,不仅是因为关节及周围软组织损伤广泛和严重,而是常合并血管和神经的损伤,如不早期治疗或处理不当,容易造成不良后果。

1.病因

(1)直接暴力。

(2)间接暴力旋转力、杠杆力作用。

2.机制

根据外力作用和胫骨在股骨下移动的方向,膝关节脱位可分为五种类型。

(1)前脱位:多为膝关节强烈的过伸性扣伤所致,屈膝时,外力向后作用于股骨下端或外力向前作用于胫骨上端,使胫骨向前移位,较多见。

(2)后脱位:向后的外力作用于胫骨上端,造成胫骨向后脱位,多合并动脉损伤。

(3)外侧脱位:为强大外翻力或外力直接作用在股骨下端使胫骨向外侧移位。

(4)内侧脱位:强大外翻压力使胫骨向内移位,较少见。

(5)旋转脱位:由于强大旋转外力的作用,胫骨向两侧旋转脱位少见,特点是移动幅度小,很少合并血管与神经的损伤。

另外,根据膝关节股骨髁与胫骨髁完全分离或部分分离,可将膝关节脱位分为完全脱位或部分脱位。

3.临床表现与诊断

(1)严重的膝部外伤史。

(2)伤后膝关节剧烈疼痛,膝部畸形、肿胀,关节活动受限。

(3)检查时膝关节有明显的异常活动。

(4)若合并有神经、血管损伤时,则可出现远端的神经、血管症状。

4.治疗

(1)初步治疗:通过轴向牵引及手法推挤多可直接复位。关节复位后,需要重复神经血管检查。膝关节用夹板制动并行冷敷。避免残留半脱位,特别是在需要延期手术治疗的情况下。绝大多数病例需要通过测量踝臂指数(ABI)及系列查体排除动脉损伤。

(2)最终治疗

①手术时机:膝关节脱位的急性期(损伤后 14d 内)关节镜检查是禁忌,因为破损的关节囊易造成液体外渗。随着自体韧带移植等韧带修复及重建技术的发展,建议延至膝关节恢复功能性活动度后再考虑手术。术者的经验及习惯也要考虑,但伤后早期重建前交叉韧带(ACL)会增加关节粘连的风险。ACL 撕脱是例外情况,早期重建能够增加膝关节稳定性而不增加手术的复杂性或延长手术时间。合并后外侧角(PLC)损伤同样需要早期(伤后 1 个月内)重建或修复。修复侧副韧带能够提高关节稳定性,对治疗 PLC 损伤特别有用。

尚无明确数据支持膝关节脱位时修复还是重建侧副韧带及后外侧角更为有利。除合并撕脱骨折外,均应重建交叉韧带。存在合并损伤(软组织损伤、多发伤、感染)时,偶尔采取保守治疗。

保守治疗指在麻醉下用外固定器将膝关节固定于伸直位 7～8 周,随后手法锻炼、关节镜下松解及活动度锻炼。这一时间确保后交叉韧带(PCL)获得充分愈合。常需要在硬膜外麻醉下手法恢复最大活动范围。佩带支具后膝关节如能维持复位,也可选择支具治疗。

②手术治疗:膝关节脱位时 PCL 或 ACL 可保持完整。其意义在于有功能的 PCL 可指导

术中对 ACL 的处理。相反,前后交叉韧带均撕裂是更复杂、更不稳定的类型,需要同时处理两条韧带。

同样,膝关节脱位可造成一侧或双侧侧副韧带撕裂。侧副韧带撕裂提示相应的关节内结构损伤,有助于指导韧带修复或韧带重建(更多采用)。

手术治疗的基本技术及原则如下:尽量采用中线切口,减少将来进行其他膝关节手术时出现切口并发症的风险。采用 Krachow 报道的提拉锁定方法固定撕脱的韧带。缝合或用螺钉固定骨性撕脱。不提倡直接修复,而应重建前交叉韧带,但当侧副韧带撕裂及后外侧角撕裂时,修复还是重建取决于残留的组织多少。自起止点撕脱的韧带,用螺钉或带垫圈的长钉固定,或手术重建。通过股骨及胫骨的隧道固定自体或异位韧带。膝关节脱位重建韧带的关键是 PCL。同时重建多条韧带时,最好选择异体材料,优点是材料来源充分,避免自体取材时的进一步创伤。

术后用特制的支具制动。以活动度为核心的功能锻炼非常重要。足下垂时使用踝足矫形器。

第八节　髋关节脱位

髋关节脱位可以导致长期的功能障碍和关节的快速退变。Funsten 等在 1938 年报告了 20 例髋关节脱位,并称之为仪表盘脱位。在西方发达国家,髋关节脱位多由于车祸中没有系安全带的驾驶员膝盖撞到了仪表盘所致。髋关节本身结构十分稳定,因此,髋关节脱位一般是高能量创伤的结果,往往在股骨头、股骨颈和髋臼同时存在骨折,极易导致患者的长期残疾。目前,交通伤仍是最常见的髋关节脱位机制。其次是高处坠落、工业事故,橄榄球或摔跤等体育运动比较少见。

一、髋关节后脱位

(一)发病机制

无论是何种运动损伤,髋关节损伤的病理机制都有以下 3 个方面因素:①屈曲的膝关节前缘受到撞击。②膝关节伸直的情况下足底受到撞击。③大转子受力。极少数的情况下,暴力从后侧作用在骨盆上,而同侧的膝或足构成反作用力。髋关节后脱位多由间接暴力引起,当髋关节屈曲 90°位,过度的内收并内旋股骨干,使股骨颈前缘以髋臼前缘处为支点形成杠杆作用;当股骨干继续内旋并内收时,股骨头受杠杆作用而离开髋臼,造成后脱位。当髋关节屈曲 90°,外力作用于膝部沿股骨干方向向后,或外力作用于骨盆由后向前,亦可使股骨头向后脱位。有时可合并髋臼后缘或股骨头骨折。

没有系安全带的司机,在紧急刹车的时候,躯体以踩在刹车板上的右下肢为轴旋转向前,左膝在屈膝屈髋 90°时撞击仪表盘。这样可以导致股骨头后侧脱位,通常不伴有骨折。如果髋关节屈曲较少,股骨头撞击髋臼后侧和后上部分,导致骨折脱位。

在股骨头脱出髋臼的时候可以导致股骨头骨折、压缩和划痕,在股骨头向前和后脱位撞击盂唇的时候,剪切力可以发生在股骨头上表面,前上面和后上面,圆韧带撕脱骨折经常可以见到。撕脱块可以从很小的软骨块到大的骨软骨块。这些松动的骨块可以在复位后卡在关节间隙内。不取出这种碎块可以导致游离体症状和关节软骨损害。

伴随股骨颈骨折的髋关节脱位可以由两种机制造成。首先暴力造成髋关节脱位,由于暴力仍未消散,股骨头顶在骨盆上,造成股骨颈和股骨干骨折;另一种机制是医源性损伤,在手法复位的时候导致股骨颈骨折。在所有报道的医源性股骨颈骨折中,都有股骨头骨折。这可能是由于外伤时股骨头吸收了大部分的暴力,导致没有移位的股骨颈骨折,这种骨折很难在复位前的 X 片上发现。因而,在复位之前必须认真观察股骨颈部有没有无移位骨折。另外,复位必须轻柔和控制力度,必须避免杠杆复位的方法。

(二)分类

髋关节后脱位综合分型:

TypeⅠ:没有严重伴发骨折,复位后没有临床不稳。

TypeⅡ:难复性脱位,没有严重的股骨头和髋臼骨折(复位指全麻下复位)。

TypeⅢ:复位后不稳定或伴有关节内骨块,盂唇、软骨嵌顿。

TypeⅣ:伴随需要重建稳定性或髋臼形态的骨折。

TypeⅤ:伴随股骨颈或股骨头骨折(包括凹陷骨折)。

依据股骨头相对于髋臼的位置和伴有的髋臼、股骨近端骨折。Thompson 和 Epstein 将髋关节后脱位分为 5 个类型:

Ⅰ型:脱位伴有或不伴有微小骨折。

Ⅱ型:脱位伴有髋臼后缘孤立大骨折。

Ⅲ型:脱位伴有髋臼后缘的粉碎骨折,有或无大的骨折块。

Ⅳ型:脱位伴有髋臼底部骨折。

Ⅴ型:脱位伴有股骨头骨折。

历史上中心性脱位一词是指不同类型的髋臼内壁骨折后,股骨头向内移位。准确说应该属于髋臼骨折部分,现在临床已逐渐不用这个术语了。

(三)临床表现

有髋关节脱位和骨折脱位的患者会感到非常不舒服,患者无法活动患肢,可能有患肢远端麻木。外伤常常是由高能量创伤造成,比如交通事故,工业事故或从高处坠落。

复合伤的患者常常感到多处疼痛而无法明确说出特定位置的损伤。胸腹部、脊柱、四肢都会导致功能障碍而且表现不同。很多患者在到达急诊室的时候已经反应迟钝或意识不清而无法配合医生检查和评估。

单纯髋关节后脱位的患者表现为髋关节屈曲、内收、内旋和肢体短缩。虽然单纯的髋关节脱位容易诊断,但在伴有同侧肢体损伤的时候这些脱位的典型表现会改变,当髋关节脱位伴有同侧髋臼后壁或后柱骨折时下肢会维持在中立位,下肢短缩则不明显。同侧股骨或胫骨骨折也会影响脱位的表现。

正常骨盆平片上股骨头的大小应该对称,关节间隙也是均匀对称。髋关节脱位患者的 X

片除了头臼关系改变外,后脱位的患者股骨头会显得较小,而在前脱位的患者则表现较大。正常的 Shenton 线应该光滑连续。大小转子的关系提示髋关节旋转的位置。同时也要注意股骨干是否处在内收或外展的位置,股骨干在后脱位处于内收位,前脱位则处于外展位。

(四)治疗

在处理高能量损伤患者时,医生应想到可能存在的髋关节脱位。所有钝器损伤导致精神异常或伴有局部体征和症状,必须拍骨盆前后位片。同样,所有伴有严重下肢损伤、脊柱损伤或胸腹部损伤的患者必须拍摄骨盆前后位片。当然,清醒并且配合检查的患者如果没有血压不稳和局部症状体征就没有必要拍摄骨盆片。初次体格检查必须包括整个肢体。特别需要注意有无神经损伤。坐骨神经损伤很常见,在进行闭合或开放复位之前必须明确有无坐骨神经损伤,在一些重大的骨盆骨折还常伴有腰骶丛神经损伤。膝关节前侧的皮肤擦伤提示了暴力作用的部位和方向。如果患者有这些发现,还须排除是否有潜在的膝关节韧带损伤,髌骨骨折或股骨远端骨软骨骨折。骨盆环损伤和脊柱损伤也是常见的并发伤,必须注意这些部位的检查。最后,在手法复位前必须认真评估股骨颈排除骨折。必须拍摄股骨近端正位片来评估这个部位。

髋关节脱位的诊断确立后,如果考虑手术,则必须再做一些其他放射学检查。通常这些检查是在成功闭合复位后进行,有时候在难复性脱位准备开放复位之前进行检查。这些额外的检查包括以脱位的髋关节为中心摄前后位和内外旋 45°X 线片。必须仔细分析正位片明确有无骨软骨块嵌顿和关节间隙不对称。髂骨斜位片投射角度垂直后柱,有利于分析后柱和前壁的完整性。闭孔斜位可以很好地评估前柱和后壁。

CT 对于判断有无伴发的髋关节骨折很有帮助。隐形骨折、划痕骨折和其他骨折都能在 CT 上看清楚,同时能准确判断骨折块大小及移位的严重程度。能够评估股骨头,发现小的嵌顿碎片,判断股骨头和髋臼的一致性。如果在一个没有脱位表现的髋关节 CT 图像上的有气泡现象,提示关节曾脱位再自动复位。磁共振在髋关节创伤脱位中的价值并不明确。最近许多研究报道磁共振可以判断有无盂唇破裂、股骨头挫伤和微骨折、坐骨神经损伤、关节内碎片和骨盆静脉栓塞。特别是在 CT 正常但不稳定的髋关节中,MR 有助于判断潜在的盂唇破损。同位素扫描并不适合外伤性髋关节脱位后成像。Meyers 等建议用同位素扫描预测髋关节脱位后的股骨头改变,但是研究并没有显示这个方法有多少价值。

许多研究显示髋关节维持脱位的时间和后期的股骨头坏死有关,因而早期复位最重要,而伴随的髋臼和股骨头骨折可以亚急性处理。由于髋关节脱位患者经常伴有复合伤,一些伴有头部,腹部或胸部损伤的患者在进行全麻的时候可已进行快速闭合复位。在急诊室需要气管插管的患者也可以在气管麻醉下进行闭合复位。复位后髋关节稳定的患者可以进行牵引固定,但是牵引不一定必要。不稳定的髋关节脱位伴有骨折患者需要骨牵引,注意后侧不稳的患者保持患髋轻度外展外旋。进一步的手术治疗须等全身情况稳定后进行。

1.闭合复位

快速复位是初步处理的目的。无论脱位的方向如何都可以用仰卧位牵引复位。如果有条件的话,最好在全麻下复位。如果不便立即进行全麻,可以在静脉镇静作用下进行闭合复位。注意在患者镇静起效前不要做复位的动作。

(1)Allis 手法复位:患者仰卧于低平板床上或地上。术者站在患髋侧旁,一助手固定骨盆,术者一手握住患肢踝部,另一前臂屈肘套住腘窝。徐徐将患髋和膝屈曲至 90°以松弛髂股韧带和髋部肌肉,然后用套在腘窝部的前臂沿股骨干长轴用力持续向上牵引,同时用握踝部的手压小腿,并向内外旋转股骨,以使股骨头从撕裂关节囊裂隙中回到囊内,此时多可感到或听到股骨头纳入髋臼的弹响,畸形消失,然后伸直外展患肢,此手术成功的关键是手法轻柔,稳妥,以松解肌肉和减轻疼痛,如肌肉松弛不够好,术者不能把股骨头拉到髋臼附近,另一助手可用手将大转子向前下推,协助复位。

(2)Bigclon 手法复位:患者仰卧位,助手双手置于患者双侧髂前上棘固定骨盆,操作者一手握住患肢踝部,另一前臂置于患者屈曲的膝关节下方,沿患者畸形方向纵向牵引,然后于持续牵引下,保持内收内旋位,屈髋 90°或 90°以上。然后外展、外旋、伸直髋关节,股骨头进入髋臼内。即划一"问号"的方法,左侧为正问号,右侧为反问号,此方法需十分稳妥,不可猛力,其杠杆作用有发生股骨颈骨折的可能。

(3)Stimson 的重力复位法:患者俯卧于手术台上或车上,患肢下垂于桌边外,操作者握住小腿使髋膝关节屈曲 90°,一助手固定骨盆,屈曲膝关节,在小腿后面施加纵向向下牵引,同时轻柔地内外旋股骨协助复位。

以上 3 种方法中,以 1、3 方法比较稳妥安全,也是最常用的复位方法。需注意的是由于有很大比例的患者具有复合伤,俯卧位有可能加重其他损伤。Bigclon 法在旋转复位时可能增加股骨颈骨折的风险。复位后应立即去拍摄髋关节正侧位片和骨盆正位片。分析 X 片确定关节对位是否良好,如果有髋臼骨折,则需要拍 Judet 位片。根据术后的体检和影像学检查,决定进一步的治疗方案,有不稳或髋臼内嵌顿的多需要手术治疗。

如果静脉镇静下复位不成功,患者需要到手术室进行麻醉下复位,如果麻醉下复位仍然不能复位则需要立即切开复位。在开放复位前,应该拍摄 Judet 片,这两张斜位片对评估髋臼和制定手术计划很重要。条件允许的话,在复位前行 CT 检查,可以判断在平片上无法看清的关节内骨块或股骨头损伤。

一旦 X 线检查确定已复位,应立即检查髋关节稳定性。这个步骤最好在患者仍然处在静脉镇静作用下进行。如果有大的后壁或后上壁骨折,不应进行稳定性检查。在出现髋臼前后柱骨折移位的时候也不应做稳定性检查。髋关节屈曲至 90°~95°、旋转中立位,分别在内收外展和中立位,从前向后施加力量,如果感觉有半脱位,患者需要进一步检查诊断,牵引甚至手术。如果患者是清醒的,可能帮助医生判断有无不稳。Larson 回顾性研究了一系列髋关节脱位发现在 17 例明显放射学不稳或关节对合不良的患者中,每一个都最后发展成创伤性关节炎。因而最重要的原则是:如果有不稳,就需要手术探查和修复。

成功闭合复位和稳定性检查之后,患者应进行牵引等待 CT 检查。如果髋关节是稳定的,简单皮肤牵引就足够,于轻度外展位牵引 3~4 周,即可扶双拐下地活动,但 2~3 个月内患肢不负重,以免缺血的股骨头因受压而塌陷,伤后每隔 2 月拍摄 X 线片 1 次,大约在 1 年左右证明股骨头血供良好,无股骨头坏死方可离拐,逐渐恢复正常活动。复位后如果不稳,或有骨块或关节对合不良,应采用胫骨结节牵引,根据髋关节不稳的方向适当调整骨钉的方向。髋关节后侧不稳骨钉应从前外向后内,这样可以使下肢轻度外旋保持髋关节稳定,如果是前侧不稳则做相反的调整。

两种情况下可以考虑 MRI 检查,一种是在没有髋臼壁骨折或关节内碎块,但是髋关节不稳定的情况下需要做 MRI 检查。MRI 可以发现一些髋臼盂唇撕脱。第二种情况是在平片和 CT 上显示无法解释的髋臼间隙增宽,MRI 可以显示嵌顿的骨块或软组织。MRI 是理想的了解关节间隙异常增宽原因的方法。因为它可以鉴别是盂唇嵌顿,关节软骨嵌顿或者仅仅是血肿。

体格检查和影像分析结束后,可以进行最后的分级。最后的分级根据最严重的损伤决定。根据最终的分型来决定治疗方案。

2.各种脱位的处理

Ⅰ型:脱位指单纯脱位,没有伴发骨折或小的髋臼缘骨折。体格检查显示良好的稳定性,不需要手术介入。这些患者予以皮肤牵引,在患者感到没有不适的时候即可开始被动关节活动锻炼,6 周内避免髋关节屈曲超过 90°和内旋超过 10°,关节肿胀消退后可以开始扶拐下地活动,建议扶拐 6～8 周,扶拐的时间根据患者获得正常的肌力和正常的步态决定。如果患者没有达到预计的恢复可以进行 X 线片检查。如果 CT 上显示的关节内小碎块处在髋臼陷窝而不是卡在关节内,这个骨块就没有什么意义。这是非关节区域,在这个位置的骨块就像在膝关节外侧沟一样不会产生症状。如果患者后期出现症状,就有必要考虑手术取出碎片。

Ⅱ型:指无法闭合复位的脱位。如果股骨头已经回到髋臼窝而关节间隙增宽,根据导致间隙增宽的原因,最终的分型一般是Ⅲ、Ⅳ或Ⅴ型。如果难复性髋关节脱位在术中诊断是由于软组织嵌顿的原因,分型还是属于Ⅱ型。Proctor 报道梨状肌缠绕股骨颈导致无法复位。Bucholz 和 Wheeless 报道 6 例难复性髋关节后侧脱位,手术显露和尸体解剖发现髂股韧带一部分宽阔的基底部连同后壁移位的骨块阻挡了后侧脱位的股骨头回纳髋臼。

不管是什么原因导致Ⅱ型脱位,应该立即切开,采用 Kocher-Langenbeck 切口。手术中在复位之前,应该先检查髋关节,骨折块是否和缺损大小一致。关节要彻底冲洗去除碎块和碎屑。注意髋臼和股骨头软骨的损伤,在正确的牵引下,轻柔的手法复位,在大转子上使用骨钩牵引有利于增加关节间隙观察。直接在股骨头上用力使其复位可以避免下肢强力牵拉和扭转。成功复位后,检查稳定性,如果在屈髋 90°的情况下后推仍然保持稳定,术后处理和Ⅰ型一样。如果发现关节不稳,需要探察明确原因。广泛的关节囊撕裂和盂唇破裂应该修复。关节内碎片嵌顿也是不稳的原因之一,术中检查 X 线可以帮助判断有无碎片嵌顿导致的关节间隙增宽。如果伴有股骨头或髋臼骨折,必须做内固定。

当面对一个广泛的髋臼骨折或难复性髋关节,应谨慎的做有限的切口进行手术和复位,全面的骨折内固定应该在伤后 3～10 天,血压稳定后进行。分阶段治疗重建更为可靠,理由如下:第一,在扩大的切口进行髋臼骨折复位内固定不利于一个严重损伤患者的看护;第二,立即髋臼手术导致大量失血,包括潜在的大量失血;最后,复杂髋臼骨折要求认真术前分析和计划,并需要转到有经验的医生那里治疗。

Ⅲ型脱位:没有伴发骨折,但是复位后的检查显示不稳或术后的影像学检查显示骨软骨或单纯软骨片或移位的盂唇嵌顿在关节间隙。如果没有伴发骨折也没有碎片嵌顿的髋关节复位后不稳,需要查 MRI。如果 MRI 图像显示广泛的盂唇分离,需要手术修复,小的盂唇分离和破裂或韧带和关节囊破裂更适合采用支具限制髋关节在稳定的范围内活动。如果支具固定6周后仍然不稳定则考虑手术探查和修复。关节内碎片不仅阻止关节复位,同样会导致关节软骨磨损。无论哪一种情况,如果碎片太小无法复位固定则必须取出。认真考虑切口以利取出碎片。切开关节囊的时候必须沿着髋臼缘切开以保护股骨头的血供。

注意取出所有CT上发现的碎片。好的器械有利于取出碎片。有时候必须脱位髋关节来取出碎片。强力的脉冲灌洗有利冲出小的碎屑。术中必须X线检查并对比健侧明确关节对位情况,检查关节稳定性,了解稳定的活动范围。必要时术后再使用支具6周保持关节在安全范围活动。患者使用拐杖根据情况逐步下地活动,配合积极髋关节周围肌肉锻炼。肌力恢复后可在6周后弃拐。

关节镜仍处在发展中,最终可能对取出关节内碎片有意义。手术需要牵引,可以使用牵引床或AO/ASIF股骨牵引器。术中需要透视监视下以安全插入关节镜器械。术后处理和切开手术一样。

Ⅳ型脱位:指伴有大的髋臼骨折块,需要手术重建。手术可以重建髋臼的稳定性。移位的髋臼柱骨折需要手术固定重建关节平整性。Letournel和Judet、Mears和Matta指出,成功骨折内固定后的效果令人满意。

Ⅴ型脱位:股骨头骨折伴髋关节脱位远期疗效都很差。Butler做了一个治疗股骨头骨折的前瞻性研究。闭合复位不能解剖复位的股骨头骨块采用内固定,10个患者中没有1个结果好的。Mast报道一种抬举股骨头凹陷骨折的技术。将凹陷骨折处抬升,松质骨填压软骨下骨,不需要使用内固定,目前这种方法的远期疗效仍待验证。

二、髋关节前脱位

前脱位发生率远较后脱位低。Thompsonand Epstein根据股骨头的位置和伴随的髋臼骨折进行分类。文献报道仅占创伤性髋脱位10%～12%。长期随访研究显示前脱位的预后更差,这可能是由于相应的股骨头损伤所致。

(一)发病机制

作用机制以杠杆作用为主,当患髋因外力强力外展时,大转子顶端与髋臼上缘相接触。患肢再稍外旋,迫使股骨头由关节囊前下方薄弱区脱出,髋关节囊前下方撕裂。如果发生车祸时驾驶员并没有意识到危险,右脚常是放在油门踏板上,髋关节外旋外展。在这个位置,膝关节的内面撞击仪表盘,导致右髋极度外展外旋并向前脱位。髂股韧带一般保持完整。股骨头可向前下移位,停留在闭孔内或向上向前移位,停留于耻骨上支平面,偶尔能引起股动静脉循环障碍,或伤及股神经。

(二)分类

前脱位综合分类法:

TypeⅠ:没有严重并发骨折,复位后没有临床不稳。

TypeⅡ:没有严重股骨头和髋臼骨折的难复性脱位(指全麻下复位)。

TypeⅢ:不稳定髋或伴有关节内骨块,软骨块,盂唇嵌顿。

TypeⅣ:伴有需要重建髋关节稳定性或关节平整性的骨折。

TypeⅤ:伴有股骨头或股骨颈骨折(骨折或凹陷)。

Epsttin 将髋关节前脱位分类如下:

1.耻骨方向(向上)

(1)不伴有骨折(单纯)。

(2)伴有股骨头骨折。

(3)伴有髋臼骨折。

2.闭孔方向(向下)

(1)不伴有骨折(单纯)。

(2)伴有股骨头骨折。

(3)伴有髋臼骨折。

(三)临床表现

髋关节前脱位表现为下肢维持于外展和外旋、微屈的位置,并较健肢为长。在闭孔或腹股沟附近可触到股骨头,髋关节功能完全丧失,被动活动时引起疼痛和肌肉痉挛。有明确外伤史,X 线片可见股骨头在闭孔内或耻骨上支附近。

(四)治疗

对新鲜髋前脱位的治疗应尽早在麻醉下手法复位。

1.整复手法

患者仰卧位,麻醉方法同后脱位,一助手把住骨盆,另一助手握住小腿,屈膝 90°,徐徐增加髋部外展,外旋及屈曲,并向外方牵引即加重畸形手法,使股骨头与闭孔或耻骨上支分离。此时术者站在对侧,一手把住大腿上部向外下按压,一手用力将股骨头向髋臼内推进,同时在牵引下内收患肢,当感到股骨头纳入髋臼的弹响时即已复位,放松牵引后畸形消失,如手法复位失败,应早期切开复位。

2.术后处理

与后脱位相同,但在术后牵引固定时,应保持患肢于内收内旋伸直位。对极少数闭合复位失败者,不宜多次重复,应立即切开复位。造成复位失败的原因,多为嵌入软组织,如股直肌、髂腰肌和撕裂关节囊及股骨头嵌入关节囊的"扣眼"引起,Epsttin 报道了前脱位后髂腰肌阻挡复位的情况。手术可以用 Smith-Peterson 入路,但是这个切口容易损伤股神经和股动静脉。可以采用其他一些暴露前侧关节囊的切口降低这种危险。复位后行皮牵引 3 周,然后扶拐下地行走。在闭孔脱位中,由于股骨头与闭孔前外侧相撞,易发生股骨头前上方压缩骨折,有些作者建议在当 CT 片上显示股骨头压缩＞2mm 时,应撬起压缩部位并植骨。

三、髋关节脱位合并损伤

(一)神经损伤

髋关节脱位的患者坐骨神经损伤比例是 8％～19％。如前所述,这主要是由于后脱位股骨头或移位的骨折块牵拉或压迫坐骨神经所致,没有前脱位导致坐骨神经损伤的报道。尽管功能有损伤，术中的坐骨神经看起来总是无明显损伤。坐骨神经完全断裂是非常罕见的。一般都是腓总神经损伤，伴有小部分胫神经损伤。为什么总是腓总神经损伤而胫神经很少损伤仍不清楚。Gregory 提出腓总神经和梨状肌的关系是导致其易伤的原因。有严重神经损伤的患者必须得到细致的照顾防止感觉麻木区的皮肤损伤。患者应该采用踝关节支具防止马蹄状畸形，在 3～4 周的时候检查肌电图了解神经损伤的情况和判断预后。另外，可以了解神经损伤的程度，包括可能的腰骶丛神经的损伤。

神经康复的预后难以预测。Epsttin 报道 43％的恢复率，而 Gregory 报道 40％完全康复和 30％部分恢复。由于神经损伤恢复的不可预测性，在伤后 1 年里不应进行手术治疗。患者可以很好地耐受踝足矫形支具而功能影响较小。3 个月的时候复查肌电图了解神经修复的情况。如果临床症状和肌电图在 1 年内没有改善，应考虑腱转位手术。一般患者更愿意接受继续肌电图检查而不是手术以及术后制动和大量的康复锻炼。但是如果坐骨神经的胫神经部分损伤，肌腱转位的手术效果也不理想。

在做手法复位之前必须仔细检查神经功能。当然，如果患者有脑外伤、意识不清或不合作，神经功能检查就不彻底，必须尽快复位髋关节来消除神经牵拉。一般没有必要为了了解神经损伤情况进行手术。有一种情况例外，如果复位后原来正常的神经功能变得不正常的时候，有必要进行手术明确坐骨神经是否卡在大的骨块之间或卡在关节内。但一些医生认为在髋关节后壁骨折伴有坐骨神经损伤的时候需要立即手术修复后壁，这样可以保护神经进一步被骨折块损伤。

有报道称，延长的髋关节后侧入路的医源性坐骨神经损伤比例是 11％。一般都是临时的功能损伤，处理原则和其他即时损伤一样。术中必须采取措施防止损伤。整个手术过程中膝关节应该保持屈曲，可能的情况下，髋关节保持伸展。在后柱使用 Hohmann 拉钩的时候注意使拉钩与神经平行。拉钩转动的时候，边缘会压迫神经导致损伤。

一些医生报道了迟发性的坐骨神经麻痹。这可能是由于血肿、瘢痕或异位骨化导致。神经被瘢痕等增生组织包裹压迫导致神经功能进行性损伤，医生应该注意观察有无迟发性的坐骨神经损伤，如果有明显的神经受损迹象，最好立即手术探察减压。少数报道称延误探察的患者神经功能难以恢复。

髋关节前脱位的时候如果股骨头向上向前移位，停留于耻骨上支平面，偶尔能引起股神经损伤。

(二)股骨干骨折

髋关节脱位合并同侧的股骨骨折并不罕见。由于股骨骨折掩盖了髋臼脱位的典型体征，很多股骨骨折伴髋臼脱位的患者都漏诊了脱位。文献报道的漏诊率在 50％以上，国内某些医院报道的漏诊率在 67％。在处理股骨骨折应想到可能存在的髋关节脱位，应坚持常规进行骨折两端关节的 X 线检查可以防止对这些并发损伤的漏诊。治疗应先处理髋关节，可以先试行麻醉下闭合复位，此时不宜采用 Bigelow 法，也可采用大转子骨牵引进行牵引复位。对于股骨干骨折多需要手术治疗。陈旧的髋关节脱位一般应手术治疗。

四、髋关节脱位后遗症

（一）股骨头缺血性坏死

骨坏死又称骨缺血性坏死（AVN），是指骨细胞、骨髓造血细胞及脂肪组织（即骨有活力的成分）受一种或多种因素单独或联合作用，引起细胞坏死的病理过程，股骨头缺血性坏死是由于不同原因破坏了股骨头的血液供应，所造成的最终结果，是临床常见病之一。

1.股骨头的解剖与血供

首先股骨头为表面覆盖球形关节面，表面软骨约占 2/3，仅以股骨颈这一狭窄通道与股骨干相连，头颈内为疏松的松质骨及造血组织，三面包裹着致密的皮质骨，关节软骨腔内任一组织成分的增加，均会占据有效的髓腔空间，导致髓腔内压力升高，而穿越骨皮质提供减压功能的血管出口少，这就造成股骨头内髓腔压力升高，就是非创伤性缺血性坏死的基础因素。

成人股骨头的血运主要是来自股深动脉的旋股动脉，外侧和内侧旋股动脉通过股骨的前后方在转子的水平相吻合，从这些动脉特别是旋股内侧动脉分出上、下支持带动脉。上支持带动脉又分出上干骺动脉和外骺动脉，而下支持带动脉变成下干骺动脉。闭孔动脉通过髋臼支分出圆韧带动脉，其终端为骨骺内动脉。自股骨干和转子部的动脉穿进股骨皮质下，终止于股骨颈近端，外骺动脉和内骺动脉分别供应股骨头外 2/3 和内 1/3 的血运，而下干骺动脉主要供应股骨颈的血供。上支持带血管是股骨头的最重要的血运来源，而下支持带血管则仅营养股骨头和颈的一小部分，圆韧带血管对股骨头血供的重要性各家意见不一，作用尚不明确。

2.股骨头缺血性坏死的病理

多种类型的股骨头缺血性坏死，显然起病原因不同，病变程度也有区别，但其基本病理变化都是股骨头的血液循环障碍导致骨坏死，随之出现修复反应，且坏死与修复不是截然分开而是交织进行的。最终可发生股骨头后期塌陷及髋关节退行性关节炎。临床及病理改变可能要在损害后数月甚至 1 年以后才能显示，但组织学和代谢改变可能很早显示。

早期，股骨头在切面上坏死部位表现为紧接关节面下的一个楔形区，其中骨髓为暗淡黄色，粉碎，不透明，其远侧为一细胞的红色"充血"边缘所分开，边缘远侧为正常骨髓，缺血 2 天后，造血骨髓内血管明显减少，周围细胞 4 天后出现坏死，在脂肪骨髓 5 天后可出现类似反应。一般骨陷窝内骨细胞需 2～4 周后才开始消失，出现骨小梁内骨陷窝空虚，但骨小梁完全坏死要待 4 周以后，可发生微骨折，股骨头无形态改变，其力学性能和 X 线密度均未见异常。由于表面软骨其营养来自关节滑液，因此表面软骨仍属完好，可较长时间保持其厚度和弹性。

早期修复炎症反应，骨髓充血，出血被慢慢清除，可见明显的小血管和成纤维细胞增生，由毛细血管、未分化间叶细胞及巨噬细胞所组成的肉芽组织从正常血供的骨髓逐渐长入坏死骨，其方向是从远端向近端，在骨小梁间坏死碎屑被清除的同时，骨小梁周围的成骨细胞活化，并形成网织骨，此种成骨称为沉着性修复，使坏死骨逐步由新生骨所覆盖，这种增生现象在向坏死中心延伸过程中，周围血管增长的速度及能力均有限而渐趋减弱，增粗了的骨小梁及骨髓内的钙化，是使 X 线片上表现骨密度增高的原因。因此，当 X 线片能观察到骨密度片状或带状增高时，即表示骨修复已开始。在邻近软骨下骨板下骨小梁不能得到很好修复。坏死骨小梁吸收后形成大量纤维肉芽组织,同时软骨下骨板的修复,是以骨吸收破坏为先导,以后才出现缓慢的"爬行替代",因此,形成力学上的薄弱环节,由于关节软骨在负重时得不到有效的机械支持,故出现软骨下骨折,坏死松质骨塌陷并与关节软骨分离,在正位和侧位上可显示新月征。Ficnt 和 Areet 认为新月征出现是圆的股骨头变扁的移行期,最终关节软骨塌陷,晚期头变扁,骨赘形成而发生骨关节炎。

创伤性股骨头缺血性坏死,是由于供应股骨头的血流突然中断而造成的结果:股骨颈骨折可通过多种机制使股骨头血供中断而发生坏死。股骨头下型骨折,因进入股骨头上方的营养血管即外侧骺动脉的血供因骨折而中断,致使股骨头丧失了大部血供,骨折移位越大,支持带血管撕裂重,则股骨头的血供破坏越重,坏死的程度也越重,Claffg 发现如股骨颈向上移位达股骨头直径的 1/2,则供应股骨头血供的支持带动脉就会撕裂。在麻醉下做牵引复位时手法须十分轻柔,用力过度有可能将残存的支持带血管撕裂,会进一步破坏股骨头的血供。同时,文献证明髓腔内出血可加重股骨头坏死;也有报道认为,股骨颈骨折,关节囊未发生破裂时,骨折端出血较多可致关节囊内压增高,压迫支持带血管从而影响股骨头血供。

创伤性髋关节脱位有可能造成圆韧带血管和支持血管的损伤。Stewant 和 Milford 发现,128 例患者中总的坏死率为 21.2%,创伤性髋关节脱位造成缺血性坏死与复位的时间,髋关节受伤的严重程度,有无合并股骨颈和髋臼骨折等有关。

医源性创伤,如 DDH 治疗中极度外展位固定、滑膜的切除术、股骨颈截骨术等也可引起股骨头的血循障碍,而发生坏死。

非创伤性股骨头坏死,其发病机制仍存在许多争议,骨质疏松学说认为各种原因引起骨质疏松后,在危重区如同疲劳骨折那样反复发生骨小梁的细微骨折致软骨下骨的压缩,导致微小骨折及受压部位的多处损伤,最终发生骨缺血性坏死,并伴有不全的修复。骨细胞受损学说认为骨坏死病因主要有 3 个方面:解剖部位,全身代谢紊乱和糖皮质激素应用。股骨头属于边缘的血供难以满足细胞再生营养的需要,同时也不能及时排除细胞的毒性物质,全身代谢紊乱,可使骨细胞功能紊乱,而激素和酒精对骨细胞的毒性作用,最终使骨细胞坏死。脂质代谢紊乱学说认为由皮质激素引起的脂质代谢紊乱中,高脂血症可造成股骨头内脂肪栓塞而导致股骨头坏死。骨内高压学说认为皮质类固醇诱导髓腔内脂肪细胞肥大并增殖,肥大的脂肪细胞压迫骨内静脉使血流障碍,血流淤积,骨内压增高,使骨内血流减少。其次有血管内微血栓形成的血管内凝血学说和小血管末梢血管炎的小血管病变学说。肾上腺皮质激素使用为国人股骨头坏死的最常见原因。

3.股骨头缺血性坏死的诊断

股骨颈骨折后股骨头缺血性坏死的发生率为 10%~42%,个别文献报道可达 86%,缺血性坏死发生时间一般多为骨折后 1~5 年。非创伤性股骨头缺血性坏死,本病好发于 20~40 岁,男性多见。双侧受累者占 40%~80%,本病起病缓慢,发病初期可无明显症状,最先出现症状为疼痛,疼痛为腹股沟部轻度刺痛,呈持续性或间歇性,可向膝关节内侧放射性疼痛,并逐渐加重,也可突然性加剧。体检时早期关节活动可正常或轻度受限,以内旋活动受限为最早表现,随着跛行和髋痛加重,患髋呈屈曲、内收挛缩,外展及内旋活动受限,晚期则表现为骨关节炎症状。仔细询问病史,有下述情况者可视为高危患者:①原因不明的髋痛,有偶发性跛行。②对侧髋关节已明确诊断特发性骨坏死,患侧有轻度疼痛症状。③有明确的诱因,如长期或短期有大剂量使用类固醇激素,过量饮酒,减压病史等。④股骨颈骨折,髋关节脱位,髋臼骨折治疗后。

X线片:检查股骨头标准X线片应包括骨盆前后位以及蛙式位片,早期X线表现不明显,仅有轻度骨质疏松及骨小梁模糊。随着病变发展,股骨头出现局限性密度增高,关节囊肿胀,发病2~3周后,股骨头密度浓淡交替,伴有囊变及带状硬化边缘,可出现软骨下骨板骨折,出现"新月征",进而股骨头受压变扁,出现明显死骨,其密度增高并解裂,还可出现数量不等的新骨。后期股骨头密度接近均匀一致,畸形明显,呈蘑菇状,股骨颈短而粗,髋臼出现骨赘等继发退行性改变。

计算机断层摄影(CT),CT表现与平片类似,包括早期股骨头内放射状排列的骨小梁增粗、变形、囊性改变,后期可出现软骨下骨折,股骨头持重面塌陷,股骨头骨质解裂,股骨头变形,应做股骨头的轴位和冠状位扫描二维CT重建。

同位素扫描:对股骨头坏死的早期诊断有一定价值,常用的有^{99m}Tc-亚甲基二磷酸盐。同位素扫描的原理是当坏死骨修复时周围浓集,而坏死骨呈冷区。因此早期特异性诊断为热区中有冷区。

磁共振成像(MRI):MRI对股骨头缺血性坏死的早期诊断的敏感性和特异性已得到公认。MRI扫描为多层面,多方位(冠状、矢状、横断),T_1、T_2加权相可清楚显示坏死界限及组织坏死与修复。Mitchell等将股骨头坏死的MRI改变分为4型:在股骨头坏死早期,骨修复还未延伸到坏死区域时,坏死区域的脂肪信号仍然存在,即可出现MRI的T_1信号增强,属强度分类的A型。当骨修复达到一定程度时,包括炎性渗出或亚急性血肿出现时,即可表现为MRI信号分类的B型,此时T_1和T_2的信号均有加强。而当骨修复时因髓内高压、水肿、纤维肉芽组织增生及炎性反应的出现,使MRI于T_1加权信号降低,于T_2加权信号变高时,即表现为MRI信号分类的C型。最后,当骨修复以纤维化、硬化为主,于T_1、T_2加权均表现为低信号时,即表现为MRI信号分类的D型分类。MRI信号属单一分型不变,最常见为混合型病变,其特征型表现为"线样症",即T_1和T_2加权像上,股骨头前上部特征性的异常信号区可被低信号带所围绕。另外,在硬化边缘的内侧,修复过程进一步形成一纤维肉芽组织带,于T_2加权表现为高信号,即出现低信号内侧的交流为"双线征",MRI非典型表现为骨髓水肿及合并关节积液。同时,MRI可确定股骨头坏死范围并预测其预后。Koo采用MRI T_1图像冠状位(A)和失状位(B)的正中层面,划出其坏死角度,按A/180乘以B/180×100计算出坏死指数。凡坏死指数小于33的为不易塌陷组,而33~66为塌陷危险组,大于66为高危组。

其他:高选择性动脉造影和组织病理等检查,上述2种均为有创操作,多使用在高危而MRI检查阴性的患者的早期诊断。

4.股骨头缺血性坏死的治疗

股骨头缺血性坏死治疗仍是临床难题,在选择治疗时了解疾病的Ficat与ARCO分期是非常重要的,同时考虑年龄、职业等,股骨头坏死的治疗方法包括:观察、药物治疗、电刺激、体外冲击V波等保守治疗方法,以及髓芯减压,带血管的髂骨或腓骨移植,截骨术和人工关节置换等手术方法,骨坏死一旦发生,早期的保护性负重被认为是没有价值,如果不治疗,病变区将

发生塌陷,建议根据 ARCO 分期采用的治疗方法:

(1)Ⅰ期,坏死面积较大者,予以药物治疗和体外冲击 V 波治疗,使用低分子肝素及他丁类药物记录时间为 6 周。电刺激的资料是令人迷惑的,其对骨坏死的治疗效果并不明确,方法是将脉冲电磁场治疗仪置于大转子部,每天 8h,共 12~18 个月。体外冲击 V 波治疗和电刺激 2 种方法还处于临床实验阶段。

(2)对坏死面积小于 30%,即 ARCO 分期为ⅡA 患者,除上述治疗外,应密切观察,对髋疼痛明显者,可行关节镜下滑膜切除术。

(3)坏死面积大于 30%,即ⅡB 患者,有较高的塌陷可能性,X 线片已显示明确坏死灶,可选用髓芯减压术,有很多报告讨论了髓芯减压的效果,其理论为降低无弹性的骨内室压力,促进血管化,防止另外的缺血现象出现和进行性骨破坏。Bozic 等报告了 54 例髋,平均 9.5 年的随访结果,结合 Ficat 分期,70% 的Ⅰ期患者和 100%ⅡA 期仅有硬化表现的患者在随访中疗效满意。而ⅡA 期中既有硬化又有囊性变的患者,80% 疗效不佳,几乎所有新月征和塌陷表现的患者效果不佳,Lennox,Smith 等也有同样的结果。也可采用病灶清除加松质骨植骨术。

(4)坏死面积大于 60%,即ⅡC 患者,属于塌陷高危者,可选择带血管腓骨移植,或带股方肌等带蒂骨移植,Urbaniak 和 Harvey 等报道多于 100 髋 5 年以上带血管腓骨移植的随访报告,有 70%~80% 的成功率。其理论基于以下 4 个方面:①股骨头减压可能会打破导致本病的缺血和骨内压增高的恶性循环。②切除阻碍股骨头血管再生的硬化骨。③以诱导骨生成的松质骨去支撑软骨下骨。④在一定时间内限制负重而保护愈合,但腓骨移植,有时患者会出现明显的供骨区并发症,Urbink 报道约 11.8%。

(5)半月征阳性或已出现股骨头塌陷,但塌陷在 4mm 以内,年龄在 50~55 岁者,仍争取采用截骨术保存股骨头,截骨包括旋转截骨和成角截骨,截骨的目的是将骨坏死区移出髋臼顶部危重区,由原股骨头健康部分来承重。Sagioka 报告 474 髋的股骨近端旋转截骨术,获得很高的成功率。Scher 和 Jukim 报告 43 例患者 45 个 FicatⅢ期股骨头前上方缺血性坏死回顾性结果,采用了转子间屈曲外翻截骨,术后 5 年和 10 年的生存率分析手术成功率 87%。经股骨头活门板手术,将股骨头脱出,将已塌陷的软骨连同软骨下骨掀起,彻底清除坏死区,并在硬化骨上钻孔,然后植入自体骨、骨髓干细胞等,再将掀起的软骨复原,可吸收螺钉固定。此手术由 Mont 首创,其Ⅲ期股骨头缺血性坏死的优良率 83%。对已塌陷且年龄大于 55 岁患者,可选择人工全髋术。

(6)Ⅳ期股骨头已严重变形或已累及髋臼者,选择关节成形,可以选择行双极假体做半关节置换术,但其骨融解的发生率高。而且,常继发髋臼磨损和疼痛,或者因骨量丢失而需行翻修术,这限制了双极假体的使用。全髋关节置换术被用于治疗晚期的骨坏死患者,这类患者年轻,要求高,功能期待值高,所以失败率相对也高。Piston 等报告因骨坏死行全髋关节置换的患者中应力遮挡的骨溶解的发生率为 17%。Bricker 等报告,因骨坏死行全髋关节置换比因其他疾病效果差。近年来有人建议,对年轻患者去除股骨头坏死部分,行半关节表面置换,这种相对保守的关节成形相对全髋关节置换保留了更多股骨骨质,可以在需要时转为全髋关节置换,尽管这种方法是成功的,但其缓解疼痛的效果不如全髋关节置换术。目前也有人使用金属对金属的全髋表面置换,也保留了更多的股骨骨质,早期效果好,但仍需长期随访。只要需要，全髋关节置换术可作为骨坏死患者提供最佳的疼痛缓解效果，最大程度的恢复功能。在大多数股骨头坏死的病例中，使用非骨水泥假体是更好的选择。

（二）创伤性关节炎

创伤性关节炎是髋关节脱位最常见的远期并发症，症状差异很大，严重的丧失劳动力，特别是在年轻的患者。Upadhyay 等报道 74 例没有伴发骨折的脱位，随访 14.5 年，令人惊讶的是，16％发展成创伤性关节炎，其中 8％是由于缺血坏死继发的。当髋关节脱位伴有髋臼骨折的时候创伤性关节炎的发生率就显著提高了。Upadhyay 和 Moulton 报道髋关节脱位伴有严重髋臼骨折的时候创伤性关节炎的发生率高达 88％，Epsttin 也报道了更高的发生率。

正常的髋关节软骨具有很好的弹性能够耐受反复的负荷。但是弹性有一定限度，Repo 和 Finley 指出软骨变形到一定程度可以导致软骨坏死。脱位当时在软骨上吸收的暴力可能已经超过了股骨头和髋臼软骨的耐受阈值。这可以解释为什么单纯髋关节脱位后仍有很高的骨关节炎发病率。后壁骨折块的移位和术中股骨头骨折块的切除可能导致明显的生物力学问题。Brown 和 Ferguson 研究股骨头压力模式改变和股骨头上表面间隙狭窄的关系。股骨头上表面软骨厚度的下降导致不正常的横向压力增加，使其周围压力聚集增加。Brown 和 Ferguson 认为这种软骨高度丢失后导致的压力集中可以预测后期的骨关节炎。Bernard 等做了类似的股骨头压力分布改变和关节间隙狭窄关系的研究。他们认为髋关节软骨的弹性使得关节面配合贴切而且耐用。但是一旦髋关节间隙减少至不到 1mm 或 0.5mm，关节面压力会显著提高。Genda 等在计算机模形上模拟正常和发育不良的髋关节的关节面压力。他们发现正常关节保持均匀的关节面压力和相应较低的接触压，相反发育不良的关节显著提高了压力的集中度。尽管上述的研究没有特别说明创伤和软骨丢失的问题，但是情形是相似的。任何股骨头变形和缺损导致的关节面一致性或接触面改变可以导致关节接触压改变，从而导致早期创伤性关节炎。

对软骨修复能力和修复组织特性的研究显示软骨修复能力很差。填充软骨缺损部的组织生化上与正常软骨组织相似。但是黏蛋白的成分较少。机械学性能上由于黏蛋白的成分减少机械强度也不如正常软骨。关节软骨缺损和接触压改变可以导致骨关节炎的发生。有国外文献报道髋关节骨折脱位开放复位后，如果移位小于 3mm，远期结果优良。这个结果表明外科介入可以显著提高远期疗效。

创伤性关节炎的病理变化主要表现在 3 个方面：①关节软骨发生退行性改变，失去光泽和弹性，逐渐变薄，变硬，可脱落成为关节内游离体。②关节周缘发生骨与软骨的代偿性增生，软骨下骨质可有囊性变。③关节滑膜呈现水肿，渗液和肥厚。治疗创伤性关节炎较困难，早期的患者宜保守治疗，适当减轻关节负担，急性发作的时候避免负重，理疗及药物治疗减轻症状。晚期患者，症状严重的可以关节置换，年纪轻的也可考虑关节融合术。

（三）关节周围钙化

髋关节脱位伴髋臼骨折可能并发异位骨化，但不多见，发生原因不明。单纯脱位不会出现异位骨化，但是如果伴有颅脑损伤时仍有可能出现异位骨化。钙化范围小者多不影响功能，亦无任何症状。常用的预防措施是小剂量的照射和吲哚美辛。Moed 和 Karges 报道使用吲哚美辛 25mg，每日 3 次口服，术后治疗 6 周获得良好的效果。早期照射也同样有效，2 种方法可以协同作用。钙化范围广泛而影响关节功能者，则可等钙化成熟，界限清楚后手术切除。手术时应细致，并注意彻底止血，否则有再发的可能。

五、陈旧性脱位

髋关节脱位超过 3 周者为陈旧性脱位,此时髋部软组织损伤已在畸形位置下愈合,髋臼内的血肿已机化变成结实的纤维组织,关节囊的破口已经愈合,股骨头被大量的瘢痕组织粘连,固定于脱臼位置,关节周围肌肉也发生挛缩,患肢因长期废用而骨质疏松,尤其是转子间及股骨颈,在手法复位时易发生骨折。

(一)闭合复位

对于某些未超过 3 个月者的 I 型脱位,有获得成功的报道。具体方法如下:①大重量牵引复位:用股骨远端骨牵引,10～20kg 牵引重量,开始顺股骨畸形方向牵引,经 X 线检查,股骨头牵至髋臼平面时,逐日渐增髋关节屈曲直至 90°,以牵引臀部离床面为度,此时应检查臀部,如发现股骨头已不能扪及,或患者觉得已复位时,则减轻牵引,试行伸直外展,经 X 线检查已复位时,可减轻重量,牵引维持或石膏固定 8 周,然后练习活动。②手法复位:以右后侧脱位为例,患者入院后先行股骨髁上牵引,牵引时下肢位置需根据畸形方向而定,在后上脱位时,宜使下肢位于适度内收及内旋位,加重约 5～7kg,抬高床脚,约 5～7 天摄患部 X 片,待股骨头已下降至髋臼平面或已达附近,即可考虑在腰麻或全麻下进行手法复位。具体方法是,患者仰卧手术台上,1 位或 2 位助手分别按压在髂前上棘部,做髋及膝关节屈曲,伸展,外展,内收及内旋,外旋运动,屈曲时尽量使股前侧接近腹壁。以上运动需反复操作,不厌其烦,以松解股骨粘连及周围软组织瘢痕。其间有时也向下牵引。使股骨头更接近髋臼水平,以后另一助手以 Allis 法复位,两前臂提起并托住大腿后部及小腿后上部,将患肢髋膝两关节屈曲并维持于 90°位置,以后用两腿夹住并使会阴部抵住其踝部,作为支点,将患肢缓和有力地向患者前方牵提,牵提时稍使大腿内收及内旋,术者此时用左手把住患肢大腿根部向外侧拔提,同时用右手将大转子提起时再增强左手提拔力量,右手亦顺势将大转子向前方推压即可复位。如果 1 次不成功,可再试 1 次或 2 次,若仍不能复位,可采用 Bigelow 手法,若周围粘连已足够松解,挛缩肌肉已充分拉长,复位多可成功。

操作过程应时刻注意用力须轻巧,柔和,充分理解脱位发生之机制,然后沿着与脱位途径相反之道路复位,严禁采用暴力,否则可发生骨折。复位后将患肢平放,若两下肢等长,活动髋关节时亦无障碍,再经 X 线检查证实已复位,继续牵引固定于外展 15°～20°位置 3～4 周。

(二)切开复位

对于 I 型髋后脱位牵引及手法复位失败、II 型(髋臼后壁大块骨折)、III 型粉碎性髋臼后缘骨折,脱位时间在 3～12 月,应考虑切开复位和内固定。如果股骨头有上移,术前先做骨牵引 1～2 周,使用前切口,将髋臼内和股骨头周围的瘢痕组织全部切除,才能将股骨头复位,应避免使用暴力,如术中发现髋臼和股骨头软骨面已大部分破坏,则应考虑做关节融合或关节置换术,如果复位后不稳定者,可加髋后侧切口,行髋臼骨折块复位及重建钢板固定。脱位时间超过 1 年者,如症状不重,仍可参加劳动,可不做处理。反之,则可做转子下截骨术以矫正畸形,恢复负重力线,改进功能。

对 IV 型髋关节后脱位(髋臼缘或臼底部骨折)或 V 型髋后脱位(合并股骨头骨折),如果时间超过 3 个月,则行全髋关节置换或髋关节融合术。

参考文献

[1]张英泽.临床创伤骨科流行病学(第3版)[M].北京:人民卫生出版社,2018.

[2]裴福兴,屠重棋.骨科临床检查法(第2版)[M].北京:人民卫生出版社,2019.

[3]刘军.骨科关键技术(第2版)[M].济南:山东科学技术出版社,2019.

[4]刘国辉.创伤骨科手术要点难点及对策[M].北京:科学出版社,2017.

[5]周劲松,贺宝荣.骨科神经损伤学[M].西安:陕西科学技术出版社,2018.

[6]姜保国.创伤骨科手术技术[M].北京:北京大学医学出版社,2017.

[7]邱贵兴,戴尅戎.骨科手术学[M].北京:人民卫生出版社,2016.

[8]霍存举.骨科疾病临床诊疗技术[M].北京:中国医药科技出版社,2016.

[9]田伟.实用骨科学(第2版)[M].北京:人民卫生出版社,2016.

[10]侯树勋.骨科学[M].北京:人民卫生出版社,2015.

[11]尹文.新编创伤外科急救学[M].北京:军事医学科学出版社,2014.

[12]雒永生.现代实用临床骨科疾病学[M].西安:西安交通大学出版社,2014.

[13]侯海斌.骨科常见病诊疗手册[M].北京:人民军医出版社,2014.

[14]杨述华.骨科学教程[M].北京:人民卫生出版社,2014.

[15]尹文.新编创伤外科急救学[M].北京:军事医学科学出版社,2014.

[16]公茂琪,蒋协远.创伤骨科[M].北京:中国医药科技出版社,2013.

[17]陈安民,李锋.骨科疾病诊疗指南[M].北京:科学出版社,2013.

[18]夏芳,闫青,周子航.手外科开放性创伤术后伤口感染危险因素分析及预防对策[J].中华医院感染学杂志,2013,23(15):3657-3658+3668.

[19]李恩琪,袁天祥,马宝通,张金利.锁骨骨折手术治疗与并发症控制研究进展[J].中国矫形外科杂志,2013,21(20):1350-1352.

[20]王驭恺,罗从风,翟启麟.胫骨平台骨折关节面塌陷治疗研究进展[J].国际骨科学杂志,2014,35(03):147-150.

[21]唐佩福.创伤骨科发展现状与未来趋势[J].中华骨与关节外科杂志,2015,8(01):11-14.